全内镜下腰椎外科手术技巧

Advanced Techniques of Endoscopic Lumbar Spine Surgery

原　著　Hyeun Sung Kim　　Michael Mayer
　　　　Dong Hwa Heo　　Cheol Woong Park
主　译　祝　斌　周传利　李亚伟
副主译　李　彦　许德荣　于凌佳

北京大学医学出版社

QUAN NEIJING XIA YAOZHUI WAIKE SHOUSHU JIQIAO

图书在版编目（CIP）数据

全内镜下腰椎外科手术技巧 /（韩）金贤成等原著；祝斌，周传利，李亚伟主译. -- 北京：北京大学医学出版社，2025. 9. -- ISBN 978-7-5659-3428-5

Ⅰ. R681.5

中国国家版本馆CIP数据核字第2025VL0454号

北京市版权局著作权合同登记号：图字：01-2025-1942

First published in English under the title
Advanced Techniques of Endoscopic Lumbar Spine Surgery
edited by Hyeun Sung Kim, Michael Mayer, Dong Hwa Heo and Cheol Woong Park
Copyright © Springer Nature Singapore Pte Ltd., 2020
This edition has been translated and published under licence from
Springer Nature Singapore Pte Ltd.

Simplified Chinese translation Copyright © 2025 by Peking University Medical Press.
All Rights Reserved.

全内镜下腰椎外科手术技巧

主　　译：祝　斌　周传利　李亚伟
出版发行：北京大学医学出版社
地　　址：（100191）北京市海淀区学院路 38 号　北京大学医学部院内
电　　话：发行部 010-82802230；图书邮购 010-82802495
网　　址：http：//www.pumpress.com.cn
E — mail：booksale@bjmu.edu.cn
印　　刷：北京信彩瑞禾印刷厂
经　　销：新华书店
责任编辑：冯智勇　责任校对：靳新强　责任印制：李　啸
开　　本：787 mm × 1092 mm　1/16　印张：10.5　字数：268 千字
版　　次：2025 年 9 月第 1 版　2025 年 9 月第 1 次印刷
书　　号：ISBN 978-7-5659-3428-5
定　　价：150.00 元

版权所有，违者必究

（凡属质量问题请与本社发行部联系退换）

译者名单

祝　斌　　首都医科大学附属北京友谊医院骨科
董华钧　　首都医科大学附属北京友谊医院骨科
于凌佳　　首都医科大学附属北京友谊医院骨科
李　想　　首都医科大学附属北京友谊医院骨科
谭海宁　　首都医科大学附属北京友谊医院骨科
李　彦　　北京大学第三医院骨科
刘　正　　中国医学科学院整形外科医院骨科
宋卿鹏　　首都医科大学附属北京积水潭医院骨科
周传利　　青岛大学附属医院脊柱外科
许德荣　　青岛大学附属医院脊柱外科
孙　冲　　青岛大学附属医院脊柱外科
陈明瑞　　青岛大学附属医院脊柱外科
李亚伟　　中南大学湘雅二医院脊柱外科
顾浩文　　中南大学湘雅二医院脊柱外科
徐精宏　　中南大学湘雅二医院脊柱外科
谭人淳　　中南大学湘雅二医院脊柱外科
姜家炯　　中南大学湘雅二医院脊柱外科

视频资源获取说明

◆ 在使用本书增值服务之前,请您刮开右侧二维码,使用 微信扫码激活。

* 温馨提示:每个激活二维码只能绑定一个微信号。

◆ 扫描对应页码中的二维码观看视频。

译者前言

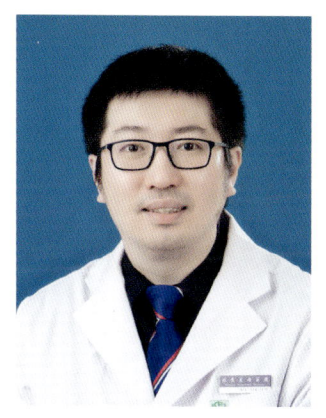

脊柱内镜技术是近年来飞速发展的脊柱外科手术技术，技术迭代非常迅速，可谓"百镜齐放，百家争鸣"。其中水介质的单通道脊柱内镜和双通道脊柱内镜技术是开展最为广泛、技术最为规范的"双子星"。

本书由韩国脊柱内镜专家组织编写。韩国是世界范围内脊柱内镜技术的发源地之一，韩国医生在脊柱内镜尤其是单、双通道脊柱内镜的技术创新、国际培训、学术规范上做了大量的工作，非常值得我们学习。

本书针对脊柱内镜最主要的适应证——腰椎退变性疾病，按照中央型腰椎管狭窄症、腰椎间孔狭窄症、腰椎间盘突出症和内镜下腰椎椎间融合术的顺序编写，分别介绍单通道脊柱内镜技术和双通道脊柱内镜技术处理相应疾病的核心技巧。内容以实战技术讲解为主，配合大量的病例分析，还展示了很多韩国原研的手术工具创新。全书内容全面、精炼，是比较少见的单、双通道脊柱内镜技术求同存异、同台竞技的专著。

此书有助于国内读者充分了解韩国脊柱内镜的前沿技术进展。希望大家互相学习、取长补短，共同促进脊柱内镜技术的国际化、规范化。

祝 斌
首都医科大学附属北京友谊医院骨科

原著序一

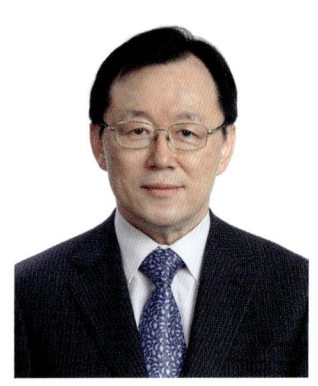

首先祝贺韩国脊柱内镜学会（Korean Research Society of Endoscopic Spine Surgery，KOSESS）现任及前任主席、本书主编以及全体编委共同出版这本脊柱内镜著作。我们感触最深的是，KOSESS作为韩国最年轻的脊柱专业学会，成立仅3年就能组织出版脊柱内镜领域的专著。现在脊柱内镜技术发展十分迅速，传统的学术著作编写模式往往需要2年以上的编写时间，很难覆盖某些领域前沿的技术进展。因此，这种新的编写模式可以为读者提供前沿的、高质量的脊柱内镜技术进展信息。

作为Gun Choi教授筹备成立KOSESS的见证者和支持者，我为如此年轻的学者们能够出版这本反映脊柱内镜技术前沿进展的书籍感到自豪。在韩国微创脊柱外科学会（Korean Minimally Invasive Spine Surgery Society，KOMISS）里，尤其是在KOSESS里，有许多世界著名的学者，正是得益于他们的帮助，这本书才能够如此顺利地成稿并出版。与传统的学术专著相比，这本书虽然篇幅不大，但内容同样丰富。希望这本书能够成为脊柱内镜初学者的临床工作手册，同时本也适用于成熟的脊柱内镜外科医生更新他们的脊柱内镜前沿技术和知识。全体作者希望本书能够为脊柱内镜一线医生提供尽可能多的帮助。

最后，希望本书能够尽快更新再版，使外科医生们始终与时俱进。

Chun Kun Park
韩国加图立大学
韩国首尔

原著序二

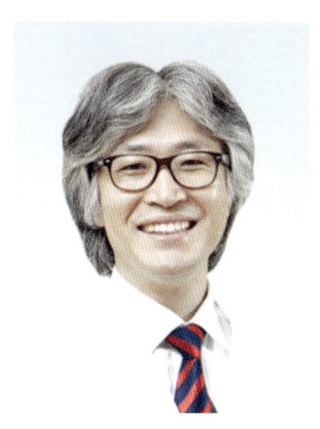

  脊柱外科手术的历史至少可以追溯到5000年前,最早的证据来自公元前3000年的埃及木乃伊上脊柱手术的痕迹。进入19世纪,现代意义上的脊柱外科诞生了,最近几十年是技术爆发式发展时期。医学技术日新月异的进展要求我们脊柱外科医生及时更新自己的技术和知识。但是面对海量的新文献和新技术,我们也会感到应接不暇、不堪重负。

  韩国脊柱内镜学会(KOSESS)全体委员聚焦脊柱内镜一线领域,通过与会员紧密合作,致力于帮助同行获取前沿、创新性的技术和知识。我本人非常荣幸能成为KOSESS第一本学术著作的编委之一。尽管脊柱内镜的学术著作非常多,但我非常自豪于本书的创新性——可以帮助医生了解前沿的脊柱内镜知识。

  此处特别感谢KOSESS的前任主席Yong Ahn和Gun Choi教授,在他们的大力支持下,本书得以顺利出版;也要感谢为本书编写工作日夜奋战的24位编者,并特别感谢本书的共同主编Dong Hwa Heo教授,他为本书出版做了大量的统筹工作。他们都是韩国优秀的脊柱外科医生,我为我们能够在一起编写此书而自豪。

  我有幸被选为KOSESS的第三任主席,并为能够加入这个可能成为许多人职业指引的组织而自豪。在我20余年的脊柱内镜外科职业生涯中,我和我的团队完成了超过23 000例手术。我非常幸运地获得了开放手术、显微镜下手术、不同直径的单通道脊柱内镜手术及双通道脊柱内镜手术的培训和实践机会,通过对不同类型手术的经验体会,让我对脊柱微创手术有了不一样的理解。

  本书聚焦于常见的脊柱疾病,如中央型腰椎管狭窄症、腰椎间孔狭窄症、腰椎间盘突出症及腰椎椎间融合等,让本书颇具实战意义。本书可以让读者充分了解不同的脊柱内镜器械、手术策略,例如小直径单孔镜、大直径单孔镜、双通道脊柱内镜等。本书也覆盖了不同的手术入路,如经椎间孔入路、经椎板间入路、椎旁入路、经椎板入路、经对侧入路及经上位间隙入路等。单一内镜系统和单一入路不能适用于所有病例,脊柱外科医生必须掌握不同的内镜技术和不同的入路,以获得最佳的临床效果。本书特别适用于正在接受培训的初学者、年轻的脊柱外科医生,也包括熟练掌握脊柱内镜技术的医生。

或许仍有人质疑:"既然传统的开放手术效果良好,为何还需要去推广脊柱内镜手术?""传统的脊柱开放手术效果确切还省钱,为什么还要做脊柱内镜手术?"有人自诩保守派,愿意固守传统,对此我表示理解。但在人类的发展史上,总有一些人要去冒险尝试新的技术。我认为正是这些尝试让人类发展到现在的状态。我希望此书能够为未来的脊柱外科发展提供有意义的帮助。

Cheol Woong Park
Nanoori 医院神经外科
韩国首尔

原著序三

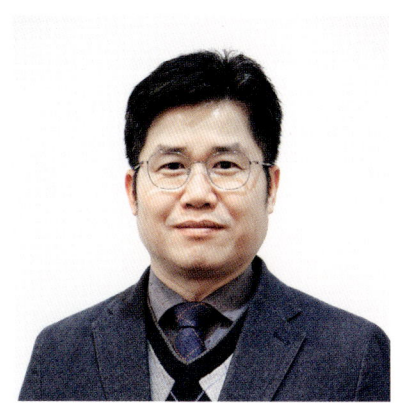

　　快乐和健康的生活是人类最基本的需求,医学的发展则为这个目标提供了坚实的支持。征服脊柱退变性疾病是老年人群快乐并健康生活的重要方面,脊柱外科手术正是在人类征服脊柱退变性疾病的征程中不断进步与发展的。

　　脊柱内镜手术起源于经椎间孔入路技术,后来发展到经椎板间入路技术,现在拓展到几乎所有的脊柱退变性疾病的治疗中。

　　虽然如此,脊柱内镜手术仍然需要持续发展并向全球推广。KOSESS组织编写这本书的目的也在于此,用于脊柱内镜手术的学习。

　　未来KOSESS会致力于通过研究、讨论及组织专著编写的形式发展脊柱内镜手术,愿景是让脊柱外科医生更加简便地学习脊柱内镜技术,并安全地运用。

Hyeun Sung Kim
江南 Nanoori 医院神经外科
韩国首尔

致　谢

　　本书出版获得韩国微创脊柱外科学会（Korean Minimally Invasive Spine Surgery Society，KOMISS）和韩国脊柱内镜学会（Korean Research Society of Endoscopic Spine Surgery，KOSESS）的支持。

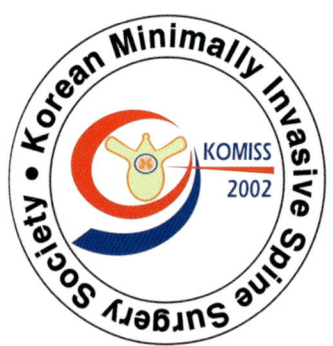 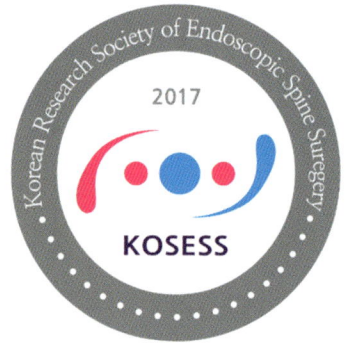

原著前言

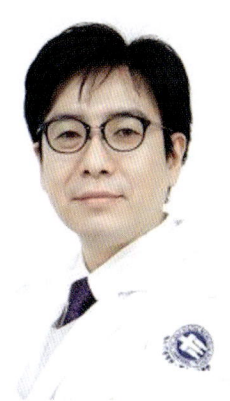

  为什么一本涵盖脊柱内镜前沿知识和发展趋势的现代手术技术书籍十分必要？

  过去脊柱内镜医生的手术主要集中在腰椎间盘突出症方面。现在随着内镜技术和器械的发展，手术适应证有了极大的拓展。

  近年来，脊柱内镜手术已经广泛应用在从颈椎到骶椎的脊柱疾患中。适应证涵盖中央型腰椎管狭窄症、侧隐窝狭窄、椎间孔狭窄、囊肿性疾病以及各种不同类型的椎间盘突出症。手术操作的深度也从椎间盘切除、椎板切除发展到内镜辅助的腰椎融合手术。

  在过去，脊柱内镜手术主要是经椎间孔入路，现在已经发展到多种入路，包括后入路、椎旁入路、经椎弓根入路及经对侧入路等。

  除此之外，早期的主要是单通道脊柱内镜，现在双通道脊柱内镜也开始快速发展。

  现代脊柱内镜技术的发展和变化非常迅速，大量的关于新的手术方法的文献不断发表，然而反映新技术进展的书籍却不多。因此我们出版了这本反映脊柱内镜新技术和新进展的书籍。

  本书编委都是具有丰富的脊柱内镜手术实践经验并具有很高的学术地位的医生。本书不仅内容新颖，也包含丰富的手术相关图片。我们尽最大的努力让本书涵盖快速发展的脊柱内镜外科新进展、新趋势并希望在未来持续更新。

Dong Hwa Heo

韩国首尔

贺　词

Fundamental progress has to do with the reinterpretation of basic ideas.
大道之进，源自复诠其本。

——阿尔弗雷德·诺思·怀特海（1861—1947）
英国数学家、哲学家

近 45 年脊柱内镜手术的发展历史就是不断地试错与验证、成功与失败、新想法产生与技术进步的反复过程，并最终取得成功，成为真正的、创新性的、微创的手术技术体系。

从 Hijikata 在 1975 年首次报道"经皮髓核切除术"的概念开始，不断地有先行者推进其向更高水平、更微创的方向发展，包括 Yoshinori Suezawa（第一个行内镜下间盘切除术）、Parviz Kambin（Kambin 三角）、Tony Yeung（第一个行经椎间孔入路内镜手术）、Sebastian Ruetten（第一个行经椎板间入路内镜手术）以及最近的 Jin Sung Kim（镜下融合）、Hyeun Sung Kim（镜下减压技术）(只提到部分，不再一一列举)。

有意思的是，在显微镜技术不太流行的国家，全内镜下的腰椎/胸椎椎管减压手术、腰椎间盘切除手术发展得非常成功并逐渐成为临床常规。即使从开放的椎管减压和间盘切除技术到全内镜下手术过渡的鸿沟很深，年轻医生的接受度依然极高。即使在显微镜技术占主流的国家，全内镜技术也有"蚕食"传统显微镜手术技术的趋势。

全脊柱内镜手术较小的"附带损伤"、更少的出血、更短的术前术后活动受限期、更快的术后康复速度是显而易见的。这些明显的优点让医生们克服了更长的学习曲线问题。

在这本由 KOSESS 组织编写的脊柱内镜手术技术的书中，涵盖了治疗腰椎管狭窄、腰椎间孔狭窄、腰椎间盘突出症及腰椎融合的前沿技术，编者均为世界级的顶级专家。

考虑到本书涵盖了超过 75% 的脊柱疾病类型和手术技术，这本书就像每个想提升自己脊柱微创技术医生的"菜谱"，技术细节描述详细且案例丰富。

应该祝贺主编和各位编委，感谢他们聚合了如此多的开拓者与同行专家，将宝贵的临床经验与我们分享。

Michael Mayer
奥地利萨尔茨堡

目　录

第一篇　脊柱内镜手术概述

第 1 章　脊柱内镜手术模式变化 3
第 2 章　脊柱内镜手术的命名 5

第二篇　中央型腰椎管狭窄症

第 3 章　单通道后入路全内镜下"in-out"技术 17
第 4 章　单通道后入路全内镜下"out-in"技术 28
第 5 章　双通道脊柱内镜技术治疗中央型腰椎管狭窄症 40

第三篇　腰椎间孔狭窄症

第 6 章　腰椎间孔狭窄症：单通道全内镜下经对侧椎板间入路手术 51
第 7 章　腰椎间孔狭窄症：单通道全内镜下经椎间孔入路手术 60
第 8 章　腰椎间孔狭窄症：全内镜下椎旁入路手术 65
第 9 章　双通道内镜下对侧椎板下入路治疗腰椎间孔狭窄症 74
第 10 章　双通道内镜下椎旁入路治疗椎间孔及椎间孔外型椎间盘突出症.................81

第四篇　腰椎间盘突出症

第 11 章　基于椎间孔成形技术的全内镜手术 91
第 12 章　经椎弓根入路全脊柱内镜手术 101
第 13 章　双通道入路脊柱内镜技术（双通道内镜下椎间盘切除术）.......................108

第五篇 内镜下腰椎椎间融合术

第 14 章 内镜辅助下斜外侧腰椎椎间融合术..123

第 15 章 内镜 LIF（单通道）、内镜 TLIF 和 FELIF（全内镜腰椎椎间融合术）..........137

第 16 章 双通道内镜下经椎间孔腰椎椎间融合术..145

第一篇
脊柱内镜手术概述

第 1 章 脊柱内镜手术模式变化

引言

近年来，虚拟现实技术、生物材料、机器人、导航和内镜手术等一些新的概念、技术逐渐被引入脊柱外科手术范畴。其中，脊柱内镜手术在微创脊柱外科领域日渐趋于主流而备受瞩目。

众所周知，腹腔镜、关节镜技术在腹部或妇科及关节外科手术中已经成为普遍的常规手术方式。另外，颅脑内镜技术也已尝试用于脑部肿瘤手术以及颅底手术等。当前，脊柱内镜技术业已获得巨大发展与进步，脊柱内镜手术的适应证从椎间盘突出症拓展至椎管狭窄和失稳，手术部位也从腰骶部扩展至颈椎区域[1-2]。

脊柱内镜手术代次划分

经椎间孔入路全内镜手术最初被应用于软性的腰椎间盘突出症[3]。这被称为第一代外科治疗腰椎疾患的脊柱内镜手术（图1-1，表1-1）。随之而来，第二代脊柱内镜手术从后方经椎板间入路摘除软性的腰骶段椎间盘突出组织。在腰骶段，经椎板间入路而非经椎间孔入路内镜手术较早用于椎间盘突出症。后路经椎板间入路内镜技术历经不断尝试，已经能够完成内镜下腰椎椎板切除术和椎板切开术等减压操作。一些新研发的内镜下专用器械也逐渐开始临床应用，例如内镜磨钻系统、椎间孔成形术环锯系统和镜下椎板咬骨钳等。从而内镜下进行椎板切除减压

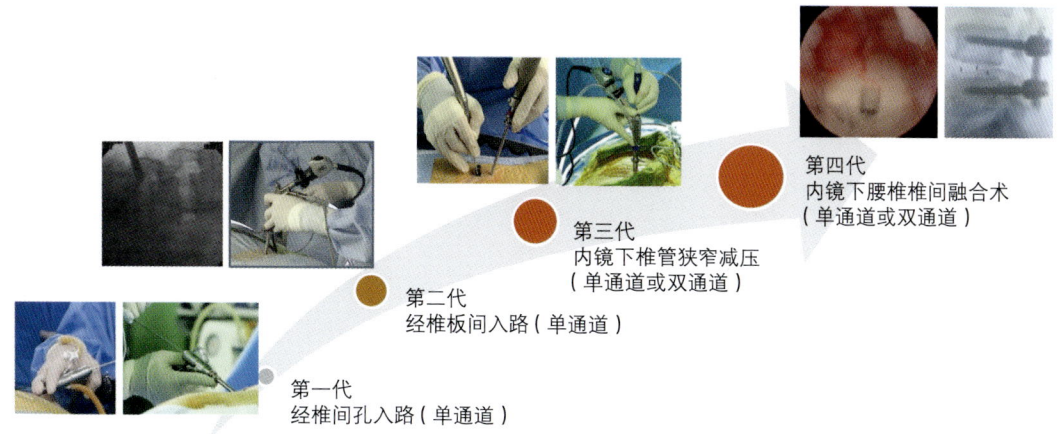

图 1-1　腰椎脊柱内镜手术的第一代至第四代模式变化

表 1-1 在腰椎疾患中脊柱内镜手术代次划分

	第一代	第二代	第三代	第四代
内镜系统	单通道	单通道	单通道或双通道	单通道或双通道
入路方式	经椎间孔	经椎板间	内镜下椎板切除 内镜下椎间孔扩大	内镜下腰椎椎间融合术
适应证	腰椎间盘突出症	腰椎间盘突出症	椎管中央或侧隐窝狭窄、椎间孔狭窄	合并腰椎滑脱或不稳

术、内镜下椎板切开术、侧方椎间孔扩大切开术（椎旁入路）和椎间孔成形术也可顺利完成。因此，脊柱内镜手术的适应证也从单纯的椎间盘突出症拓展至中央型腰椎管狭窄症和椎间孔狭窄症（见图 1-1、表 1-1）[4]。

此外，利用扩大工作通道直径的改良椎板间内镜系统也开始应用于腰椎管狭窄减压。双通道内镜技术在韩国也再次临床应用推广和发展。目前，大通道内镜和双通道内镜技术均可完成腰椎管狭窄充分减压[5]。第三代脊柱内镜手术即是通过单通道或双通道进行腰椎管狭窄疾病的内镜下减压手术[5]。与单通道内镜技术相比，双通道内镜技术具有一些不同的技术特点，其存在两个通道：内镜通道和工作通道。单侧双通道内镜技术在韩国通常简称为 UBE（unilateral biportal endoscopy）。双通道内镜技术在外科手术减压中具有一定的优势[4]。

近期，内镜下腰椎椎间融合术成为脊柱内镜手术另一个关注的焦点（见图 1-1、表 1-1）[2]。内镜下腰椎椎间融合术包括 3 种入路：一是经 Kambin 三角入路腰椎椎间融合术，二是内镜辅助下经椎间孔腰椎椎间融合术，三是内镜辅助下侧方腰椎椎间融合术[2]。尽管内镜下腰椎椎间融合术早期临床结果令人鼓舞，但仍需要长期随访结果和对比研究进一步证实。

脊柱内镜手术模式仍在不断变化，脊柱内镜手术技术和器械设备也在不断研发和革新。未来，常规开放手术与内镜微创手术的界限和适应证区别将逐渐减小，甚至消失。我们每一名脊柱外科医生都应该努力学习这种新的脊柱内镜外科技术（见图 1-1）。

（Dong Hwa Heo, Michael Mayer, Hyeun Sung Kim, Chun Kun Park 著 李亚伟 译）

参考文献

1. Kim M, Kim H, Adsul NM, et al. Evolution of spinal endoscopic surgery. Neurospine. 2019;16(1):6–14.
2. Heo DH, Son SK, Eum JH, Park CK. Fully endoscopic lumbar interbody fusion using a percutaneous unilateral biportal endoscopic technique: technical note and preliminary clinical results. Neurosurg Focus. 2017;43(2):E8.
3. Mayer HM. A history of endoscopic lumbar spine surgery: what have we learnt? Biomed Res Int. 2019;2019:4583943.
4. Heo DH, Lee DC, Park CK. Comparative analysis of three types of minimally invasive decompressive surgery for lumbar central stenosis: biportal endoscopy, uniportal endoscopy, and microsurgery. Neurosurg Focus. 2019;46(5):E9.
5. Lee C, Choi M, Ryu DS, et al. Efficacy and safety of full-endoscopic decompression via Interlaminar approach for central or lateral recess spinal stenosis of the lumbar spine: a meta-analysis. Spine. 2018;43(24):1756–64.

第 2 章　脊柱内镜手术的命名

方法介绍（要点和目的）

临床上开展脊柱内镜手术已有数十年时间，随着各种类型内镜下操作器械和设备（如镜头、磨钻和刀头）的研发与革新，脊柱内镜技术已经取得了长足的进步。另外，一些经验丰富的外科医生也改良了许多脊柱内镜手术的方法。然而，在脊柱内镜手术开展的很长一段时间里，其命名种类繁多，在文献报道和学术领域交流中仍缺少统一的命名术语，影响术者、患者和医院之间良好的相互沟通。

至今为止，即使在国际学术会议上，脊柱内镜手术的命名也仍尚未达成一致。本章我们将介绍 AOSpine 脊柱微创外科课程工作组（minimally invasive spine surgery curriculum task force, MISTFT）建议的命名方法。而且，我们还将补充 AOSpine MISTFT 在学术命名方面的新进展和新概念。通过本章的介绍，我们希望能够让致力于从事脊柱内镜技术的外科医生、护士、放射科医生及学员们掌握上述基本常识。

AOSpine 脊柱微创外科课程工作组（MISTFT）建议的命名法是由 MISTFT 以及权威的脊柱内镜手术专家共同制定的。在 PubMed 中检索关键词"脊柱、全内镜、内镜工作通道、脊柱内镜和经皮内镜"，分析检索结果后根据拟定原则归类，即检索既往手术命名并进行对比，以及手术疗效分析，进而再整合成一个系统的命名体系：①入路方式；②可视化模式；③手术部位；④手术方式。然后，利用上述体系提出一个新的命名方法。该命名方法的基本原则建立后，这些数据结果送审至 30 名内镜脊柱外科学会全体成员。最后，由 24 位骨干委员对该命名体系进行审查、讨论并最终采用。

为了更好地理解该命名体系，首先应该分析并定义什么是"脊柱内镜手术"。内镜一词的字面意思为对体内空腔脏器完成医学检查。配置工作通道的内镜包括四个组成部件：①灌洗通道；②工作通道；③光学元件（镜头-透镜系统）；④照明（氙灯）（图 2-1）。

大部分脊柱内镜手术器械和手术操作均需要经内镜工作通道完成病变组织的显露、消融、切割和清除。从历史上看，2000 年前学者们普遍采用"经皮"（percutaneous）内镜的命名。而 2000 年后，逐渐开始采用"全内镜"（full endoscope）命名。"全内镜"的命名侧重描述应用配置工作通道的内镜完成的手术，而与需要额外工作通道的内镜辅助外科手术不同。

脊柱内镜手术操作如图 2-2 所示，可分为"全内镜下手术"和"内镜辅助手术"。

理解和统一命名法则

该命名系统可分为以下四个部分：①手术入路（前入路、后入路、经椎板间和经椎间孔）；②显露病变组织（内镜）；③手术部位（颈椎、胸椎和腰椎）；④手术方式（椎间盘切除、椎间孔切开和减压）。

命名顺序：配置工作通道的内镜（全内镜），手术入路（前入路、后入路、经椎板

配置工作通道的内镜

■ 内镜的组成部件

- 灌洗通道
- 工作通道
- 光学元件（镜头-透镜系统）
- 照明系统（氙灯）

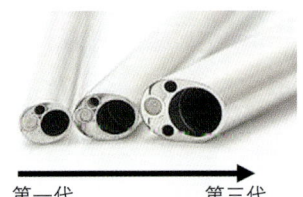
第一代　　　第三代

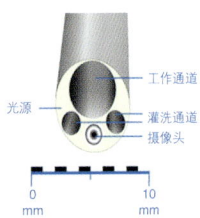
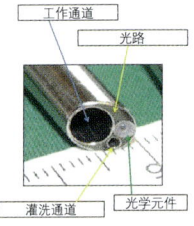
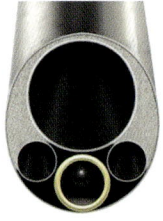
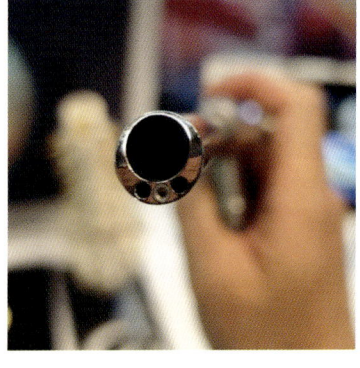

图 2-1　配置工作通道的内镜包括四个组成部件

脊柱内镜手术（Endoscopic Spine Surgery, ESS）

全内镜下减压术			内镜辅助手术	
颈椎	胸椎	腰椎	减压	融合
前入路	**经椎板间入路**	**全内镜下腰椎间盘切除术：** - 经椎间孔入路内镜下腰椎间盘切除术（TELD） - 经椎板间入路内镜下腰椎间盘切除术（IELD） - 经椎间孔外侧入路内镜下腰椎间盘切除术（EELD） **全内镜下椎间孔切开术：** - 经椎间孔入路内镜下腰椎间孔切开术（TELF） - 经椎板间对侧入路内镜下腰椎间孔切开术（ICELF） **全内镜下侧隐窝减压术：** - 经椎间孔入路内镜下侧隐窝减压术（TE-LRD） - 经椎板间入路内镜下侧隐窝减压术（IE-LRD） **全内镜下椎板切除双侧减压术：** - 腰椎内镜下单侧椎板切开双侧减压术（LE-ULBD）	显微内镜椎间盘切除术（MED） 显微内镜椎板切除术（MEL） 可动式椎间盘镜减压术 单侧双通道内镜减压术（UBE）	经椎间孔入路内镜辅助下腰椎椎间融合术 单侧双通道融合术 内镜辅助下斜外侧腰椎椎间融合术（OLIF）
前路内镜下颈椎间盘切除术（AECD）	胸椎内镜下单侧椎板切开双侧减压术（TE-ULBD）			
后入路	**经椎间孔入路**			
后路内镜下颈椎间孔切开术（PECF）	经椎间孔入路内镜下胸椎间盘切除术（TETD）			
后路内镜下颈椎间盘切除术（PECD）				
颈椎内镜下单侧椎板切开双侧减压术（CE-ULBD）				

图 2-2　现有文献中内镜可视下脊柱手术技术概览（AOSpine MISTFT 提供）

间和经椎间孔入路），手术部位（颈椎、胸椎和腰椎），以及手术方式（椎间盘切除和椎间孔切开、侧隐窝减压术和用于双侧减压的单侧椎板切除术）。

在颈椎手术中，手术入路分为"前"入路和"后"入路。在胸腰椎手术中，"经椎间孔"和"经椎板间"入路是常用的入路方式。经椎板间入路还包括"经椎板间对侧入路"。本书中最常提及的术语是配置工作通道的"全内镜下"或"经皮内镜下"，两者均可使用。有时为了表述简洁，省略了"全内镜下"或"经皮"的表述，均可称为"内镜下"。脊柱分为颈段、胸段和腰段。手术包括椎间盘切除术、椎间孔切开术、侧隐窝减压术、单侧椎板切除术和双侧椎板减压术。

该命名系统参照模板如图2-3所示。

通过回顾研究背景、既往学术命名、手术目的和命名原则，AOSpine MISTFT 对该命名法建议与总结见图2-4。

在这些脊柱内镜手术中，目前临床较普遍的手术术式包括后入路内镜下颈椎间盘切除术（posterior endoscopic cervical discectomy, PECD）或后入路内镜下颈椎间孔切开术（posterior endoscopic cervical foraminotomy, PECF）、经椎间孔入路内镜下腰椎间盘切除术（transforaminal endoscopic lumbar discectomy, TELD）和经椎板间入路内镜下腰椎间盘切除术（interlaminar endoscopic lumbar discectomy, IELD）。在所有的脊柱内镜手术中，最常见的6种手术方式描述如下，并附病例说明。

命名系统

1. 手术入路	2. 内镜系统	3. 手术部位	4. 手术方式
前入路		颈椎	椎间盘切除术
后入路		胸椎	椎间孔切开术
经椎间孔入路		腰椎	减压术：
经椎板间入路			侧隐窝减压术
*经椎板间对侧入路			单侧椎板切开双侧减压术
			*融合术

图2-3　AOSpine MISTFT 系统命名法

AOSpine 脊柱内镜手术命名系统

手术入路 / 内镜系统 / 手术部位 / 手术方式

全内镜下椎间盘切除术	全内镜下椎间孔切开术
全内镜下椎间盘切除术： - 前入路内镜下颈椎间盘切除术（AECD） - 后入路内镜下颈椎间盘切除术（PECD）	- 后入路内镜下颈椎间孔切开术（PECF） - 经椎间孔入路内镜下腰椎间孔切开术（TELF） - 经椎板间对侧入路内镜下腰椎间孔切开术（ICELF）
全内镜下胸椎间盘切除术： - 经椎间孔入路内镜下胸椎间盘切除术（TETD）	**全内镜下腰椎侧隐窝减压术** - 经椎间孔入路内镜下侧隐窝减压术（TE-LRD） - 经椎板间入路内镜下侧隐窝减压术（IE-LRD）
全内镜下腰椎间盘切除术： - 经椎间孔入路内镜下腰椎间盘切除术（TELD） - 经椎板间入路内镜下腰椎间盘切除术（IELD） - 经椎间孔外侧入路内镜下腰椎间盘切除术（EELD）	**全内镜下椎板切开双侧减压术** - 颈椎内镜下单侧椎板切开双侧减压术（CE-ULBD） - 胸椎内镜下单侧椎板切开双侧减压术（TE-ULBD） - 腰椎内镜下单侧椎板切开双侧减压术（LE-ULBD）

图2-4　脊柱内镜手术新命名（由 AOSpine MISTFT 推荐）

后入路内镜下颈椎间盘切除术（PECD）或椎间孔切开术（PECF）

传统上，该手术术式被称为"颈椎后入路椎板切开术"或"颈椎间孔切开术"或"锁孔椎间孔切开术"[1-4]。Ruetten等最早介绍了该手术术式[5]。但是，其发表的文章中命名也不统一。手术的目的是内镜直接可视下对椎弓根远端侧缘的出口神经根进行减压。在文献中，它被称为全内镜下颈椎后入路椎间孔切开术（full-endoscopic posterior cervical foraminotomy, FPCF）[5,6]、后入路颈椎内镜下椎间盘切除术[7]、后入路全内镜下颈椎间盘切除术（posterior full-endoscopic cervical discectomy, PFECD）[8]、经皮后入路内镜下颈椎间孔切开术和椎间盘切除术（posterior percutaneous endoscopic cervical foraminotomy and discectomy, PPECD）[9]、后入路经皮内镜下颈椎间盘切除术（posterior percutaneous endoscopic cervical discectomy, PPECD）[10,11]和内镜下后入路颈椎间盘切除术（endoscopic posterior cervical foraminotomy, EPCF）[12]。

在AOSpine MISTFT命名系统中应为"后入路内镜下颈椎间孔切开术（PECF）或后入路内镜下颈椎间盘切除术（PECD）"。

接下来，展示一个典型病例（图2-5）。56岁女性，职业为出租车司机，主诉双手麻木且刺痛感2年。术前磁共振成像（MRI）扫描显示C6/7椎间盘左侧突出，C7神经根受压。行后入路（手术入路）内镜下颈（部位）椎间盘切除术（手术方式）。

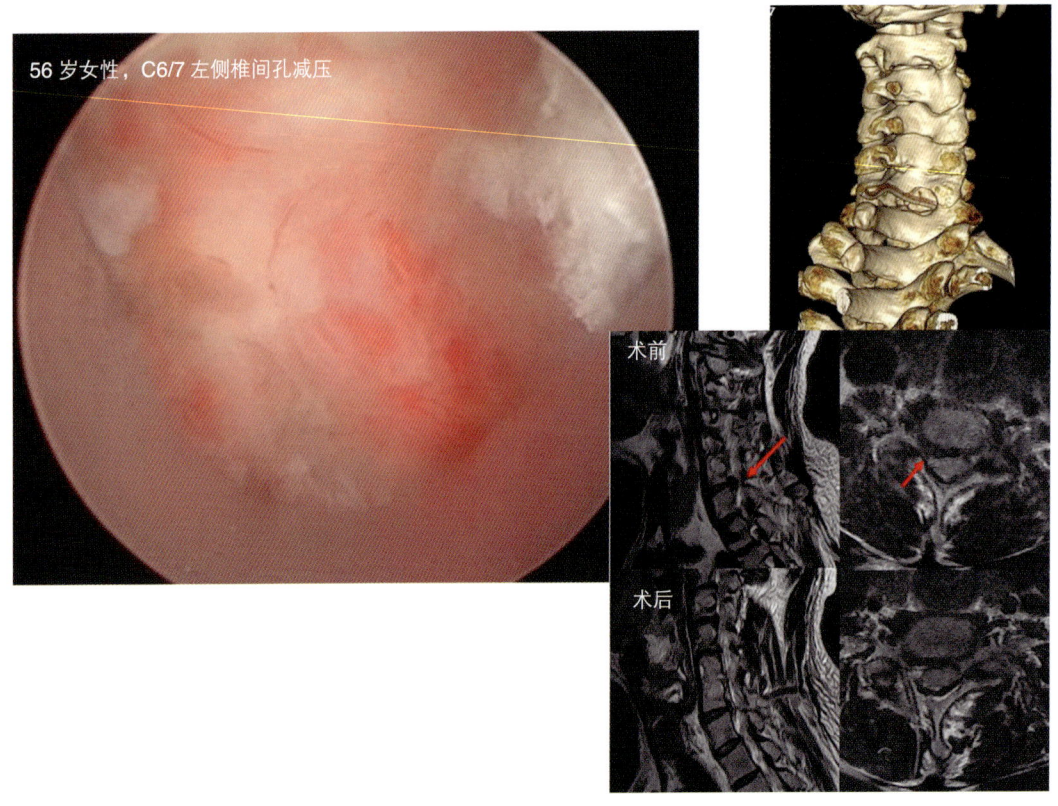

图2-5 临床病例：后入路（手术入路）内镜下颈（手术部位）椎间盘切除术（手术方式）（CW Lee医生授权使用图片）

经椎间孔入路内镜下腰椎间盘切除术（TELD）

脊柱内镜手术最初采用经"Kambin 三角"抵达腰椎间盘的入路方式。经该安全入路，Yeung 研发了 YESS 内镜及其相关设备，从而让医生安全、有效地切除病变的椎间盘成为可能。近来，利用高速磨钻和环锯能够有效地进行椎间孔扩大成形进而充分减压受压的神经根。手术目的是通过显露压迫的神经根并切除对应节段的椎间盘。既往文献中，关节镜下微创椎间盘切除术[13]、微创椎间盘手术[14]、腰椎间盘突出症后外侧内镜下切除术[15]、经椎间孔后外侧内镜下椎间盘切除术[16]、全内镜下经椎间孔腰椎间盘切除术[17]、经椎间孔内镜下腰椎间盘切除术[18] 和经皮经椎间孔内镜下腰椎间盘切除术[19, 20] 等命名方式均有学者应用。AOSpine MISTFT 建议该手术命名应为"经椎间孔入路内镜下腰椎间盘切除术"（图 2-6）。

经椎板间入路内镜下腰椎间盘切除术（IELD）

经椎板间入路是椎间盘切除和神经根显露减压的传统的手术入路。从经典的开放术式到通道显微手术，均可经椎板间入路。首次经该入路的内镜手术是经椎板间内镜下 L5/S1 椎间盘切除术。随着操作设备的发展，L5/S1 以外的节段也可以采用该入路方式。

既往有全内镜下椎板间切开入路（full-endoscopic interlaminar access, FEIL）[21, 22]、全内镜下经椎板间入路（full-endoscopic interlaminar approach, FEIA）[23]、经椎板间入

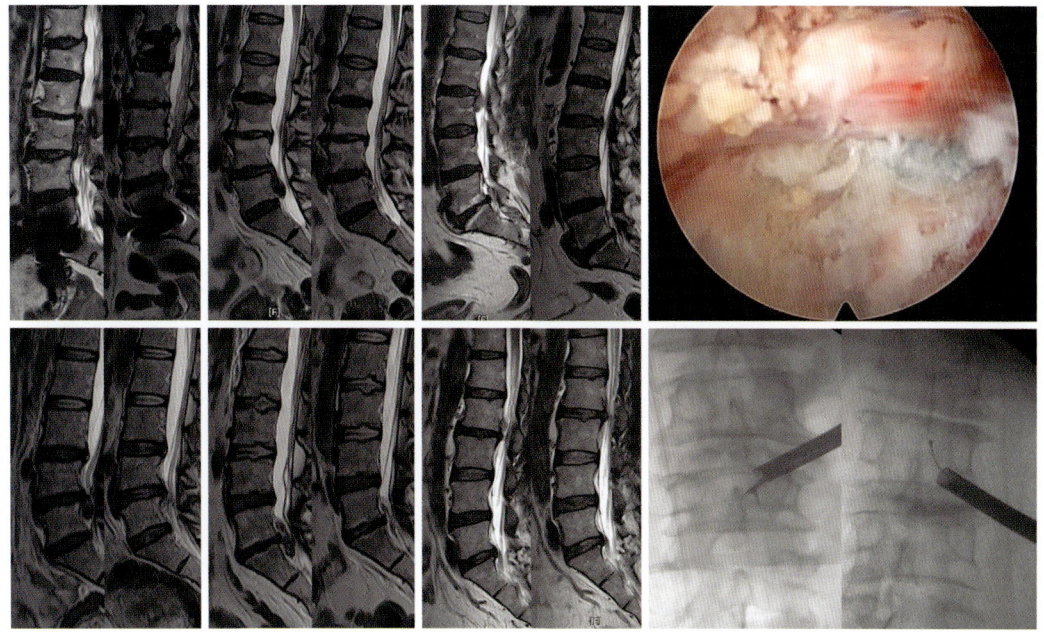

图 2-6 常规的经椎间孔入路（手术入路）内镜下腰（手术部位）椎间盘切除术（手术方式）。经椎间孔入路（手术入路）内镜下腰（手术部位）椎间盘切除术（手术方式）（CW Lee 医生授权使用图片）

路（interlaminar access, ILA）经皮内镜下腰椎间盘切除术（percutaneous endoscopic lumbar discectomy, PELD）[24]、经皮内镜下椎板间入路腰椎间盘切除术（percutaneous endoscopic interlaminar discectomy, PEID）[25-28]、经皮内镜下椎间盘切除术（percutaneous endoscopic discectomy, PED）[26, 29]、经椎板间入路显微内镜椎间盘切除术[30]和内镜下腰椎间盘切除术[30]等命名，AOSpine MISTFT 建议命名为经椎板间入路内镜下腰椎间盘切除术（interlaminar endoscopic lumbar discectomy, IELD）（图 2-7）。

腰椎内镜下单侧椎板切开双侧减压术（LE-ULBD）

单侧入路双侧减压术（unilateral approach bilateral decompression, ULBD）是治疗椎管狭窄的安全有效的手术方法[31]。与传统的开放手术相比，内镜手术能够获得一致的临床疗效[32, 33]。利用术中内镜摄像头角度调整，能够获得远大于开放手术的手术视野。

脊柱内镜手术凭借其特性可以显著减少开放手术对小关节复合体的破坏。内镜手术后早期背部疼痛程度也可能显著低于开放手术。另外，患者住院时间也可能会大大缩短。

手术的目标是将从上关节突尖部至尾侧椎弓根中段的椎管中央和侧隐窝内的神经结构进行减压。AOSpine MISTFT 建议命名为"腰椎内镜下单侧椎板切开双侧减压术"（lumbar endoscopic-ULBD, LE-ULBD）。

既往文献中，诸如全内镜下双侧椎板间技术[33]、全内镜下腰椎板切除术[34]和经皮内镜单门单侧入路的腰椎板切开术[35]等命名方式均有报道（图 2-8）。

内镜辅助手术

单侧双通道内镜（UBE）手术

在脊柱内镜手术领域（图 2-1），单侧双通道内镜（unilateral biportal endoscopic, UBE）手术属于内镜辅助手术之一，如 MED、MEL 和 Destandau（可动式椎间盘镜）。UBE 或双通道脊柱内镜手术（biportal

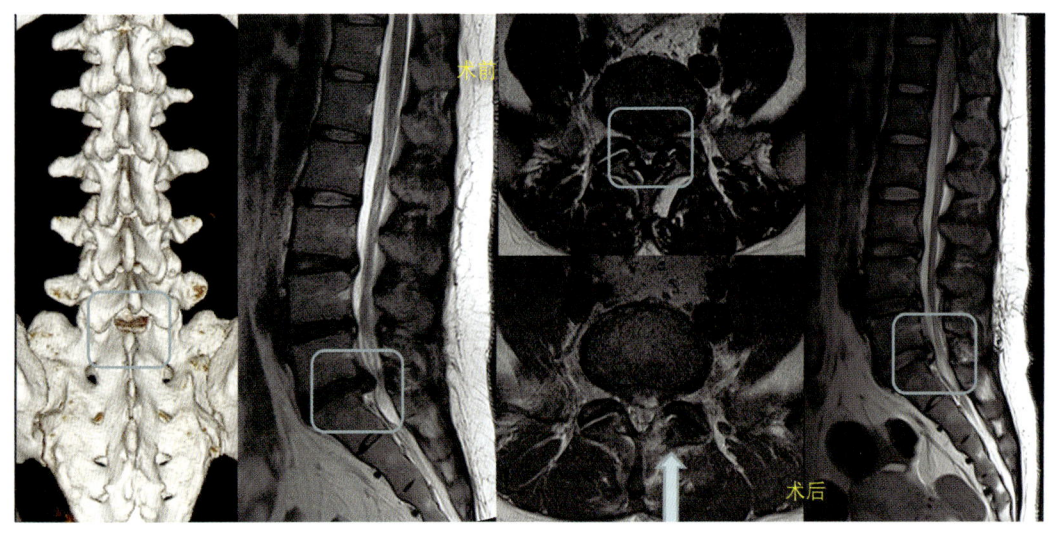

图 2-7 经椎板间入路（手术入路）内镜下腰（手术部位）椎间盘切除术（手术方式）

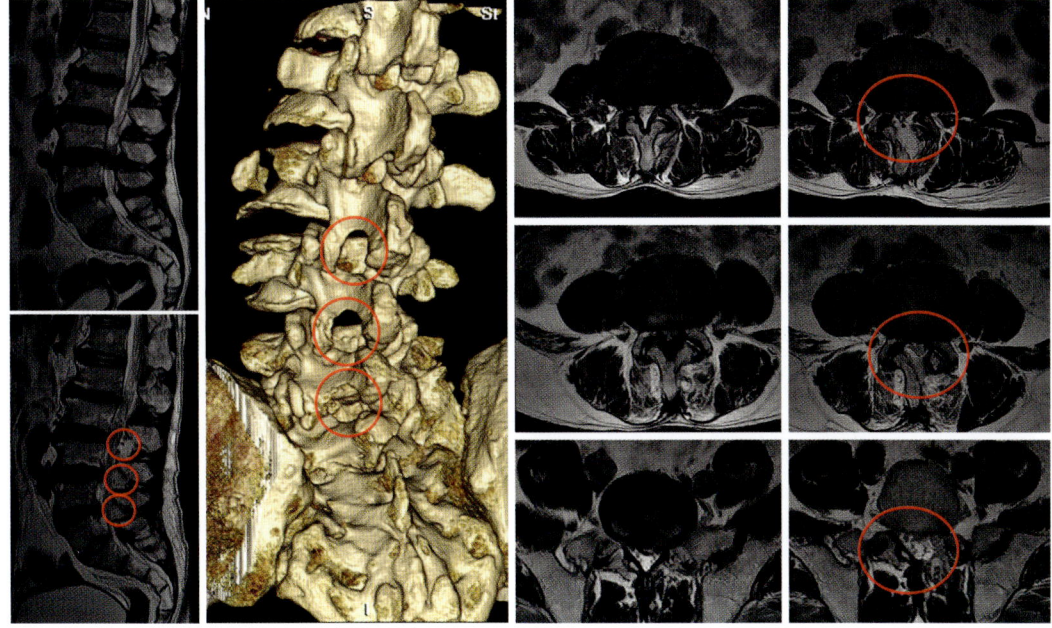

图 2-8　腰椎（手术部位）内镜下单侧椎板切开双侧减压术（手术方式）（LE-ULBD）

endoscopic spine surgery, BESS）存在两个手术通道（一个通道用于放置镜头，另一个通道进行手术器械操作），其手术数量正在不断增加。对于具有开放脊柱显微手术经验的外科医生，UBE 并不陌生。因此，这个手术方式也有许多不同名称。最早，1996 年和 1998 年 Dr. De Antoni 在 *Arthroscopy* 杂志上发表报道完成 UBE 手术即经椎板腰椎硬膜外内镜手术[36, 37]。2013 年，埃及外科医生 Heshan Magdi Soliman 实施并重新定义液体灌注下内镜椎间盘切除术[38]。3 年后，韩国脊柱外科医生团队，包括 JH Eum、DW Heo 和 SK Son 等，在一篇文章[39]中将该术式命名为 UBE。几乎同时，DJ Choi 在 2016 年启用 BESS 命名该术式[40]。截至 2019 年 10 月，可以在 PubMed 上检索到 12 篇文献中包含"BESS"或"UBE"。

总结

由于技术革新的不断进步与发展，脊柱内镜手术将更加临床普及和智能化。与有机化学中采用的命名系统类似，AOSpine 命名系统的优点是便于命名新演变的外科手术术式，如各种腰椎椎间融合手术的命名可以引用该命名系统。导航引导的脊柱内镜手术也将作为一个新的理念出现。另外，内镜手术技术也必将发展为易于术者掌握且学习曲线缩短的术式。

截至本章撰写之时，仍有大量新的技术和内镜设备不断进展，相关文献报道每年也在显著增加。因此，当前亟须为脊柱内镜手术建立一套简单和可扩展的命名系统，以供医生、研究人员和学员共同使用。

（Choi Il, Jin-Sung Kim, Yong Ahn　著
李亚伟　译）

参考文献

1. Roh SW, Kim DH, Cardoso AC, Fessler RG. Endoscopic foraminotomy using MED system in cadaveric specimens. Spine (Phila Pa 1976). 2000;25:260–4.
2. Burke TG, Caputy A. Microendoscopic posterior cervical foraminotomy: a cadaveric model and clinical application for cervical radiculopathy. J Neurosurg. 2000;93:126–9.
3. Fessler RG, Khoo LT. Minimally invasive cervical microendoscopic foraminotomy: an initial clinical experience. Neurosurgery. 2002;51:S37–45.
4. O'Toole JE, Sheikh H, Eichholz KM, Fessler RG, Perez-Cruet MJ. Endoscopic posterior cervical foraminotomy and discectomy. Neurosurg Clin N Am. 2006;17:411–22.
5. Ruetten S, Komp M, Merk H, Godolias G. A new full-endoscopic technique for cervical posterior foraminotomy in the treatment of lateral disc herniations using 6.9-mm endoscopes: prospective 2-year results of 87 patients. Minim Invas Neurosurg. 2007;50:219–26.
6. Ruetten S, Komp M, Merk H, Godolias G. Full-endoscopic cervical posterior foraminotomy for the operation of lateral disc herniations using 5.9-mm endoscopes: a prospective, randomized, controlled study. Spine (Phila Pa 1976). 2008;33:940–8.
7. Kim CH, Chung CK, Kim HJ, Jahng TA, Kim DG. Early outcome of posterior cervical endoscopic discectomy: an alternative treatment choice for physically/socially active patients. J Korean Med Sci. 2009;24:302–6.
8. Yang JS, Chu L, Chen L, Chen F, Ke ZY, Deng ZL. Anterior or posterior approach of full-endoscopic cervical discectomy for cervical intervertebral disc herniation? A comparative cohort study. Spine (Phila Pa 1976). 2014;39:1743–50.
9. Kim CH, Kim KT, Chung CK, et al. Minimally invasive cervical foraminotomy and diskectomy for laterally located soft disk herniation. Eur Spine J. 2015;24:3005–12.
10. Ahn Y. Percutaneous endoscopic cervical discectomy using working channel endoscopes. Expert Rev Med Devices. 2016;13:601–10.
11. Quillo-Olvera J, Lin GX, Kim JS. Percutaneous endoscopic cervical discectomy: a technical review. Ann Transl Med. 2018;6:100.
12. Youn MS, Shon MH, Seong YJ, Shin JK, Goh TS, Lee JS. Clinical and radiological outcomes of two-level endoscopic posterior cervical foraminotomy. Eur Spine J. 2017;26:2450–8.
13. Kambin P, Brager MD. Percutaneous posterolateral discectomy. Anatomy and mechanism. Clin Orthop Relat Res. 1987;145–54.
14. Yeung AT. Minimally invasive disc surgery with the Yeung endoscopic spine system (YESS). Surg Technol Int. 1999;8:267–77.
15. Yeung AT, Tsou PM. Posterolateral endoscopic excision for lumbar disc herniation: surgical technique, outcome, and complications in 307 consecutive cases. Spine (Phila Pa 1976). 2002;27:722–31.
16. Hoogland T, Schubert M, Miklitz B, Ramirez A. Transforaminal posterolateral endoscopic discectomy with or without the combination of a low-dose chymopapain: a prospective randomized study in 280 consecutive cases. Spine (Phila Pa 1976). 2006;31:E890–7.
17. Ruetten S, Komp M, Merk H, Godolias G. Full-endoscopic interlaminar and transforaminal lumbar discectomy versus conventional microsurgical technique: a prospective, randomized, controlled study. Spine (Phila Pa 1976). 2008;33:931–9.
18. Gibson JNA, Subramanian AS, Scott CEH. A randomised controlled trial of transforaminal endoscopic discectomy vs microdiscectomy. Eur Spine J. 2017;26:847–56.
19. Chen Z, Zhang L, Dong J, et al. Percutaneous transforaminal endoscopic discectomy compared with microendoscopic discectomy for lumbar disc herniation: 1-year results of an ongoing randomized controlled trial. J Neurosurg Spine. 2018;28:300–10.
20. Sinkemani A, Hong X, Gao ZX, et al. Outcomes of microendoscopic discectomy and percutaneous Transforaminal endoscopic discectomy for the treatment of lumbar disc herniation: a comparative retrospective study. Asian Spine J. 2015;9:833–40.
21. Wang B, Lu G, Liu W, Cheng I, Patel AA. Full-endoscopic interlaminar approach for the surgical treatment of lumbar disc herniation: the causes and prophylaxis of conversion to open. Arch Orthop Trauma Surg. 2012;132:1531–8.
22. Ruetten S, Komp M, Godolias G. A new full-endoscopic technique for the interlaminar operation of lumbar disc herniations using 6-mm endoscopes: prospective 2-year results of 331 patients. Minim Invas Neurosurg. 2006;49:80–7.
23. Casimiro M. Short-term outcome comparison between full-endoscopic interlaminar approach and open minimally invasive microsurgical technique for treatment of lumbar disc herniation. World Neurosurg. 2017;108:894–900.e1.
24. Shi C, Kong W, Liao W, et al. The early clinical outcomes of a percutaneous full-endoscopic Interlaminar approach via a surrounding nerve root discectomy operative route for the treatment of ventral-type lumbar disc herniation. Biomed Res Int. 2018;2018:9157089.
25. Choi G, Lee SH, Raiturker PP, Lee S, Chae YS. Percutaneous endoscopic interlaminar discectomy for intracanalicular disc herniations at L5-S1 using a rigid working channel endoscope. Neurosurgery. 2006;58:ONS59–68. discussion ONS59–68
26. Dabo X, Ziqiang C, Yinchuan Z, et al. The clinical results of percutaneous endoscopic Interlaminar discectomy (PEID) in the treatment of calcified lumbar disc herniation: a case-control study. Pain Physician. 2016;19:69–76.
27. Kim CH, Chung CK, Woo JW. Surgical outcome of percutaneous endoscopic Interlaminar lumbar discectomy for highly migrated disk herniation. Clin Spine Surg. 2016;29:E259–66.

28. Kim HS, Park JY. Comparative assessment of different percutaneous endoscopic interlaminar lumbar discectomy (PEID) techniques. Pain Physician. 2013;16:359–67.
29. Sasani M, Ozer AF, Oktenoglu T, Canbulat N, Sarioglu AC. Percutaneous endoscopic discectomy for far lateral lumbar disc herniations: prospective study and outcome of 66 patients. Minim Invas Neurosurg. 2007;50:91–7.
30. Koga S, Sairyo K, Shibuya I, et al. Minimally invasive removal of a recurrent lumbar herniated nucleus pulposus by the small incised microendoscopic discectomy interlaminar approach. Asian J Endosc Surg. 2012;5:34–7.
31. Ko S, Oh T. Comparison of bilateral decompression via unilateral laminotomy and conventional laminectomy for single-level degenerative lumbar spinal stenosis regarding low back pain, functional outcome, and quality of life - a randomized controlled, prospective trial. J Orthop Surg Res. 2019;14:252.
32. Huang YH, Lien FC, Chao LY, Lin CH, Chen SH. Full endoscopic uniportal unilateral laminotomy for bilateral decompression in degenerative lumbar spinal stenosis: highlight of ligamentum flavum detachment and survey of efficacy and safety in 2 years of follow-up. World Neurosurg. 2019.
33. Komp M, Hahn P, Oezdemir S, et al. Bilateral spinal decompression of lumbar central stenosis with the full-endoscopic interlaminar versus microsurgical laminotomy technique: a prospective, randomized, controlled study. Pain Physician. 2015;18:61–70.
34. Wagner R, Telfeian AE, Krzok G, Iprenburg M. Fully-endoscopic lumbar laminectomy for central and lateral recess stenosis: technical note. Interdisc Neurosurg. 2018;13:6–9.
35. Lee CW, Yoon KJ, Jun JH. Percutaneous endoscopic Laminotomy with Flavectomy by Uniportal, unilateral approach for the Lumbar Canal or lateral recess stenosis. World Neurosurg. 2018;113:e129–e37.
36. De Antoni DJ, Claro ML, Poehling GG, Hughes SS. Translaminar lumbar epidural endoscopy: anatomy, technique, and indications. Arthroscopy. 1996;12:330–4.
37. De Antoni DJ, Claro ML, Poehling GG, Hughes SS. Translaminar lumbar epidural endoscopy: technique and clinical results. J South Orthop Assoc. 1998;7:6–12.
38. Soliman HM. Irrigation endoscopic discectomy: a novel percutaneous approach for lumbar disc prolapse. Eur Spine J. 2013;22:1037–44.
39. Hwa Eum J, Hwa Heo D, Son SK, Park CK. Percutaneous biportal endoscopic decompression for lumbar spinal stenosis: a technical note and preliminary clinical results. J Neurosurg Spine. 2016;24:602–7.
40. Choi CM, Chung JT, Lee SJ, Choi DJ. How I do it? Biportal endoscopic spinal surgery (BESS) for treatment of lumbar spinal stenosis. Acta Neurochir. 2016;158:459–63.
41. Christoph P, Hofstetter M, Ahn Y, Gun Choi JNA, Gibson D, Ruetten S, Zhou Y, Zhen Zhou Li M, Siepe CJ, Wagner R, et al. A259: AO Consensus On Nomenclature for Working channel Endoscopic Spinal Procedures. Toronto: Global Spine Congress; 2019.

第二篇
中央型腰椎管狭窄症

第 3 章　单通道后入路全内镜下"in-out"技术

入路介绍（操作要点与目的）

许多熟悉传统经椎间孔入路内镜下椎间盘切除术的脊柱外科医生已经意识到，脊柱内镜手术（endoscopic spine surgery, ESS）也可以用于治疗其他脊柱疾病，并非仅有椎间盘切除术。由于脊柱外科医生使用的内镜仅为椎间孔入路设计，因此，使用这种传统的内镜系统（直径太小且长度太长）进行后入路内镜手术并非易事。换句话说，传统的内镜系统不适用于处理位于后方及硬膜外间隙的病变。因此，脊柱外科医生设计了比传统内镜直径更大、长度更短的内镜，同时还开发了诸如椎板咬骨钳、髓核钳、剥离子和高速钻头等手术工具，以实现韧带、骨组织及骨碎片的切除。此后，脊柱内镜外科医生尝试扩大手术适应证，其中以椎间盘突出症（不论其病变位置、大小、节段数量）与退行性椎管狭窄症为代表。如今，一些脊柱外科医生成功地完成了颈椎（前入路）和腰椎（后入路）的全内镜下椎间融合术。内镜融合技术相关的临床试验也正在进行。正如本章标题所述，本书主编认为作者所描述的内镜技术可以被称为"in-out"技术。

采用"in-out"技术的代表性手术是经椎间孔入路内镜下椎间盘切除术。在作者进行手术操作的早期阶段，曾试图在 C 臂的引导下移动内镜以接近位于背侧的主要病灶，待切除病灶后取出内镜。

在本章中，作者详细描述每一个手术步骤直至切除主要病灶，并通过简要回顾手术适应证、疗效及其他相关问题来介绍这种手术技术，尽力让读者了解使用脊柱内镜治疗中央型腰椎管狭窄。

适应证与禁忌证

该技术可能的适应证包括：
1. 单侧或双侧神经源性跛行或下肢神经根性症状，伴或不伴背痛，且经保守治疗无效。
2. 磁共振成像和（或）计算机断层扫描证实与临床表现相关的椎管狭窄征象。

可能的禁忌证包括：
1. 椎间孔狭窄。
2. Ⅰ度以上退变性腰椎滑脱。

麻醉与体位

麻醉：
- 在手术节段以上 1~2 个节段做硬膜外麻醉。
- 可以用七氟烷进行清醒镇静麻醉。这种方法可以用于不能进行全身麻醉的患者，可减少全身麻醉的副作用，例如恶心、吞咽困难和遗忘。

体位：
- 患者取俯卧位，可以在标准手术床上俯卧在 Wilson 架（俯卧架）上，也可以用 Jackson 手术床，以降低腹部压力（图 3-1）。
- 由于术中需要持续的盐水冲洗，使用防水

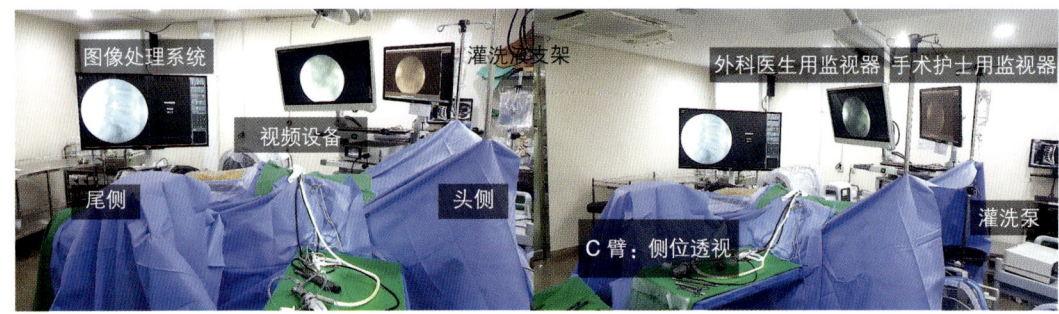

图 3-1　患者体位与手术室设置

手术铺单（图 3-2）。
- 外科医生、手术护士及 Mayo 手术器械车位于患侧（图 3-3）。
- X 线技师站在外科医师对侧，使用可移动或固定 C 臂。
- 麻醉团队及麻醉车位于患者头端。

手术器械

- 所有手术操作均使用一套完整的单通道内镜系统：Techcord 内镜系统（Techcord, Daejeon, Korea）（图 3-4）。
- 在术野的 360° 旋转探查方面，单通道内镜和显微镜辅助的开放脊柱手术有显著不同的操作方法。
- 传统手术器械通过改变其工作长度，也可应用于脊柱内镜手术中。
- 手术器械可分为四类（图 3-5）：
  - 机械结构器械：长髓核钳 / 抓钳（小 / 大）、神经剥离子（小 / 大）、正手镜下刮匙、球头探子。
  - 特殊器械：扩张器、工作套筒、内镜专用神经根拉钩。
  - 电外科器械：双极射频电凝（OK Medinet Korea, Seoul, Korea）、DELPHI 射频电极（C&S Medical, Pocheon, Korea）。
  - 动力器械：镜下磨钻。

手术步骤

- 步骤 1：标定责任节段（图 3-6）。
  - 在侧位透视图像下，用扩张导杆粗略标记责任节段终板与椎间隙。
- 步骤 2：体表穿刺点（图 3-7）。
  - 目标点——在 C 臂侧位透视下，恰好在同侧棘突椎板移行区下缘的下方。
- 步骤 3：工作通道扩张与内镜置入。
  - 做 7~8 mm 垂直皮肤切口，将 9.5 mm 外径的钝性扩张器沿棘突旁垂直进至同侧椎板（图 3-8）。
  - 随后，沿扩张器置入工作套筒，再置入固定视向角内镜（外径 8.4 mm，视向角 12°）至手术区域（图 3-9）。
  - 这种通过棘突与多裂肌之间的"少脂肪区域"进入的独特手术入路有助于减少术后肌源性腰背痛，是这一操作技术的优势。
  - 在整个手术过程中，使用低温、掺抗生素的生理盐水进行持续压力灌洗。射频电极用于清除脂肪和椎旁软组织，提高视野的可视性。
- 步骤 4：in-out 减压技术。
  - 在 5.7 mm 内镜工作通道中使用 4 mm 镜下磨钻钻头和 5 mm 镜下椎板咬骨钳，切除椎板显露硬膜外间隙，切除黄韧带

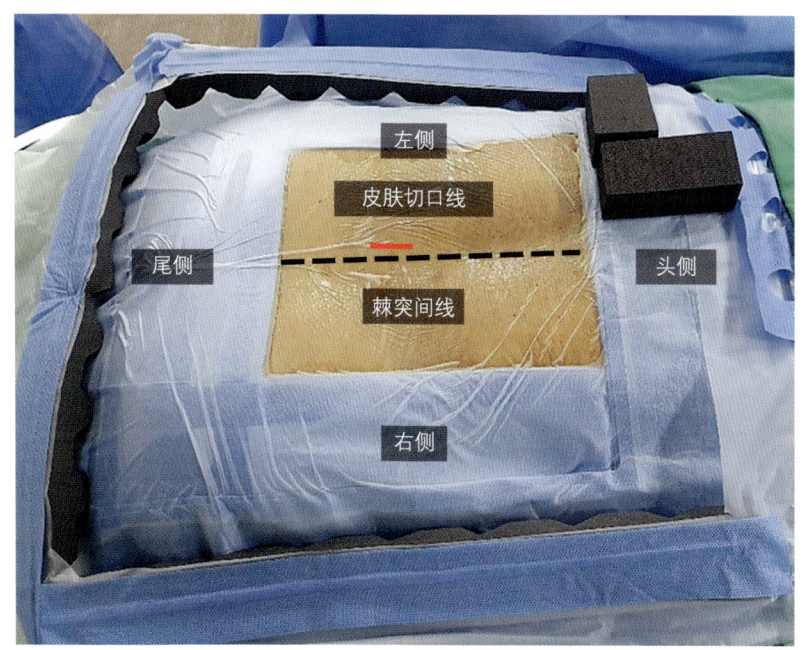

图 3-2 L4-5 左侧入路的防水手术铺单

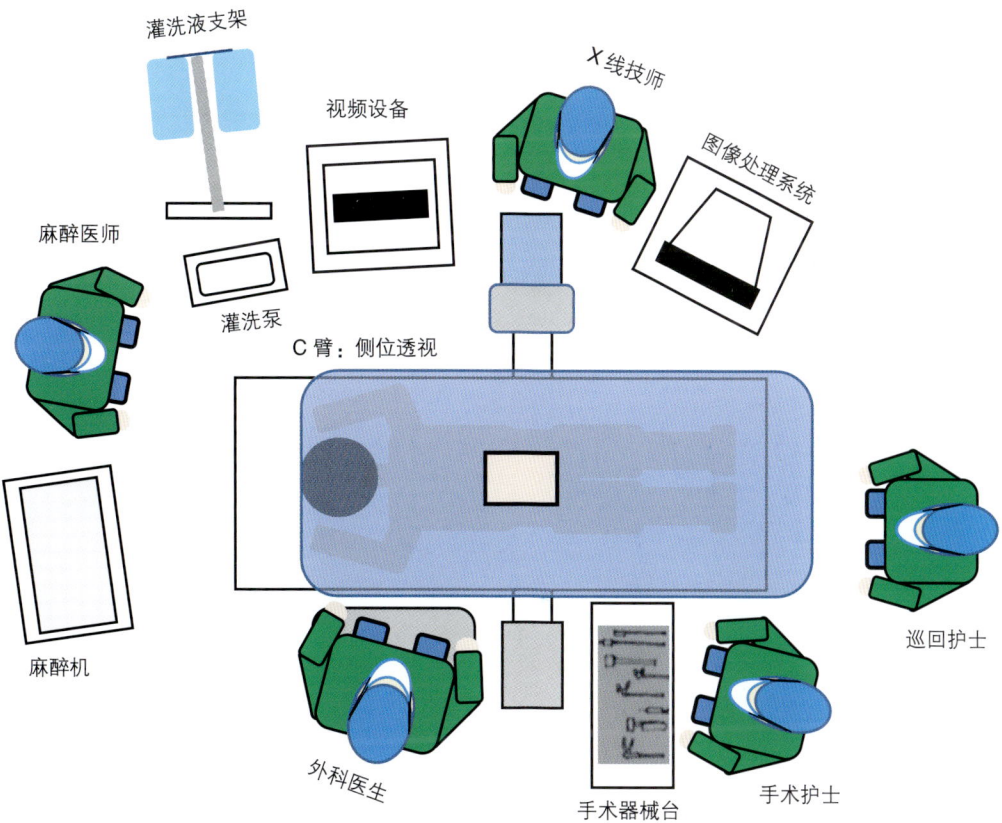

图 3-3 标准手术室设置

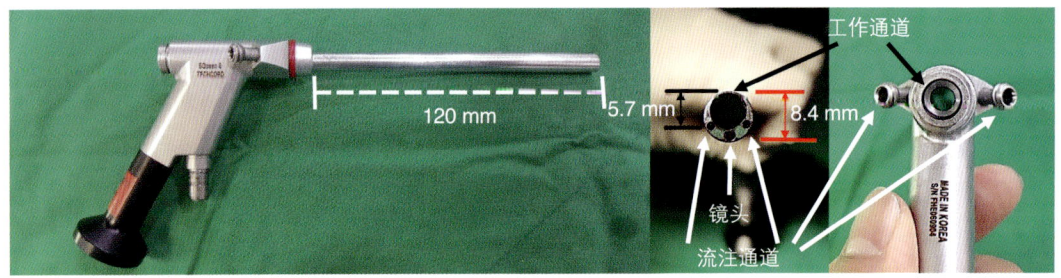

图 3-4　Techcord 内镜系统（外径 8.4 mm，工作通道内径 5.7 mm，视向角 12°，视场角 80°）

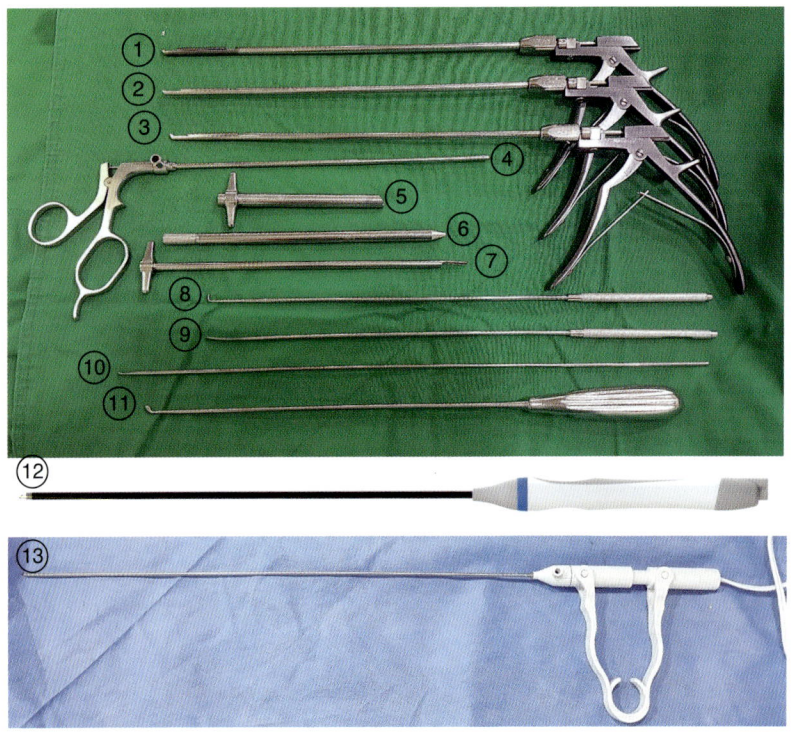

图 3-5　单通道内镜减压手术的基本器械：①～③镜下椎板咬骨钳，④髓核钳（大），⑤工作套筒，⑥扩张器，⑦内镜专用神经根拉钩，⑧球头探子，⑨、⑩剥离子（小/大），⑪正手镜下刮匙，⑫DELPHI 射频电极，⑬双极射频电凝

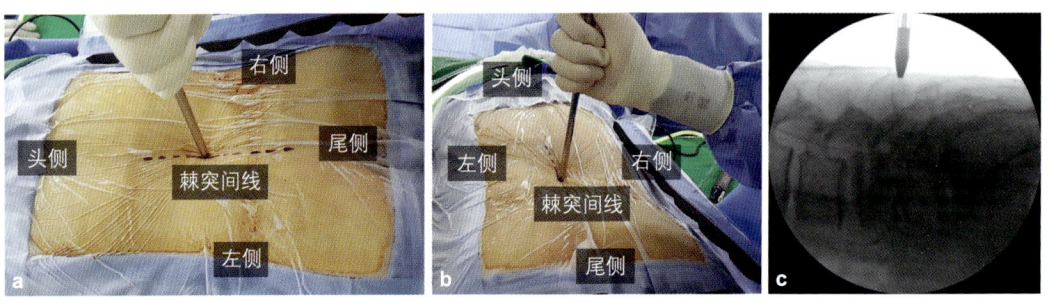

图 3-6　单通道内镜 L4-5 右侧椎管减压。在侧位透视下（c），利用扩张器在棘突旁粗略标记 L4 椎板下缘及邻近棘突基底部（a，b）

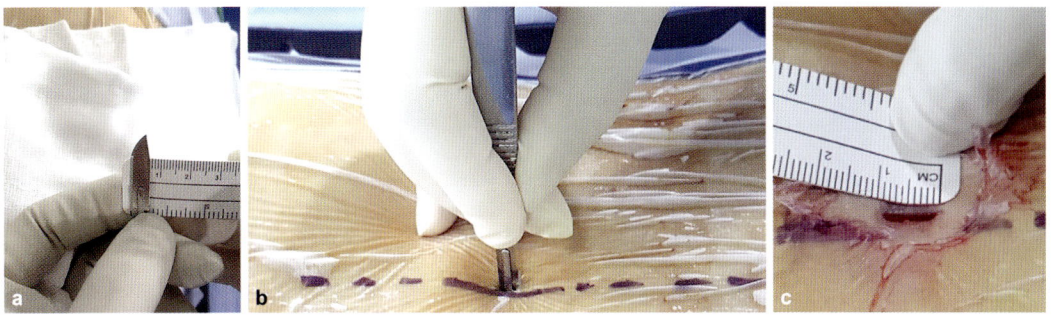

图 3-7 皮肤入口与皮肤切口。在前述标记部位用 #10 刀片（a, b）做一长度小于 1 cm（c）的皮肤切口

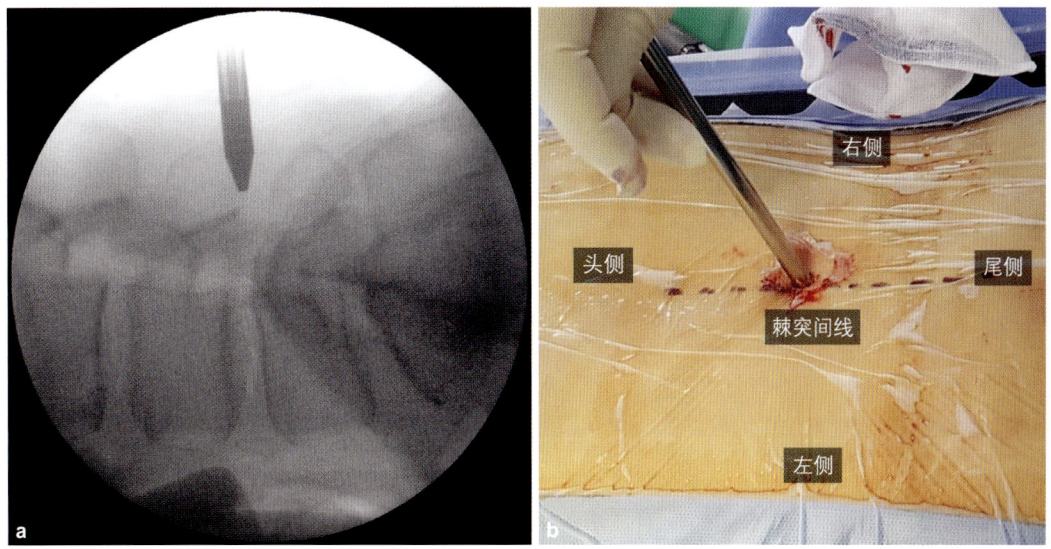

图 3-8 L4-5 右侧椎管减压的通道扩张。在侧位透视下（a），将外径 9.5 mm 钝性扩张器置于 L4 椎板下缘、紧邻棘突基底部；(b) 术区照片

- 和上关节突显露走行根。
- 切除椎板以显露黄韧带的上端止点，尽可能完全切除黄韧带。
- 完成同侧减压后，切除对侧黄韧带和上关节突，减压对侧走行根。第一要务是根据需要尽可能减少对骨质的处理，以保留关节突关节。
- 对侧入路可以提供直达关节突关节的角度，帮助外科医生将工作套筒放至关节突关节下方。这样，可以有针对性地对关节突的严重病变部位（上关节突的腹侧和内侧部分）进行减压，保留关节突的其余部分。
- 为安全起见，使用灌洗泵持续生理盐水冲洗术野，以提供清晰的视野，准确识别硬膜外解剖结构。
- 在处理多节段狭窄时，通过一种称为"跳跃技术"（jumping technique）的特殊技术可以实现经单一皮肤切口的减压（图 3-10）。
- 在跳跃技术中，完成一个节段减压后，将工作套筒完全取出，并在透视引导下

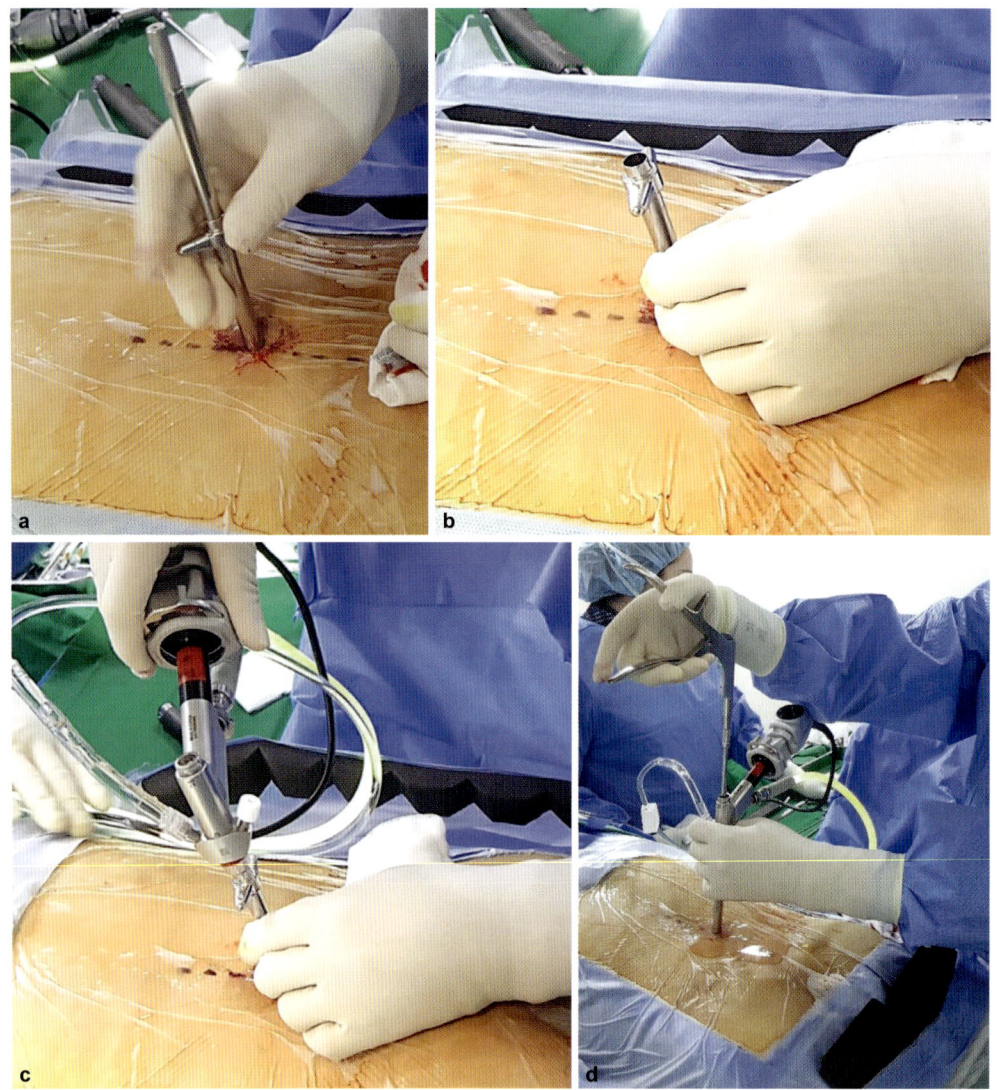

图 3-9　L4-5 右侧椎管减压的内镜置入。将工作套筒置入扩张器中（a, b），并置入外径 8.4 mm、12° 固定视向角内镜（c, d）

将工作套筒于皮下组织间隙中向头侧或尾侧移动至另一个手术节段，但工作套筒仍在同一皮肤切口内。皮肤具有良好的弹性，可以在单一切口内通过筋膜下剥离以构建另一个肌肉通道（图 3-11）。
- 然后，采用与 PSLD 手术相同的步骤对残余椎管狭窄进行向上或向下等不同方向的减压。虽然，在初次肌肉通道之后使用的两个肌肉通道在角度上有所不便，但不会干扰减压操作。利用 C 臂确定椎板间隙后，用小钳子将扩张器插入到建立的通道中，并将工作套筒沿扩张器置入。向上、下扩张皮肤可以将管状工作套筒放置在减压节段的上、下椎板间隙。
- 手术的每一步都在透视下进行，以保证入点准确。术后硬膜外间隙置管引流 1 天，以预防术后血肿。

第 3 章 单通道后入路全内镜下"in-out"技术 23

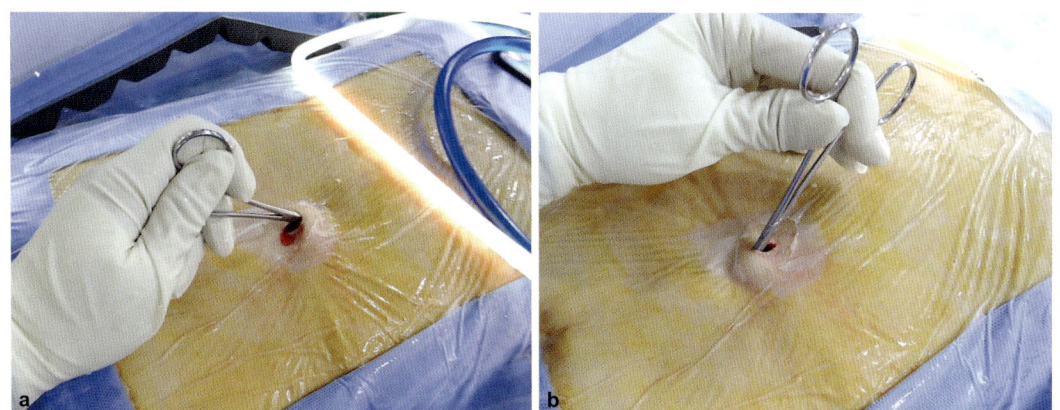

图 3-10 跳跃技术。完成一个节段减压后，在 C 臂透视下，经同一皮肤切口，用蚊式钳确定上椎板间隙（a）、下椎板间隙（b）以及椎板

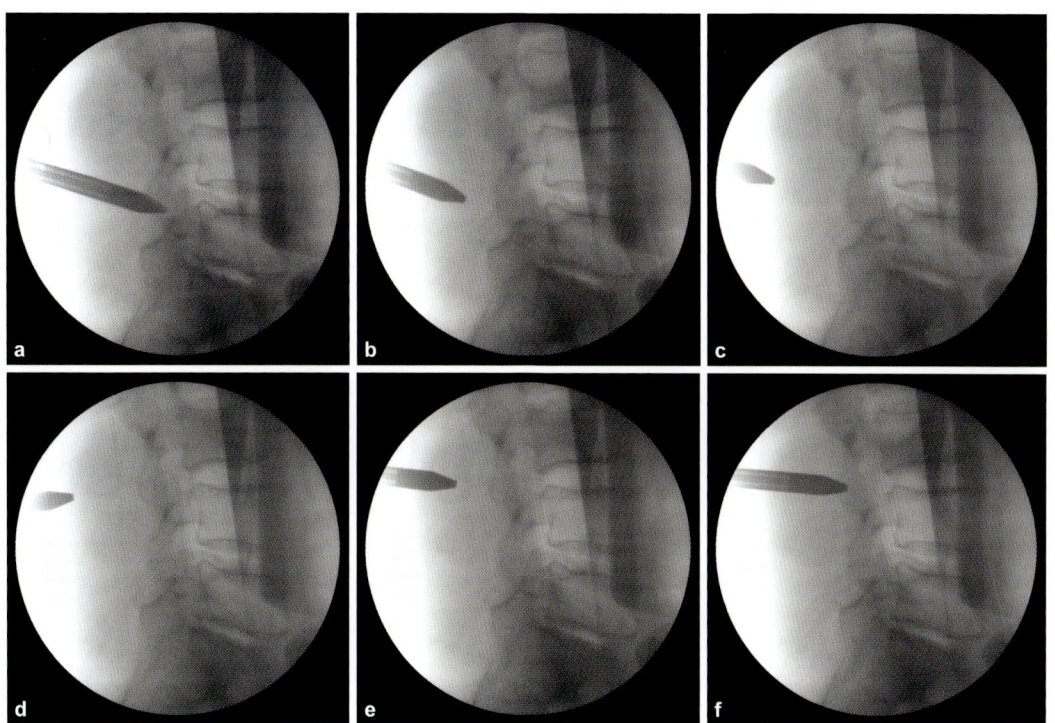

图 3-11 跳跃技术的侧位透视图像（L3-4、L4-5 节段减压病例）。在 L4-5 节段减压后（a），在透视引导下，扩张器于皮下组织间隙中向头侧移至 L3-4 椎板间隙（b~f），但扩张器仍处于同一皮肤切口中

典型病例

- 病例1：单节段减压（图3-12）。
  - 女性，76岁，主诉臀部和下肢放射痛（L5皮节支配区），保守治疗无效。术前MRI显示L4-5节段重度狭窄，伴有椎间盘突出钙化。予单通道内镜椎管减压手术（左侧半椎板切除 + 双侧椎管减压）。术后MRI显示双侧椎管减压充分。

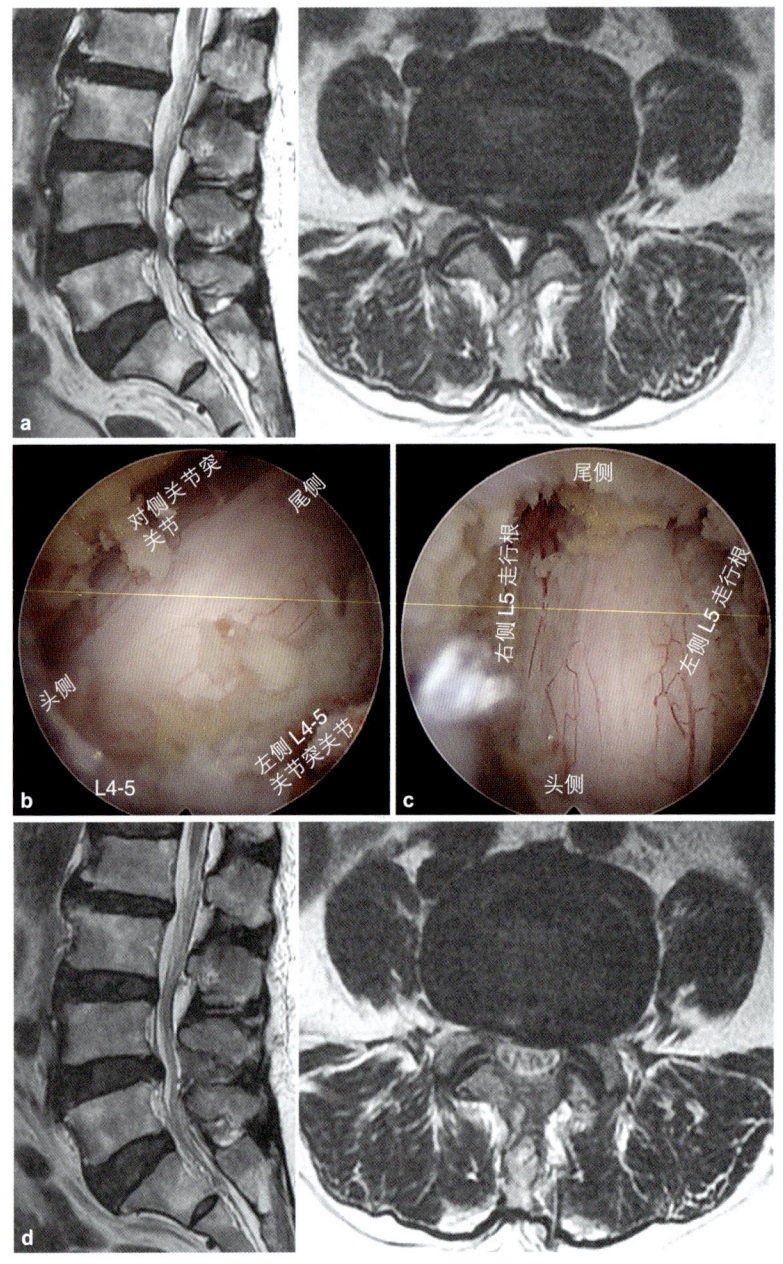

图3-12 一名主诉臀部与下肢放射痛（L5皮节支配区）的76岁女性的影像学资料。术前MRI显示L4-5椎管狭窄（a）。术中内镜图像显示肥厚黄韧带压迫左侧L5神经根（b），椎管减压充分（c）。术后MRI显示椎管减压充分，无椎旁肌损伤（d）

- 病例2：双节段减压（图3-13）。
  - 女性，72岁，主诉双下肢和臀部疼痛。术前MRI显示椎管多节段重度狭窄。采用经单一皮肤切口进行单通道内镜多节段椎管减压术。术后MRI显示减压充分，椎旁肌无损伤。

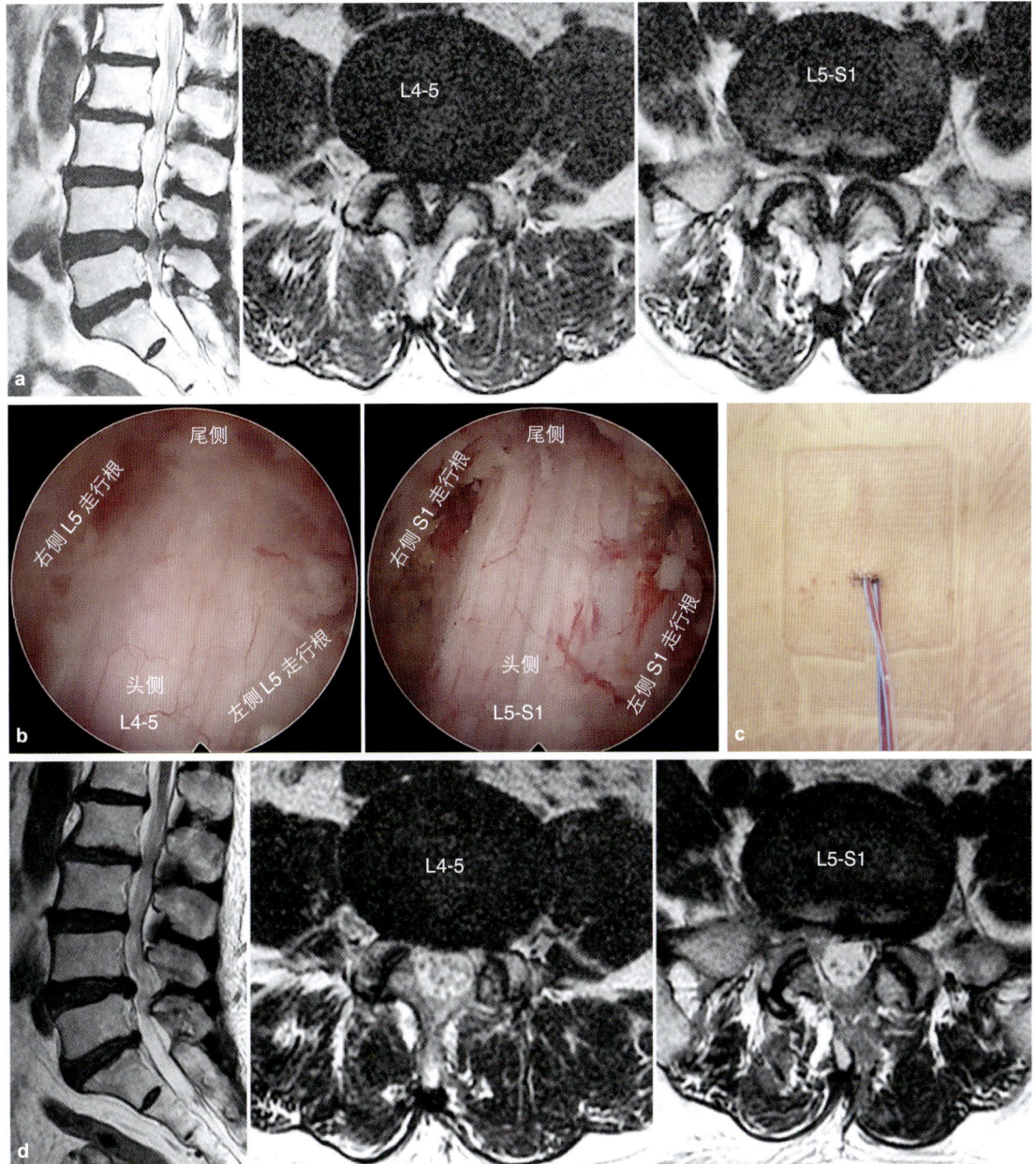

图 3-13 一名主诉臀部及双侧下肢疼痛的72岁女性的影像学资料。术前MRI显示L4-5、L5-S1节段重度狭窄（a）。术中内镜图像显示椎管减压充分（b）。术后第1天，2根引流管放置于皮肤切口（c）。术后MRI显示双侧椎管减压充分（d）

- 病例3：三节段减压（图3-14）。
  - 女性，76岁，主诉严重的腰背部、下肢和臀部疼痛。术前MRI显示L2-3、L3-4、L4-5多节段重度狭窄。采用跳跃技术进行经单一切口单通道内镜下多节段椎管减压术。术后MRI显示双侧椎管减压充分。

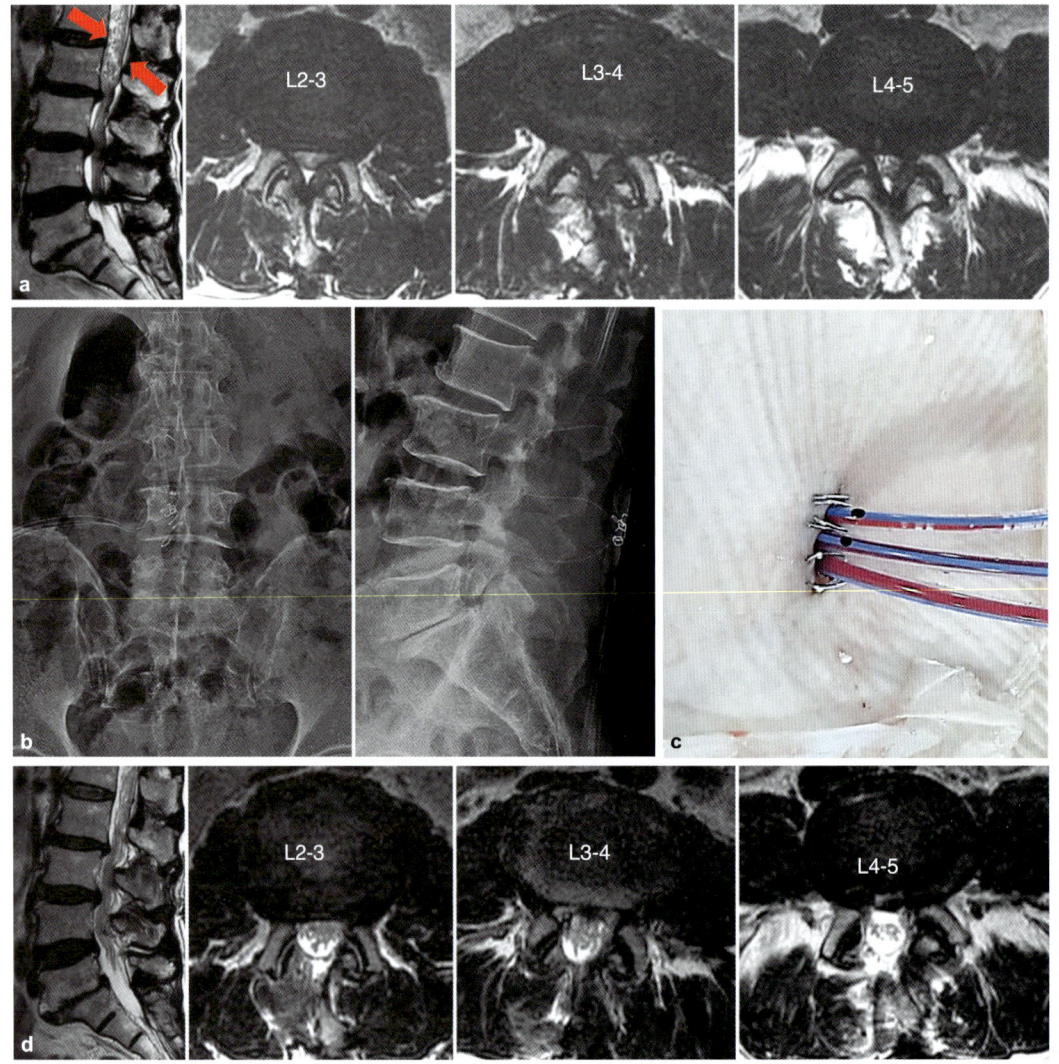

图3-14 一名主诉腰背部、下肢及臀部严重疼痛的76岁女性的影像学资料。术前MRI显示L2-3、L3-4、L4-5节段重度狭窄，硬脊膜呈沙漏状。红色箭头标注狭窄节段以上的迂曲神经根（a）。术后X线片显示采用跳跃技术经由单一皮肤切口实现L3-4、L4-5、L5-S1三节段减压（b）。经单一皮肤切口实现多节段减压的跳跃技术，在皮肤切口处放置3根引流管（c）。术后MRI显示双侧椎管减压充分，无椎旁肌损伤（d）

并发症及其处理

手术相关并发症包括偶发性硬脊膜撕裂（包括神经根疝）、硬膜外血肿、感染以及关节突关节损伤。采用镜下椎板咬骨钳行同侧、对侧上关节突切除时可能增加硬脊膜撕裂风险。术中，可以在局部使用一种薄层、可止血的硬脊膜密封剂 TachoSil® 实现硬脊膜撕裂与缺损修补[1]。在内镜手术中，由于大量液体持续灌洗，因此，感染的发生率非常低。C 反应蛋白和红细胞沉降率（血沉）是评估感染与否以及抗生素治疗效果的最敏感临床实验室指标。MRI 是诊断术后感染的首选影像检查。广谱抗生素与制动可有效治疗感染患者。由于内镜手术的可控性强，减压过程中发生关节突关节损伤的概率很低。与开放显微减压手术相比，内镜下减压同侧解剖细节更加清晰可见。

手术技巧与提示

"In-out"技术用于椎管减压的手术操作首先显露椎管外侧缘，然后切除同侧黄韧带和上关节突[2]。内镜手术的主要目的是保留发挥身体支撑作用的骨组织。去除骨组织前应计算减压所需去除的骨量。内镜手术可以用于治疗中央型椎管狭窄、侧隐窝狭窄，也可用于治疗巨大椎间盘突出、向上或向下的游离椎间盘、椎间孔狭窄以及经椎旁入路治疗极外侧椎间盘突出，同样也是一种经颈后入路减压治疗颈椎间孔狭窄的不错选择。内镜配备的 12° 光学镜头有助于在"in-out"手术切除黄韧带后观察同侧关节突，可以使外科医生在处理增生的上关节突时尽可能少地切除骨组织，也有利于预防神经根损伤[1]。接受"in-out"手术的患者其术后椎管容积显著改善，无关节突损伤、放射性疼痛；术后 12 个月随访时，其功能状态改善仍具有统计学意义，并且无医源性脊柱不稳。采用"in-out"技术的内镜手术可减少麻醉剂和抗生素的使用，减少症状性脑脊液漏以及伤口感染的发生率[3,4]。

（Han Ga Wi Nam, Kang Taek Lim, Chun Kun Park 著　谭海宁 译）

参考文献

1. Nam HGW, Kim HS, Park JS, Lee DK, Park CK, Lim KT. Double-layer TachoSil packing for Management of Incidental Durotomy during Percutaneous Stenoscopic Lumbar Decompression. World Neurosurg. 2018;120:448–56.
2. Lim KT, Nam HGW, Kim SB, Kim HS, Park JS, Park CK. Therapeutic feasibility of full endoscopic decompression in one- to three-level Lumbar Canal stenosis via a single skin port using a new endoscopic system, percutaneous Stenoscopic lumbar decompression. Asian Spine J. 2019;13(2):272–82.
3. Nam HGW, Kim HS, Lee DK, Park CK, Lim KT. Percutaneous Stenoscopic lumbar decompression with Paramedian approach for Foraminal/Extraforaminal lesions. Asian Spine J. 2019;13(4):672–81.
4. Wi Nam HG, Lim KT, Park JS, Park CK, Kim HS. Endoscopic rescue technique for iatrogenic sacroiliac joint syndrome caused by sextant percutaneous pedicle screw fixation system: a case report. World Neurosurg. 2019.

第 4 章　单通道后入路全内镜下"out-in"技术

引言

后路显微镜减压是一种治疗椎管狭窄症（spinal canal stenosis, SCS）的金标准。然而，在长期的随访中发现：存在明显的椎旁肌损伤、萎缩，医源性不稳和慢性下腰痛等并发症。后路减压融合技术可增加脊柱稳定性。然而，这一技术也会出现邻椎病等并发症。目前，脊柱内镜技术（endoscopic spine surgery, ESS）被认为是脊柱外科中损伤最小的手术[1]。随着后入路椎板间入路的发展，以及内镜光学仪器的改进，内镜脊柱手术被广泛应用于腰椎退行性疾病[2]。

优点

- 该技术最大限度地减少对同侧椎旁肌的损伤，且不损伤对侧椎旁肌。
- 长期随访发现，这一技术能够使患者获得快速康复并减少术后腰痛症状，特别是对70岁以上老年人。
- 后方韧带复合体（棘上韧带、棘间韧带和小关节囊）是维持脊柱完整性的后方张力带，这一技术可以很好地保护后韧带复合体结构。
- 该技术还可以保留小关节，避免医源性椎体不稳的发生[3,7]。

适应证

1. 中央型椎管狭窄和侧隐窝狭窄。
   a）合并中央型和旁中央型椎间盘突出。
   b）小关节增生。
   c）黄韧带增生。
2. 其他病变。
   a）小关节囊肿。
   b）黄韧带囊肿。
   c）黄韧带骨化。

禁忌证

- 动力位 X 线片显示腰椎失稳（移位超过 4 mm 或 Cobb 角 > 10°）。
- Meyerding 分级 Ⅱ 级或 Ⅱ 级以上的腰椎滑脱。
- 严重退行性脊柱侧凸。
- 感染。
- 恶性肿瘤。

解剖特点

了解黄韧带的分层解剖非常重要，因为它构成了内镜腰椎减压术（endoscopic stenosis lumbar decompression, ESLD）"out-in"技术的基本原理。黄韧带由两层组成：浅层由斜行排列的疏松纤维组成，很容易用内镜钳取出；深层黄韧带覆盖远远超过浅层黄韧带的外缘，由两部分组成——椎板间部分和椎间孔部分。椎板间部分是坚固的四角形纤维，被中线缺损分为左右两部分，分别连接两侧上位椎板下缘腹侧至下位椎板上缘腹侧；椎间孔部分，这部分黄韧带延伸到椎间孔内与小关节囊相融合（图4-1）。

手术技术

术前计划

普通X线片

我们常规拍摄腰椎正侧、双斜、前屈后伸位片。X线片可评估脊柱曲度（退行性脊柱侧凸）；动力位片用于评估腰椎稳定性；正位片用于评估椎板间窗的大小，因为大多数椎管狭窄患者椎板间窗会变小。还需要评估上、下位椎板及峡部的宽度，以明确安全减压的范围。

MRI和CT

MRI评估黄韧带在椎板下方及小关节下方的范围和厚度。CT横断位片可观察小关节的大小、形状和方向（小关节不对称），评估小关节切除的安全范围，避免引起医源性不稳。三维CT重建可看到因棘突偏斜、骨刺等造成椎板间窗狭窄的程度。术前测量硬膜囊的横断面积可判断椎管狭窄的严重程度，术后测量以明确减压是否充分。

麻醉及体位

麻醉方式可选择硬膜外麻醉联合镇静或全身麻醉。局麻不是首选，因为椎板间入路需要牵拉神经，造成患者剧烈疼痛。

患者俯卧位于可透视的Wilson体位架上，减少腰椎前凸，扩大椎板间窗，以保证工作套筒能够顺利进入椎管。术前给一次抗生素。整个手术过程均在持续生理盐水灌注下进行，灌注泵压力推荐30～40 mmHg，可根据手术视野清晰度来调整水压。

手术器械

1. 导丝。
2. 导杆、逐级扩张套管、13.7 mm舌形套管。
3. 中央型椎管减压内镜：视向角15°、外径10 mm、工作通道直径6 mm、工作长度125 mm。
4. 经典的椎间孔镜：视向角30°、外径

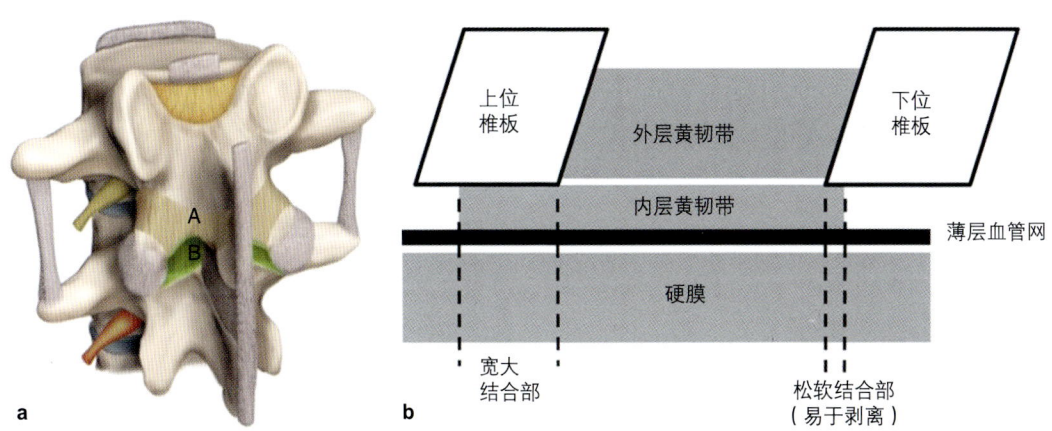

图4-1　黄韧带及其周围组织的分层解剖。（a）3D视图（A.内层黄韧带；B.外层黄韧带）。（b）横断面图

6.5 mm、工作通道直径 3.7 mm、工作长度 208 mm，使用"通道切换"技术可进行椎间盘切除或对侧椎间孔切开术。
5. 3.5 mm 金刚砂高速镜下磨钻。
6. 带探头的射频消融电极。
7. 镜下椎板咬骨钳。
8. 内镜下髓核钳。
9. 内镜下骨凿。
10. 内镜下探钩（图 4-2）。

手术步骤

皮肤切口

切口取责任节段同侧关节突内侧缘，中线旁开 1~1.5 cm，1 cm 纵切口（图 4-3）。

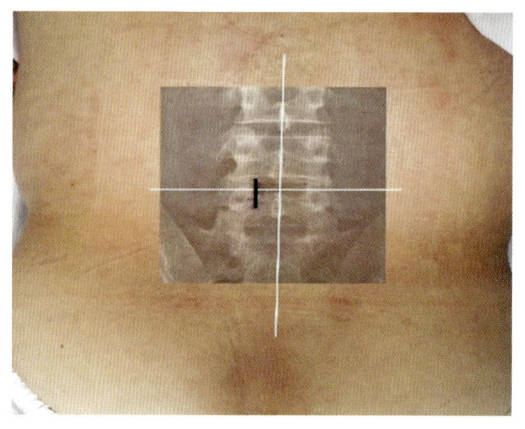

图 4-3 皮肤切口：关节突内侧缘

置入工作套管及连接脊柱内镜

根据临床症状及术前计划决定左侧或右侧入路。

解剖标志点

在脊柱内镜手术中，内镜视野与传统的显微镜或肉眼视野完全不同，明确内镜下解剖标志对于内镜手术尤为重要。

在后方入路中，黄韧带和椎板骨性结构形成了三个解剖标志点。通过透视可以在正位片上找到三个靶点（图 4-4）。

经多裂肌间隙依次使用逐级扩张套管、导杆和工作套管，最后放入脊柱内镜，工作套管舌面卡住外侧骨性结构，缺口面向内侧黄韧带，以免损伤神经。

骨性减压

使用射频电极进行软组织剥离和止血，使用内镜髓核钳去除软组织和浅层黄韧带。

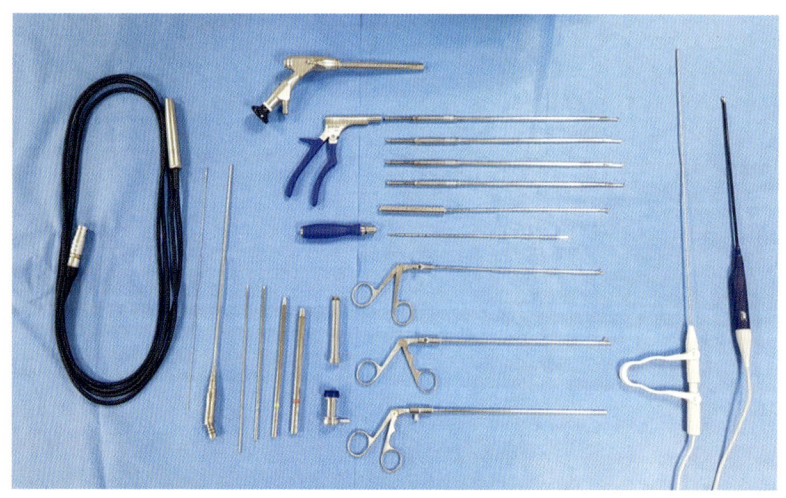

图 4-2 后路脊柱内镜减压手术器械

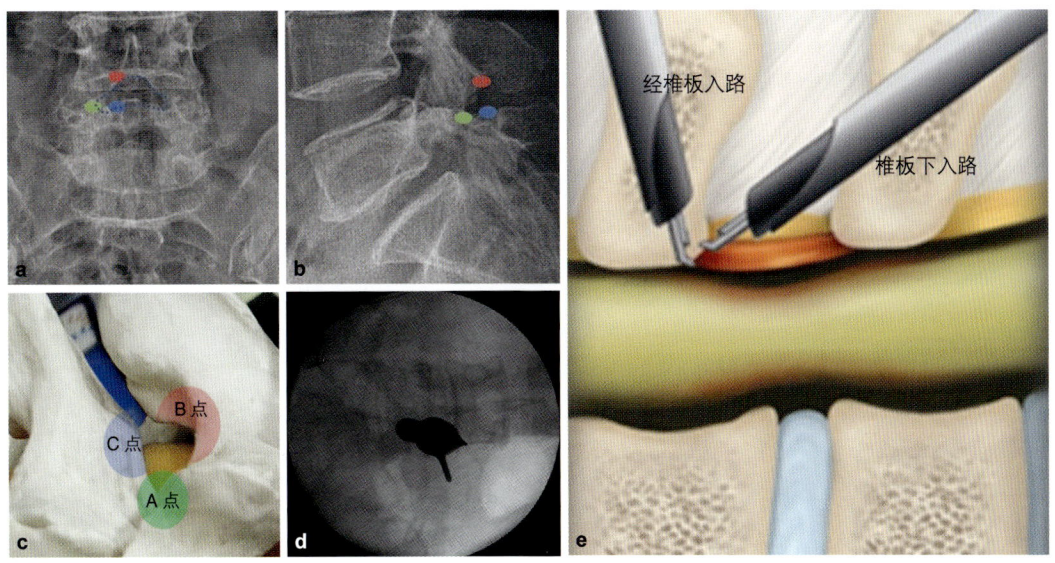

图 4-4　三个解剖标志点：绿色圆圈（A 点），同侧下关节突内侧缘与下位椎体椎板上缘交界（椎板下入路起始标志点）；红色圆圈（B 点），上位椎体椎板下缘与棘突交界点（out-in 技术头侧过顶起始标志点）；蓝色圆圈（C 点）下位椎体椎板与棘突交界点（out-in 技术尾侧过顶起始标志点）。（a）正位片，（b）侧位片，（c）三维重建，（d）术中透视，（e）后路两种入路示意图（经椎板入路和椎板下入路）

骨性减压是从同侧小关节内侧缘（A 点）向头侧方向，由深到浅逐渐减压至上位椎板下缘 - 棘突交界点（B 点）（图 4-5a）和下位椎板上缘 - 棘突交界点（C 点），直至看到黄韧带内侧缘（图 4-5b）。根据病情需要对棘突基底部、对侧椎板下方和对侧侧隐窝进行减压（图 4-5c，d）。因此在脊柱内镜腰椎减压过程中，上位椎板需要去除的骨量多于下位椎板。椎板间窗会随着退变加重而缩小。因此，我们还需要在去除黄韧带之前进行良好的骨性减压。因为深层黄韧带可以很好地保护椎管内结构，这也是脊柱内镜腰椎减压"out-in"技术的基本原理。

黄韧带切除及神经结构确认

骨性减压在深层黄韧带外进行，整个过程中，椎管内神经结构均受到黄韧带保护。最后用内镜剥离子将深层黄韧带边缘从椎板附着处分离，再用镜下椎板咬骨钳将其整块取出。然后，更换直径 6.5 mm 的内镜进行腹侧及对侧减压，这样对神经的影响最小。使用射频电极进行止血后，观察侧隐窝、硬膜囊搏动及神经根走行，判断减压是否充分（图 4-6）。术后放置引流管，避免形成血肿，最后用可吸收线缝合伤口。

术后护理

麻醉恢复后，患者即可在支具保护下站立。一般减压术后支具固定 2~4 周，术后没有统一的康复方案，根据患者对疼痛的耐受程度，允许患者进行日常活动。

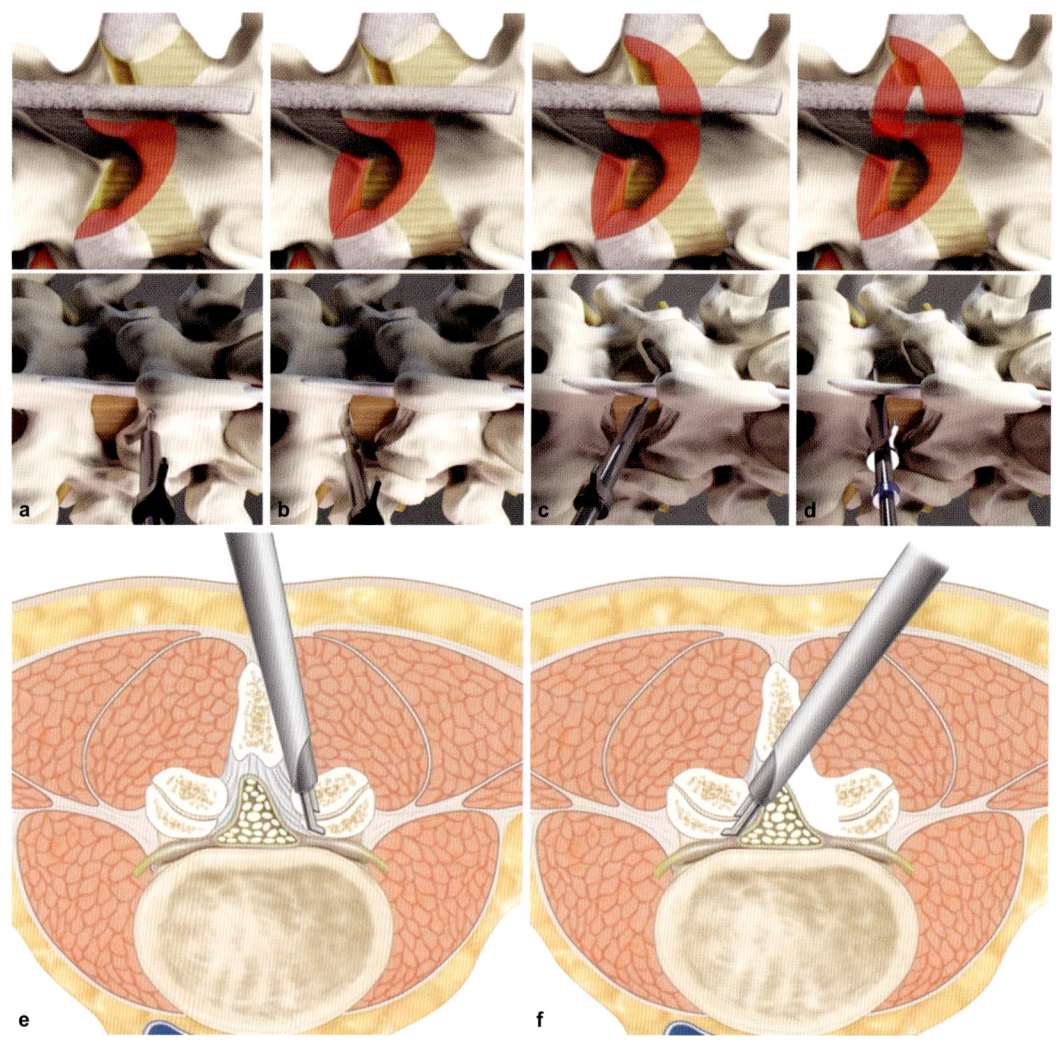

图 4-5 脊柱内镜腰椎管减压术流程示意图。（a）同侧上位椎板去骨。（b）同侧下位椎板去骨。（c）棘突根部和对侧椎板去骨。（d）对侧尾侧和小关节内侧缘去骨。（e，f）"out-in"技术示意图

并发症及处理

术中并发症

- 术中出血
  - 预止血是防止术中出血的一种方法，常见的出血区域为黄韧带上缘和侧隐窝的静脉丛。
  - 也可以临时提高灌注水压（40~50 mmHg）来控制出血。当出血来源不明时，可在工作套管外检查出血点，可能是肌肉出血、骨面渗血或是硬膜外毛细血管出血。可用射频电极止血。
  - Floseal 和明胶泡沫等止血材料可用于控制来源不明的难以控制的出血。
  - 推荐术后放置引流管，避免血肿形成。
- 硬膜破裂
  - 为最常见的术中并发症，常因小关节/韧带囊肿或翻修手术引起黄韧带与硬

第 4 章　单通道后入路全内镜下"out-in"技术　33

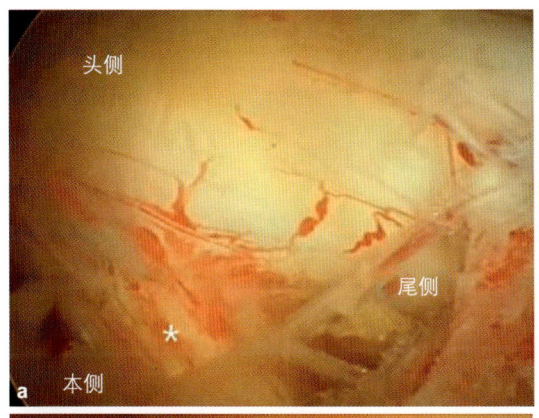
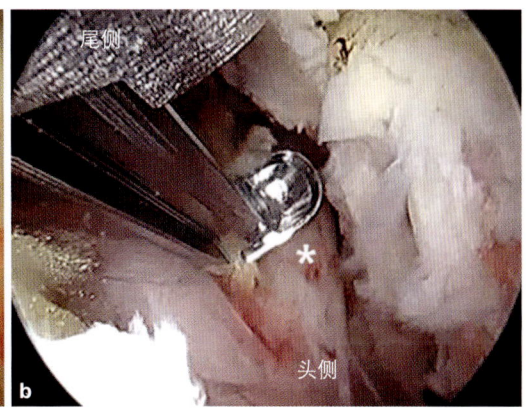
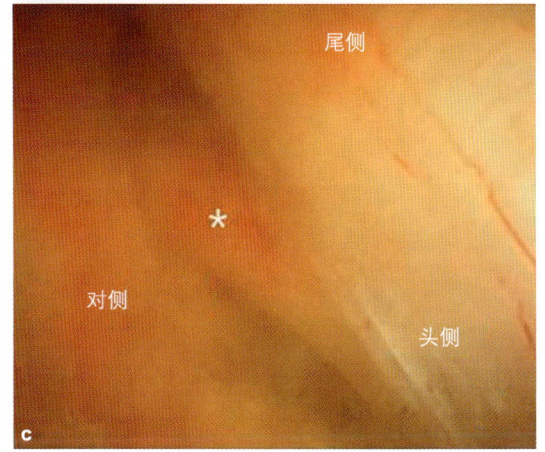

图 4-6　(a~c) 术中内镜下所见：硬膜囊、两侧神经根（"＊"号）

膜粘连引起。
- 小的手术末期的硬膜撕裂：推荐使用 Tachosil 纤维蛋白补片（Nycomed, Linz, Austria）。
- 大的或者手术早期的硬膜撕裂：可中转开放手术进行修补。
- 神经损伤或暂时性感觉障碍
  - 预防是避免神经损伤的最好方法。可通过增加灌注压力和适当止血来保持镜下视野清晰。
  - 通过旋转工作套管舌面，使神经组织与周围结构之间保持安全的空间。
  - 应避免盲目闭合内镜髓核钳和篮钳；类似镜下椎板咬骨钳这种尖锐的工具闭合时应背向神经结构；使用带保护套的内镜磨头。
  - "先减压（去骨或间盘切除），后操作"可降低神经损伤风险。
  - 使用射频电极需要格外小心，选择合适的功率（软组织及骨组织出血 250W，神经周围小于 90W），并背对神经结构。
- 减压不充分。
  - ESLD 翻修。
  - 后路开放手术。

术后并发症

- 手术部位感染。
  - 浅表感染（可使用静脉抗生素）。
  - 深部感染（清创术或清创+融合术）。

- 医源性不稳定
  – 内镜下经椎间孔椎间融合术（E-TLIF）
  – 开放 TLIF
- 早期/晚期复发
  – 内镜翻修/开放手术减压
  – 内镜下 TLIF/开放 TLIF

经典病例

单节段 ESLD

病例 1（图 4-7）
病例 2（图 4-8）
病例 3（图 4-9）

多节段 ESLD

病例 4（图 4-10）

手术技巧与提示

根据腰椎解剖结构三层理论，退变性中央型椎管狭窄症的主要病变位于第一层（增生肥大的黄韧带、增生的上关节突以及突出的椎间盘）。ELSD 手术的成功取决于这一层病变结构的充分切除。

与通道减压相比，内镜减压不仅通道更小，而且能够更加灵活地进入椎管内。将内镜置于 V 点通过简单的倾斜及旋转内镜即可进入椎管（图 4-12）。内镜置于椎板间窗最深处，让医生对椎管深度有所了解。此时，可以由深到浅进行后方椎板的骨性减压，避免磨头进入椎管内。

脊柱内镜手术的术野非常狭窄，且在手术过程中术野被放大。此外，脊柱内镜特有的光学角度（20°～25°）也会造成术者对解剖结构辨识不清。因此，了解脊柱内镜下解剖标志点对手术减压至关重要。内镜减压同侧中线标志主要为头尾走向的黄韧带纤维、棘突和棘间韧带基底部以及黄韧带深层中线缺损。从侧方看，上关节突内侧缘是内镜侧方减压范围[9]（图 4-11）。

侧隐窝狭窄的最常见原因之一是小关节增生/关节突囊肿与旁中央型间盘突出压迫神经根。因此，在 ELSD 手术中，侧隐窝充分减压是一个重要步骤。然而，有时为了充分暴露走行根，而过度破坏小关节，容易造成术后椎体不稳。所以术者需要保留小关节，可通过向同侧关节突旋转或倾斜内镜来实现。磨钻应从内向外去骨减压，沿着上关节突内侧缘，从头侧到尾侧或从尾侧到头侧方向去除骨质（图 4-12）。侧隐窝区的走行根是减压终点[5,6]。

在减压过程中，黄韧带能够保护硬膜及神经结构。因此，黄韧带切除是手术的最后一个步骤。使用弯头剥离子小心分离黄韧带止点，暴露硬膜外间隙。此时，水的灌注压力会将硬膜与黄韧带分离，并在黄韧带和硬膜之间形成空间。然而，在某些情况下，如小关节囊肿、黄韧带囊肿或翻修手术中，硬膜与黄韧带发生粘连，此时需要小心地将神经组织与黄韧带分离开。黄韧带整体切除能够避免减压不充分。

硬膜撕裂是 ESLD 最严重的并发症之一。可造成术中颅内压升高、术后神经根脱出、手术伤口持续性脑脊液漏、假性脊膜膨出等不良后果，需要二次翻修手术。需要仔细解剖、电凝硬膜外血管及软组织，避免术中硬膜撕裂。避免盲目操作，通过旋转内镜，获得安全的操作空间。在去除硬膜外软组织及黄韧带前需要反复确认。大部分硬膜撕裂可在术中发现，如果术中没有发现，会导致后续问题发生。

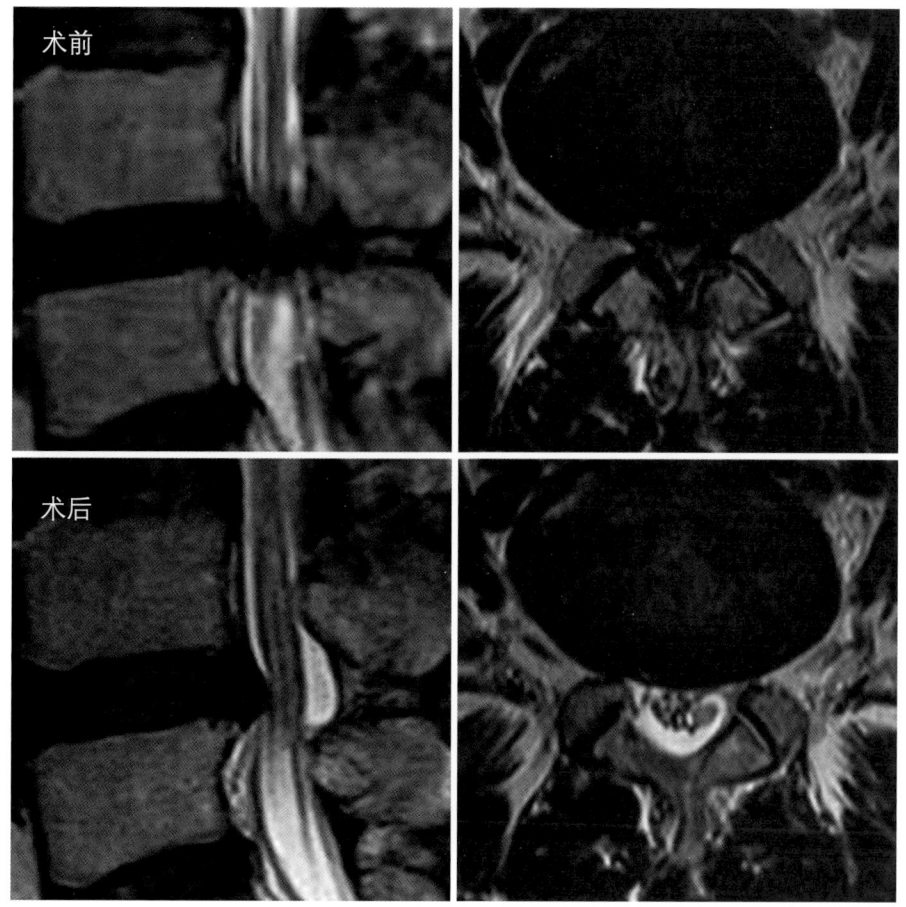

图 4-7　57 岁女性 L3-4 重度腰椎管狭窄症（Schiza 分级 D 级）接受 ESLD 手术前后的磁共振 T2 图像

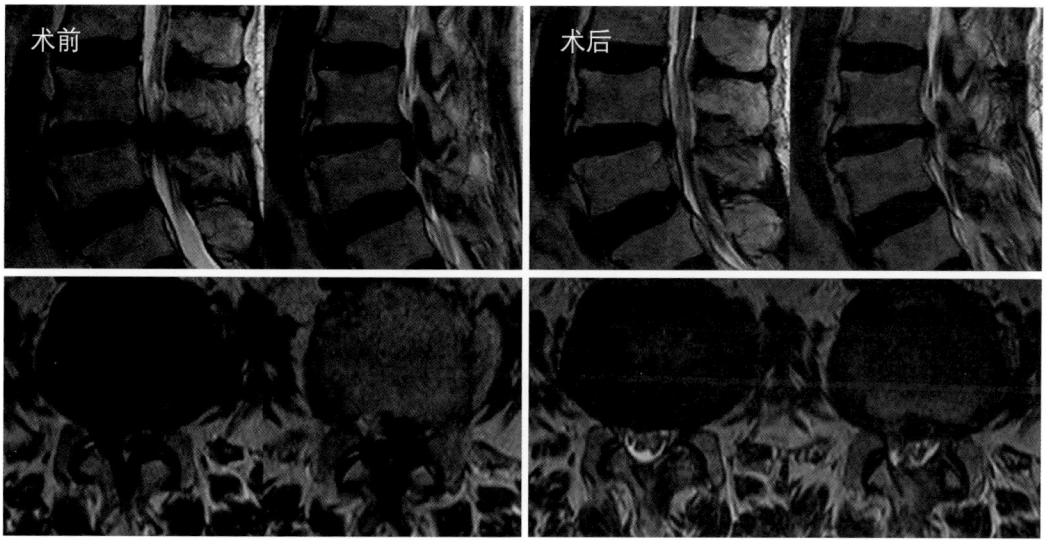

图 4-8　76 岁女性 L3-4 重度腰椎管狭窄症（Schiza 分级 D 级）接受 ESLD 手术前后的磁共振 T2 图像

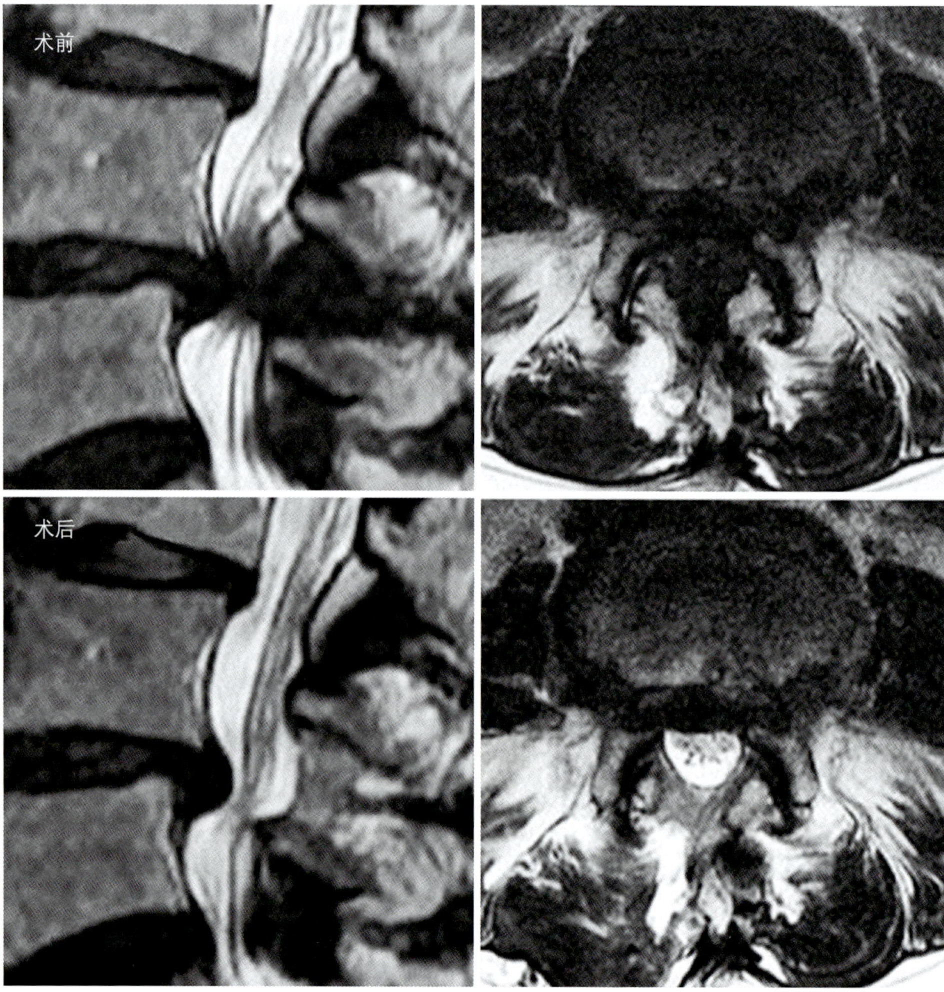

图 4-9　80 岁女性 L4-5 重度腰椎管狭窄症（Schiza 分级 D 级）接受 ESLD 手术前后的磁共振 T2 图像

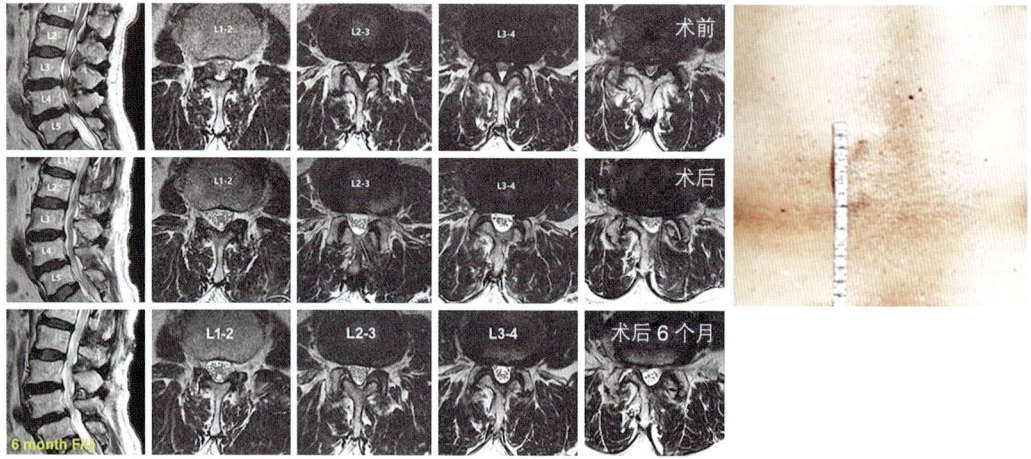

图 4-10　76 岁男性多节段重度腰椎管狭窄症（Schiza 分级 D 级）接受 ESLD 手术前后的磁共振 T2 图像和术后伤口瘢痕图片

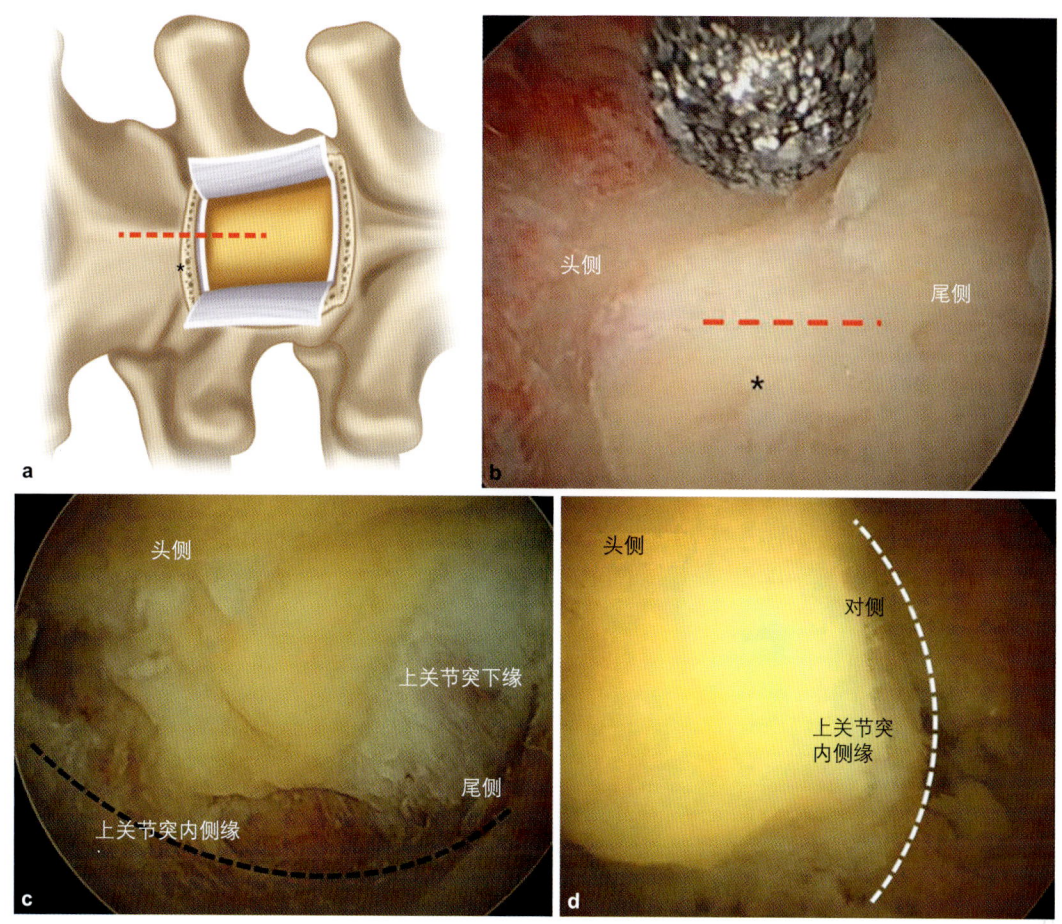

图 4-11 （a～d）脊柱内镜下腰椎管减压术的解剖标志：黄韧带（星号），中线（红虚线），同侧上关节突内侧缘（SAP）（黑色虚线），对侧 SAP 内侧缘（白色虚线）

不足

- 与传统单节段开放减压相比，单节段 ESLD 手术时间略长。而多节段 ESLD 的手术时间明显延长。
- 操作技术要求高，有陡峭的学习曲线[4]。

总结

ESLD 的"out-in"技术为中央型椎管和侧隐窝狭窄提供了安全有效的减压方法。该技术的优点是术中出血量少，对软组织损伤小，术后恢复快，并保留脊柱的稳定性。该技术虽然存在手术时间长、学习曲线陡峭的特点，但随着手术技巧的提升均可逐步改善。

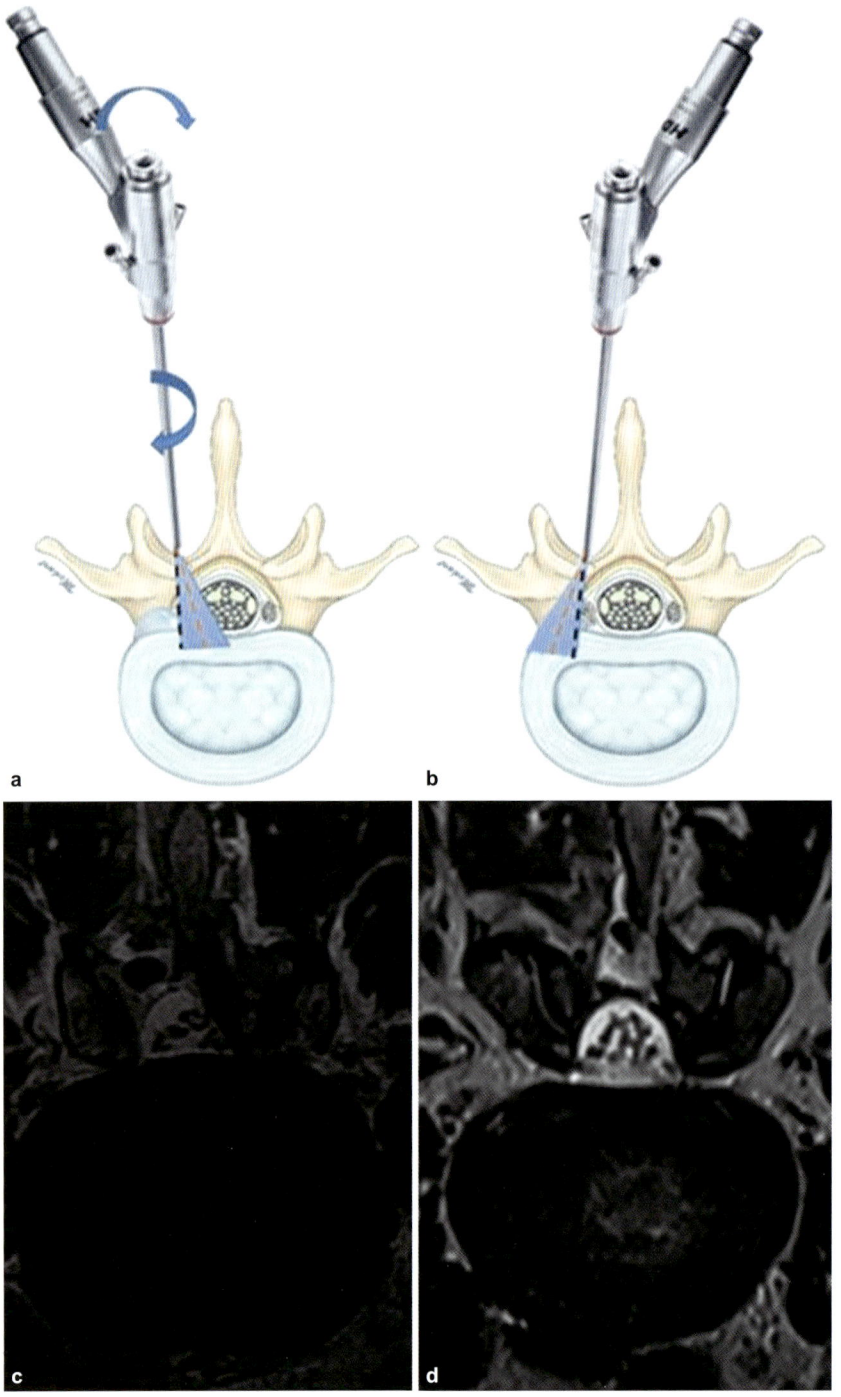

图 4-12　保留小关节的内镜旋转、倾斜操作。（a）由外向内的操作角度；（b）由内向外的操作角度；（c）术后横断位 MRI 显示由外向内去骨减压，小关节受到破坏。（d）术后横断位 MRI 显示由内向外去骨减压保留了小关节。蓝色三角形：内镜视野；红色虚线：内镜的光学角度；黑色虚线：磨钻的角度

（Chul Woo Lee, Hyeun Sung Kim, Harshavardhan Dilip Raorane, Pang Hung Wu 著　于凌佳 译）

参考文献

1. Kim M, Kim HS, Oh SW, Adsul NM, Singh R, Kashlan ON, Noh JH, Jang IT, Oh SH. Evolution of spinal endoscopic surgery. Neurospine. 16(1):6–14.
2. Ruetten S, Komp M, Merk H, Godolias G. Full-endoscopic interlaminar and transforaminal lumbar discectomy versus conventional microsurgical technique: A prospective, randomized, controlled study. Spine. 33:931–9.
3. Kim M, Lee S, Kim HS, Park S, Shim SY, Lim DJ. A comparison of percutaneous endoscopic lumbar discectomy and open lumbar microdiscectomy for lumbar disc herniation in the Korean: a meta-analysis. Biomed Res Int. 2018;2018:9073460.
4. Lee CW, Yoon KJ, Kim SW. Percutaneous endoscopic decompression in Lumbar Canal and lateral recess stenosis - the surgical learning curve. Neurospine. 2019;16(1):63–71.
5. Lee CW, Yoon KJ, Jun JH. Percutaneous endoscopic laminotomy with flavectomy by uniportal, unilateral approach for the lumbar canal or lateral recess stenosis. World Neurosurg. 2018;113:e129–37.
6. Ito F, Ito Z, Shibayama M, et al. Step-by-step sublaminar approach with a newly-designed spinal endoscope for unilateral-approach bilateral decompression in spinal stenosis. Neurospine. 2019;16(1):41–51.
7. Wang JC, Kim HS. Endoscopic spinal surgery (ESS): prepare for a happy 100-year-old! Neurospine. 2019;16(1):4–5.
8. Lim KT, Nam HGW, Kim SB, Kim HS, Park JS, Park CK. Therapeutic feasibility of full endoscopic decompression in one- to three-level Lumbar Canal stenosis via a single skin port using a new endoscopic system, percutaneous Stenoscopic lumbar decompression. Asian Spine J. 2019;13(2):272–82.
9. Siepe CJ, Sauer D, Michael MH. Full endoscopic, bilateral over-the-top decompression for lumbar spinal stenosis. Eur Spine J. 2018;27(Suppl 4):563–5.

第 5 章　双通道脊柱内镜技术治疗中央型腰椎管狭窄症

引言

腰椎管狭窄症是老年人群常见的退变性疾病。腰椎管狭窄症的病理基础主要是由于椎体、韧带、关节突关节的退变以及过度增生，导致椎管内神经、血管进行性受压[1]。

近年来，内镜技术在治疗腰椎管狭窄症方面表现出了令人鼓舞的临床疗效[2]。很多研究显示，单通道和双通道脊柱内镜技术均可获得满意的椎管减压。基于上述结果，目前认为脊柱内镜技术可以利用更小的组织创伤，在直接可视化（direct visualization）的条件下达到有效的椎管减压[2-5]。近年来，双通道脊柱内镜技术开始兴起。与双通道技术不同，单通道脊柱内镜采用单孔、同轴的技术方式，即内镜通道和观察通道采用同一通道。同时为观察到手术器械，单通道内镜需要拉近与观察目标之间的距离方可进行操作，因此视野相对局限。相反，双通道脊柱内镜手术视野相对较广，观察内镜和手术器械分别通过不同的通道进入。因此手术器械具备较长的操作距离和较广的操作空间。这一特点使得双通道脊柱内镜更容易获得镜下解剖标志的识别以及器械操作。在双通道脊柱内镜技术中，内镜通道和器械通道是相互独立的，因此术中视野和器械操作的角度之间也具有更大的自由度。

在双通道脊柱内镜手术中，通过工作通道我们可以使用传统的拉钩和手术器械（如磨钻和椎板钳等）。同时在内镜通道中还可以使用跟单通道脊柱内镜技术类似的物镜系统。由于具有单独的工作通道，因此单、双通道技术最大的区别在于后者可以使用常用脊柱外科手术器械。此外，我们还要理解双通道脊柱内镜手术中的流体动力学，术中需人为做出一个蓄水池，并保持出水和入水通道的通畅。有些研究关注了内镜手术术中灌洗的问题，笔者也建议在双通道脊柱内镜中使用一个出水管[6, 7]。下文将对双通道脊柱内镜技术治疗腰椎管狭窄症的手术步骤做详细阐述。

麻醉和体位

双通道脊柱内镜手术需要在全麻下进行。患者俯卧于透X线的手术床上，腹部悬空，腰部呈屈曲位，以尽可能扩大椎板间隙和椎间孔。设计一个合理的手术铺单的方法可有助于防止伤口内流出的水渗漏至术野以外（图 5-1）。

手术器械

术中使用 3.5 mm 球形磨钻和钻石钻头，4 mm 关节镜，3.5 mm 射频，逐级组织扩张器，特制的剥离器，标准椎板切除手术器械如钩状剥离器、椎板钳以及髓核钳（图 5-2）。其他器械可使用与内镜手术中一样的物镜、光源以及射频主机。有些专为双通道手术设计的器械可使手术变得更为便捷。我们使用半环形套管以保持出水通畅（图 5-2d）。

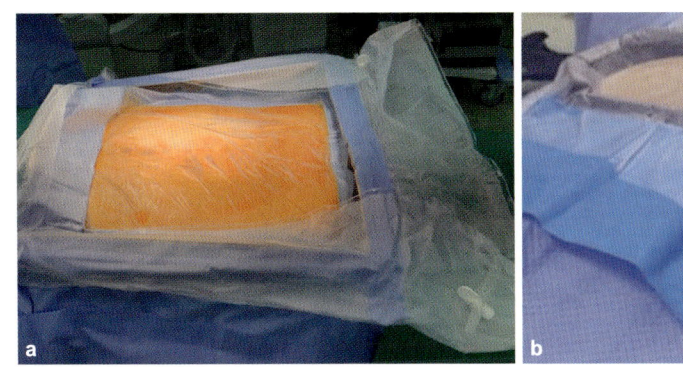
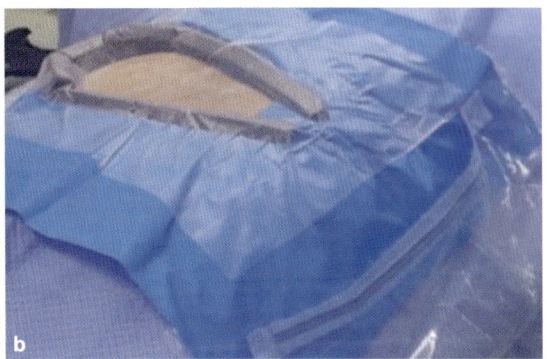

图 5-1 双通道脊柱内镜手术中防水单的铺法（a、b）

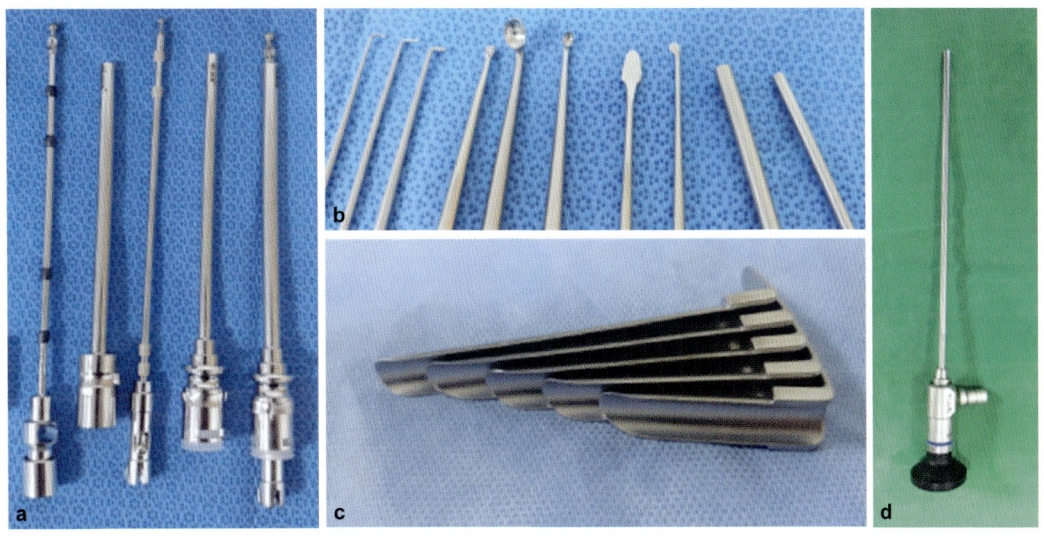

图 5-2 双通道脊柱内镜手术中使用的各种器械。3.5 mm 球形磨钻和钻石磨头（a），特制的组织剥离器（b），4 mm 内镜（c），为保持工作通道水流通畅而使用的半环形套管（d）。图片自左向右顺时针排列。双通道脊柱内镜中也可用使用普通的脊柱外科手术器械

手术步骤

体表定位和切口的设计

透视下将定位针插入到拟手术节段。其中一个通道用于插入内镜进行观察，另一个工作通道用于插入手术器械，如磨钻、椎板钳、髓核钳等。体表切口的选择取决于手术节段以及患者解剖特点。由于椎管狭窄的情况因人而异，有可能是双侧中央型椎管狭窄和/或侧隐窝狭窄，因此在通道的设计上应综合考虑椎管狭窄的程度、器械以及内镜操作时的角度等相关因素[8]。在后路手术中，标准的皮肤切口一般位于目标椎间隙上下各 1 cm 水平（图 5-3）。内镜切口一般取 5 mm 即可，工作通道需要做 8 mm 的皮肤切口。两个通道的交汇点位于上位椎板下缘水平。

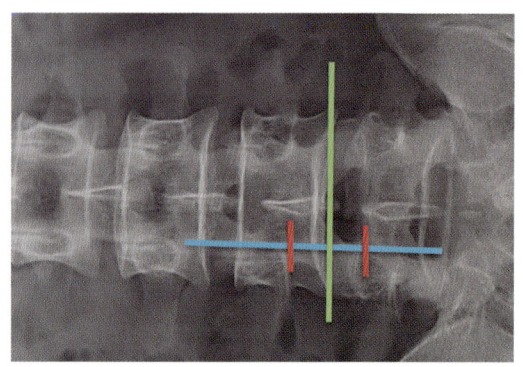

图 5-3 L4-5 节段行双通道脊柱内镜手术时皮肤切口的选择。正位像沿椎弓根内缘画一条线。皮肤入点选择在目标椎间隙上下各 1 cm。上方通道用于插入内镜，另一个通道用于插入手术器械。红线代表皮肤切口

双通道的建立

经椎旁肌插入逐级组织扩张器，直达棘突-椎板交界处，以建立工作通道，减少组织创伤。经内镜通道插入 4 mm 内镜和保护鞘，经工作通道插入工作套管（图 5-4）。经工作通道插入射频装置（用于止血和软组织分离）。使用盐水灌洗泵或只依靠盐水的重力，将其抬高至离地面 2 米的高度后与内镜连接，保持术中操作空间内的压力维持在 25~40 mmHg。在保持出水持续通畅的前提下，内镜和手术器械之间合理的三角关系对于保证镜下结构的充分识别至关重要。在分离出椎板和黄韧带后，需再次透视确定手术节段。

软组织分离和椎板切除

在插入内镜之前使用扩张器在椎板间窗处进行软组织分离，有助于获得清晰的镜下视野。在建立好内镜和手术器械的三角关系后，使用射频和剥离器进行止血以及骨面残存组织的分离。

在彻底分离拟手术节段椎板和黄韧带表面的软组织后，即可在放大的内镜视野下开始进行本侧椎板开窗。与微通道显微镜手术操作类似，双通道内镜手术也使用各种型号的磨头磨除椎板间窗位置的上位椎板下缘。上位椎板磨除范围需要一直达到黄韧带头端止点水平。使用磨钻和椎板钳咬除下位椎板上缘，并继续沿侧隐窝边缘进行减压，显露黄韧带远端止点。可继续用椎板钳咬除已经打薄的侧隐窝和下位椎板上缘。此外，为显

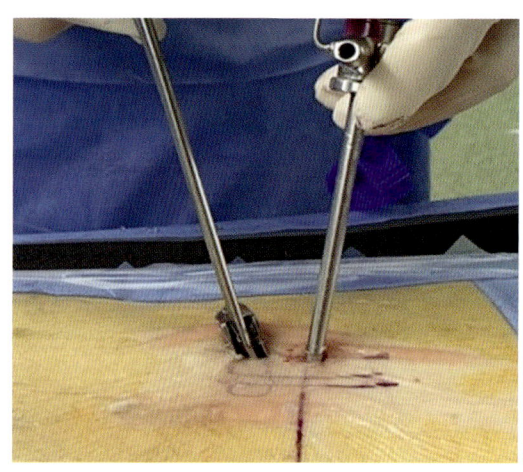
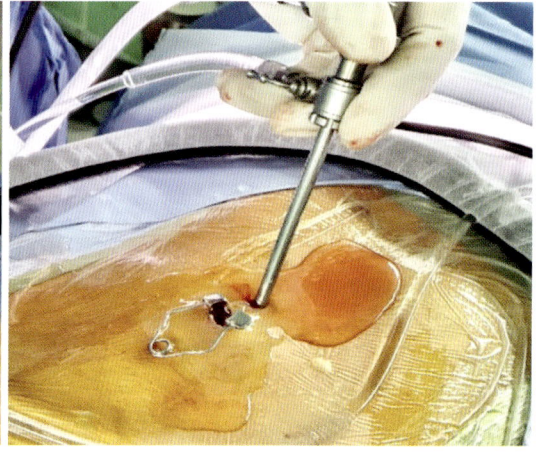

图 5-4 双通道脊柱内镜手术术中影像。内镜通道仅用于插入内镜和保护鞘。各种类型和尺寸的工作鞘用于保证出水通畅以及方便手术器械的进入

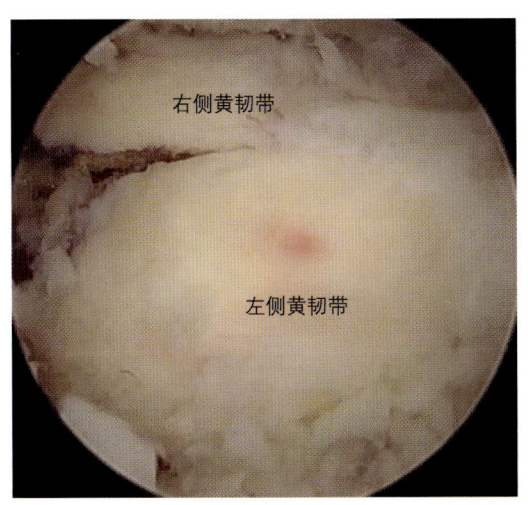

图 5-5 单侧椎板切除的镜下视野（左侧入路）。单侧椎板开窗后应可同时清楚地显露本侧和对侧黄韧带

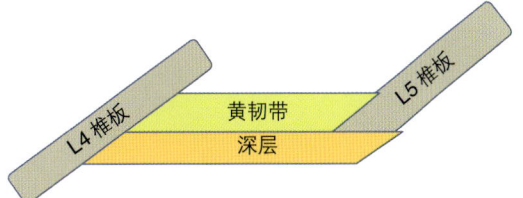

图 5-6 腰椎黄韧带示意图。浅层黄韧带附着于远端椎板上方，而深层黄韧带则插入到远端椎板下方

露对侧黄韧带需要切除部分棘突基底部（图 5-5）。

黄韧带的切除以及本侧走行根的减压

一旦黄韧带头尾端的骨性附着点充分切除后，即可进行浅层和深层黄韧带的切除。某些情况下可实现黄韧带整块切除，但如果狭窄严重、怀疑存在粘连的情况下，则需要进行黄韧带深层和浅层的分离（图 5-6）。有些情况下，需探查深层黄韧带外侧止点，并使用带角度刮匙将其分离[9]。在盐水持续灌洗的情况下，需使用钝性剥离子在黄韧带与硬膜之间进行分离，以确保两者之间无粘连。完整切除本侧黄韧带，直到神经根外缘可充分游离。若需要进行本侧椎间孔减压，则需要切除下位椎板上缘骨质（图 5-7）。

对侧走行根的减压

若需进行双侧减压，则先用高速磨钻磨除棘突基底部以确认中线位置，之后即可将内镜调整至内侧。由于棘突基底部会阻挡内镜对对侧的观察，因此一般需将其部分切除。在显露出黄韧带后，利用带角度刮匙将其自对侧椎板分离，并用磨钻对椎板腹侧进行潜行处理。骨性减压完成后，可用刮匙和椎板钳切除增厚的黄韧带，充分减压神经结构。在充分显露对侧走行根后即完成对侧减压。

间盘切除和伤口闭合

如果患者存在本侧腰椎间盘突出并引起相应的症状，在内镜视野下行间盘切除也是可行的。判断神经减压是否充分可参照以下标准：镜下可见硬膜随呼吸频率产生正常搏动；钝性剥离子牵拉神经根未见明显阻力。持续灌洗状态下使用射频双极可有效控制术中出血。移除内镜和手术器械后可闭合手术切口（图 5-8）。伤口内留置引流管，一般术后 24 h 伤口内自发性出血停止后即可拔除。

典型病例

病例 1

女性，79 岁，主要表现为腰背部以及双下肢麻木疼痛 1 年。下肢疼痛部位在小腿及足背。应用止痛药或非甾体类消炎镇痛药症状无明显改善。步行 5 分钟即因下肢麻木疼痛而无法继续行走。神经学查体提示右

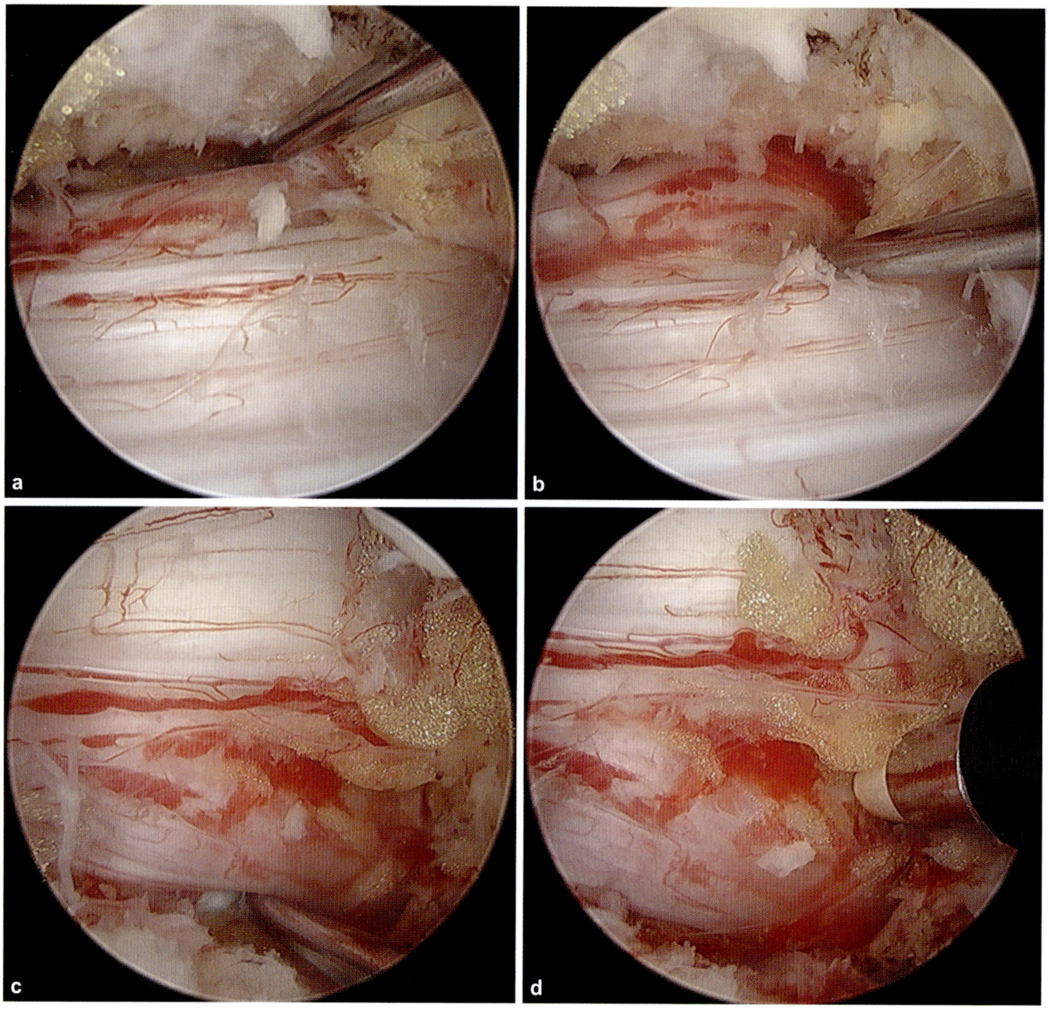

图 5-7 术中镜下影像显示双侧走行根减压充分。探查对侧椎弓根内缘，以确认对侧神经根肩部是否减压充分（a）。同时也要探查对侧走行根腋下区域（b）。本侧的探查部位也包括椎弓根内缘（c）和神经根腋下区域（d），以确认减压充分

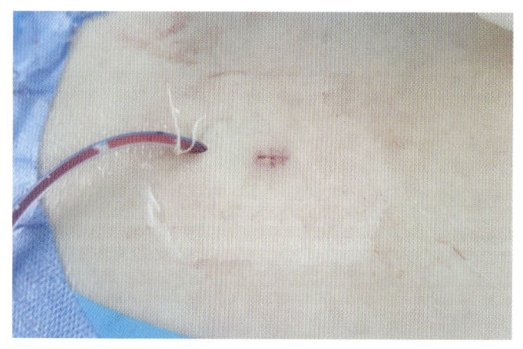

图 5-8 双通道脊柱内镜治疗腰椎管狭窄症的术中伤口情况。术毕伤口内需插入引流管以防止术后硬膜外血肿

侧足姆趾背伸肌无力（肌力 3 级）。MRI 提示双侧 L3-5 节段侧隐窝狭窄（图 5-9a～c）。患者在全麻下行左侧入路的双通道脊柱内镜减压手术。术后腰部疼痛和下肢疼痛 VAS 评分分别由术前 7 分和 8 分改善至 3 分和 2 分。术后 3 周右侧足姆趾背伸肌肌力也逐渐恢复至 4 级水平，出现神经源性间歇性跛行的时间也延长至 30 分钟。术后 MRI 检查提示双侧 L3-5 侧隐窝减压满意（图 5-9d～f）。

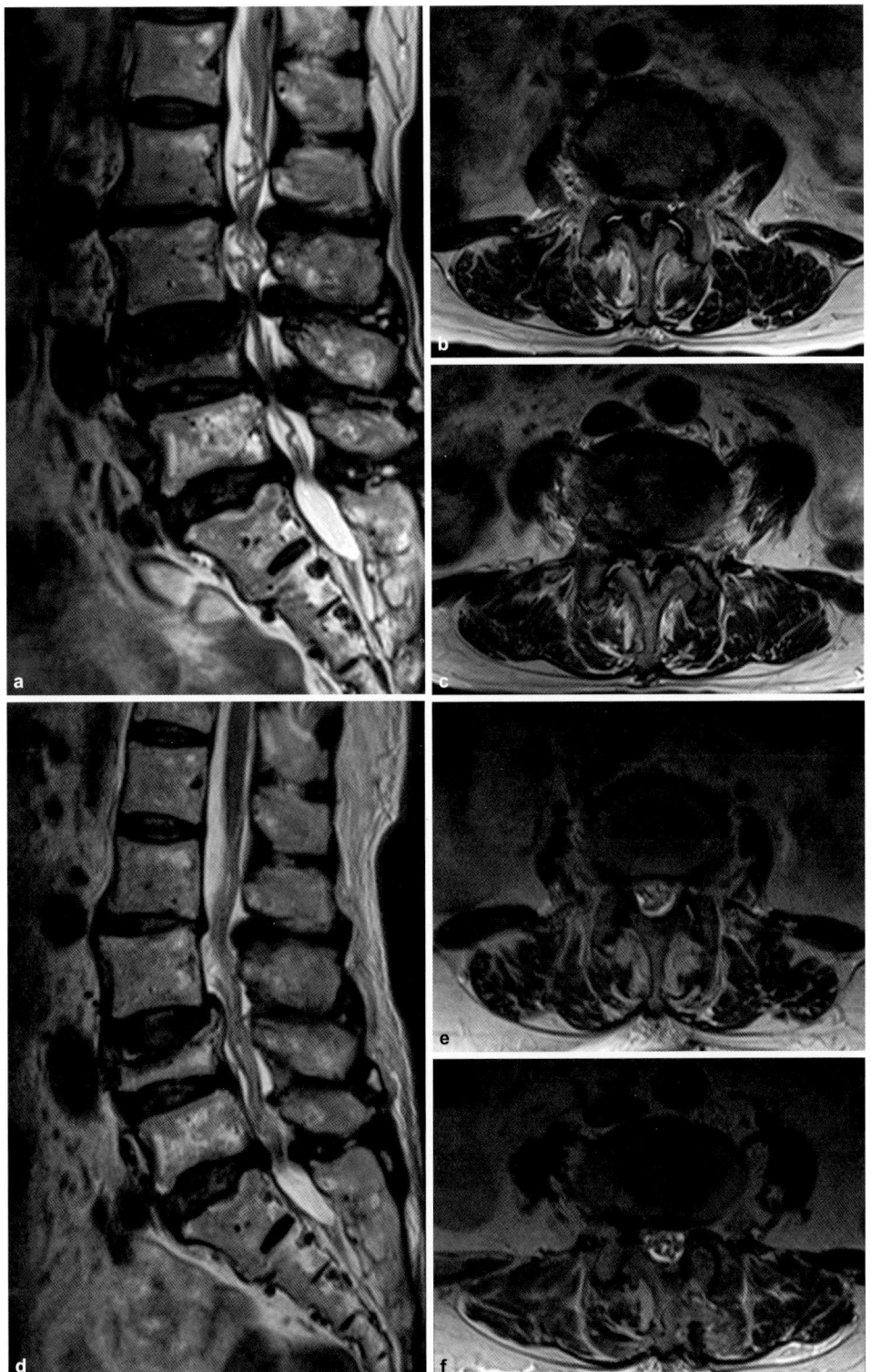

图 5-9　术前 MRI 显示 L3-5 节段严重的中央型腰椎管和侧隐窝狭窄（a）；L3-4 节段轴位像（b）；L4-5 节段轴位像（c）。术后 MRI 显示 L3-5 节段侧隐窝狭窄得到彻底减压；L3-4 节段矢状位像（d）；L3-4 节段轴位像（e）；L4-5 节段轴位像（f）

病例 2

男性，71岁，以双下肢严重的根性疼痛和神经源性间歇性跛行为主要表现。术前MRI检查提示严重的L4-5节段中央型腰椎管和侧隐窝狭窄（图5-10a, b）。手术方式为双通道脊柱内镜下左侧入路单侧椎板开窗双侧椎管减压。术中影像以及术后MRI均提示L4-5节段中央型腰椎管和侧隐窝减压充分（图5-10c~e）。患者术后症状也得到明显改善。

并发症及其处理

术中出血

为降低手术并发症的发生率，最重要的就是控制硬膜外出血，保持清晰的镜下视野。在切除黄韧带或椎板，尤其是对侧的黄韧带或椎板时，应保持水流通畅，处理好骨面或硬膜外小血管的出血。椎板切除时骨面的出血可涂抹骨蜡以控制出血。黄韧带切除后硬膜边缘的出血主要来源于硬膜外的小血管，可通过射频进行处理。如果上述方法均无效，将血压降至100 mmHg左右也有助于控制出血。

硬膜撕裂

有研究报道，双通道脊柱内镜技术和脊柱显微镜技术在手术并发症发生率方面无显著差异[10]。系统回顾研究结果显示，双通道脊柱内镜技术最常见的并发症是硬膜撕裂[11]。双通道脊柱内镜手术中镜下视野是处于放大的状态，而术中持续的水流冲洗和静水压可轻度压迫硬膜，从而扩大对侧硬膜外的操作空间。有研究显示，单侧入路双侧减压手术可增加硬膜撕裂的风险。术中持续的水流冲洗使得及时辨认脑脊液漏存在一定的困难。若术中硬膜缺损较大，则应在显微镜下进行直接修补。而如果硬膜缺损较小，则可以仅仅使用封闭胶一类的材料，术后嘱患者卧床休息。硬膜撕裂最佳的治疗方案是采取各种措施预防上述情况的发生。术中对神经组织的过度显露有可能对硬膜造成损伤。而在狭窄的、视野不清的情况下进行器械操作的情况更是应该尽量避免。在使用器械咬除组织结构时，确保咬合面在视野中清晰可见，也有助于防止出现硬膜损伤。

讨论：双通道脊柱内镜技术的优缺点

双通道脊柱内镜手术中，内镜的轴线和工作通道的轴线是相互分开的，这使得术中更容易识别解剖标志以及进行器械操作。器械操作自由度的提升带来了很多技术上的进步，特别是提高了磨钻的使用效率。由于术中存在持续的水流冲洗，使得双通道脊柱内镜手术即使在出血时也可以维持一个相对清晰的手术视野。

从解剖学的角度出发，双通道脊柱内镜技术在通过对侧入路达到侧隐窝和椎间孔内的减压方面具有更大的灵活性。正是由于具有操作自由度更大的优势，双通道脊柱内镜技术在治疗腰椎管狭窄方面发展很快。同时学者们也一直试图提出一种实用、可靠的腰椎管狭窄症的分型系统，以用于术前评估以及指导治疗方案的选择[12]。

目前对于如何判断椎管狭窄是否减压充分，很难给出明确的定义和判断标准。外科医生应该在保证患者安全的同时，达到最佳的临床疗效。脊柱外科医生应该根据自己的经验和知识水平，对合理的减压范围做出判断并将其付诸行动。笔者认为，在治疗腰椎管狭窄症方面，双通道脊柱内镜

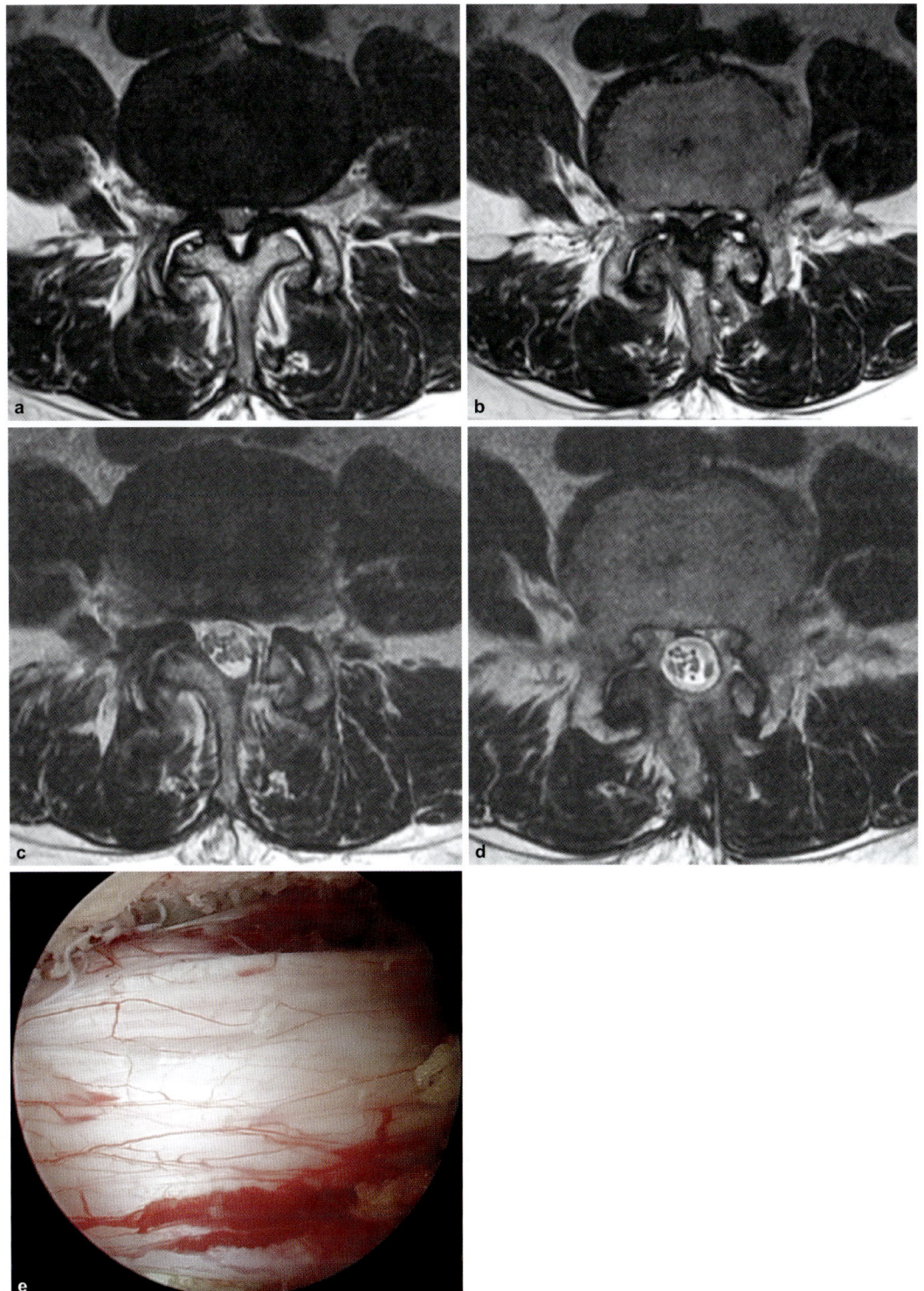

图 5-10 术前 MRI 显示 L4-5 节段中央型腰椎管和侧隐窝狭窄（a, b）。术后 MRI 显示 L4-5 节段中央型腰椎管和侧隐窝狭窄减压充分（c, d）。术中镜下影像也显示中央型腰椎管和双侧走行根减压充分（e）

技术在手术的安全性和疗效的稳定性方面具有一定优势。

双通道脊柱内镜技术在治疗腰椎管狭窄症方面可取得满意的临床疗效，是众多可选的有效治疗手段之一。这项技术借助了内镜的优势，同时也得益于其他技术手段的进步而不断发展。双通道脊柱内镜技术在未来必将会有更大的发展空间以及更为广阔的临床应用前景。

（Hee-Seok Yang，Dong Hwa Heo，Jeong-Yoon Park 著　李　想 译）

参考文献

1. Yong-Hing K, Kirkaldy-Willis WH. The pathophysiology of degenerative disease of the lumbar spine. Orthop Clin North Am. 1983;14(3):491–504.
2. Komp M, Hahn P, Oezdemir S, Giannakopoulos A, Heikenfeld R, Kasch R, et al. Bilateral spinal decompression of lumbar central stenosis with the full-endoscopic interlaminar versus microsurgical laminotomy technique: a prospective, randomized, controlled study. Pain Physician. 2015;18(1):61–70.
3. Hwa Eum J, Hwa Heo D, Son SK, Park CK. Percutaneous biportal endoscopic decompression for lumbar spinal stenosis: a technical note and preliminary clinical results. J Neurosurg Spine. 2016;24(4):602–7.
4. Kim HS, Paudel B, Jang JS, Oh SH, Lee S, Park JE, et al. Percutaneous full endoscopic bilateral lumbar decompression of spinal stenosis through Uniportal-contralateral approach: techniques and preliminary results. World Neurosurg. 2017;103:201–9.
5. Choi CM, Chung JT, Lee SJ, Choi DJ. How I do it? Biportal endoscopic spinal surgery (BESS) for treatment of lumbar spinal stenosis. Acta Neurochir. 2016;158(3):459–63.
6. Tuijthof GJ, Dusee L, Herder JL, van Dijk CN, Pistecky PV. Behavior of arthroscopic irrigation systems. Knee Surg Sports Traumatol Arthrosc. 2005;13(3):238–46.
7. Tuijthof GJ, de Vaal MM, Sierevelt IN, Blankevoort L, van der List MP. Performance of arthroscopic irrigation systems assessed with automatic blood detection. Knee Surg Sports Traumatol Arthrosc. 2011;19(11):1948–54.
8. Lee CK, Rauschning W, Glenn W. Lateral lumbar spinal canal stenosis: classification, pathologic anatomy and surgical decompression. Spine (Phila Pa 1976). 1988;13(3):313–20.
9. Chau AM, Pelzer NR, Hampton J, Smith A, Seex KA, Stewart F, et al. Lateral extent and ventral laminar attachments of the lumbar ligamentum flavum: cadaveric study. Spine J. 2014;14(10):2467–71.
10. Heo DH, Quillo-Olvera J, Park CK. Can percutaneous Biportal endoscopic surgery achieve Enough Canal decompression for degenerative lumbar stenosis? Prospective case-control study. World Neurosurg. 2018;120:e684–e9.
11. Lin GX, Huang P, Kotheeranurak V, Park CW, Heo DH, Park CK, et al. A systematic review of unilateral Biportal endoscopic spinal surgery: preliminary clinical results and complications. World Neurosurg. 2019;125:425–32.
12. Wang Y, Dou Q, Yang J, Zhang L, Yan Y, Peng Z, et al. Percutaneous endoscopic lumbar decompression for lumbar lateral Spinal Canal stenosis: classification of lateral region of lumbar Spinal Canal and surgical approaches. World Neurosurg. 2018;119:e276–e83.

第三篇
腰椎间孔狭窄症

第 6 章 腰椎间孔狭窄症：单通道全内镜下经对侧椎板间入路手术

引言

近年来，随着老年人口的增加，椎管狭窄的发病率急剧上升。

椎间孔狭窄的发生率与椎管狭窄总发生率的增加成正比。

全内镜下经对侧椎板间入路椎间孔切开术的优势：

1. 减少侧方楔形失稳的发生（图 6-1）。
2. "三重压迫"的减压（图 6-2 和图 6-3）。
3. 减少背根神经节的牵拉。

内镜下腰椎间孔狭窄减压术需要考虑的 3 个重要原则：①充分减压，②减少神经牵拉，③解剖学上减少破坏，以保持小关节的稳定性。

椎间孔的解剖学定义：前边界是节段椎体后壁和椎间盘，上下以相应椎体的椎弓根为界，后边界是关节突关节。出口神经根和伴行血管被椎间孔韧带固定在椎间孔内（图 6-4）。退变过程导致这些结构中的任何一种结构增生都可能导致椎间孔变窄。椎间盘退变和上、下关节突关节面过度重叠塌陷是导致椎间孔高度下降的主要因素。传统上采用椎间融合器来恢复椎间孔高度的丢失。椎间盘膨出/突出、小关节囊肿或骨赘、黄韧带皱褶、椎间孔韧带增厚或上述任何组合均可导致椎间孔前后径狭窄。这种狭窄不容易通过椎间融合恢复椎间孔高度来纠正。在这两种情况下，与融合术相比，单通道全内镜下经对侧椎板间入路治疗腰椎间孔狭窄可以提供直接的神经减压，同时最大限度地保留患者的解剖结构。其也可以在硬膜外麻醉下进行，对患有多种内科合并症的患者具有潜在的更广泛的适应证。

单通道全内镜下经对侧椎板间入路椎间孔切开术是一种先进的内镜减压术，它需要手术医生有脊柱内镜手术的经验。

本文介绍应用单通道全内镜下经对侧椎板间入路治疗继发于椎间孔区脱垂间盘的腰椎间孔狭窄。

适应证 / 禁忌证

适应证

1. 椎间孔狭窄。
   （a）存在上关节突覆盖和椎间孔高度变窄。
   （b）黄韧带和椎间孔韧带肥大。
   （c）椎间盘突出。
   （d）小关节骨赘和椎间盘冗余突出。

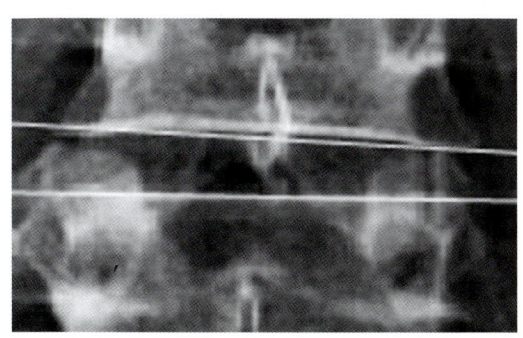

图 6-1 侧方楔形失稳

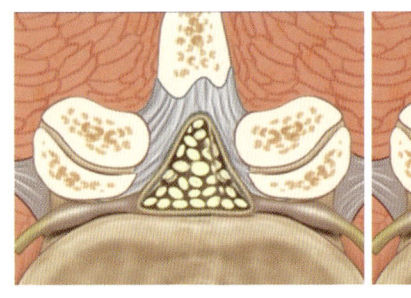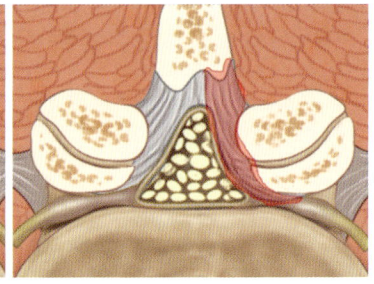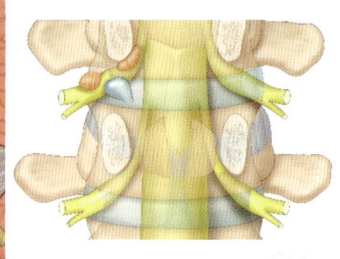

图 6-2 椎间孔狭窄导致的"三重压迫"概念图

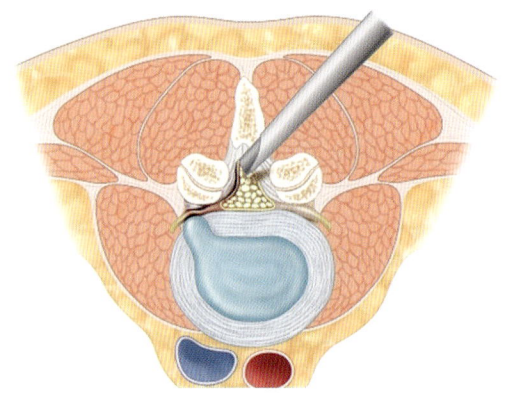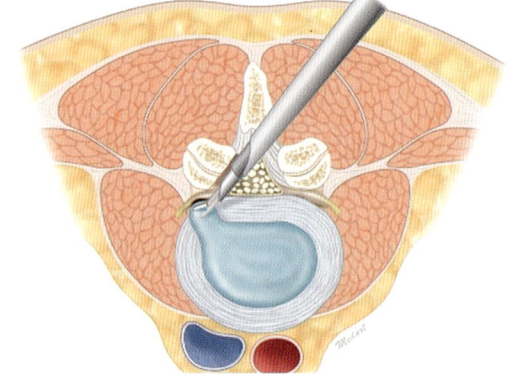

图 6-3 内镜下后路经对侧入路椎间孔切开术

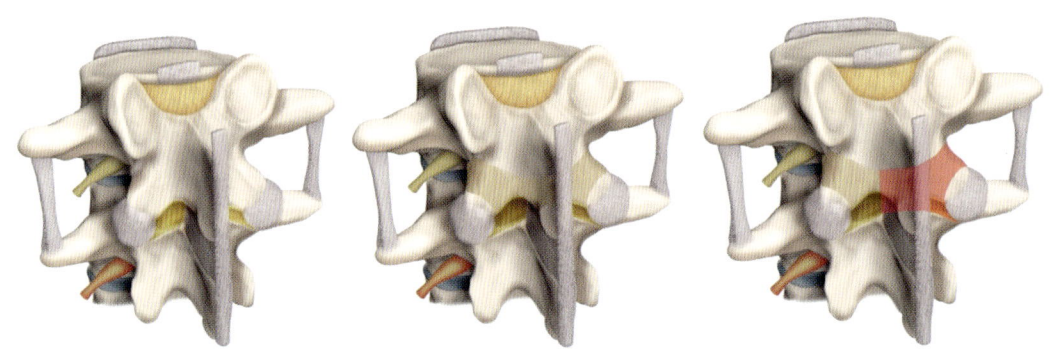

图 6-4 外层/内层/对侧内层至椎间孔区黄韧带分布。红色区域为需要切除的黄韧带靶区

2. 对侧椎间孔区高度游离髓核（HNP）。
3. 椎间孔区和椎间孔外区 HNP。
4. 对侧关节突关节囊肿。
5. 对侧椎弓根骨折骨不连。
6. 侧方楔形失稳。

禁忌证

1. 感染。
2. 肿瘤。
3. 节段多方向失稳。
4. 严重脊柱畸形，矢状面和冠状面失衡。

5. 急性创伤性骨折合并椎间孔狭窄。
6. 中央型腰椎管狭窄和/或双侧侧隐窝狭窄合并椎间孔狭窄（适用于双侧椎间孔狭窄减压技术）。

麻醉 / 体位

麻醉

- 硬膜外麻醉联合镇静麻醉。
- 我中心使用 0.75% 罗哌卡因与等量的放射造影剂和 1∶40 万的肾上腺素混合制成硬膜外麻醉药的混合物。硬膜外麻醉药的用量一般在 10~15 ml，剂量取决于节段和对应节段症状的程度。例如，在 10 ml 硬膜外麻醉剂中，我们将添加 5 ml 0.75% 罗哌卡因、5 ml 放射造影剂和 1∶40 万的肾上腺素。
- 全身麻醉。
- 我们不提倡在单通道全内镜后路经对侧入路椎间孔切开手术中采用局部麻醉加镇静，因为急性期接触牵拉硬膜和神经根会给患者带来严重的疼痛。因此，局麻手术有很高的手术失败风险。如果患者术中活动，发生神经损伤的风险会很高。

体位

- Wilson 架固定俯卧位。

手术器械

基本器械

1. 灌注泵。
2. C 臂机。
3. 导丝。
4. 工作通道和连续扩张器，渐进式扩张最大可达 10~16 mm。
5. 30° 视向角、7.3 mm 外径、有效工作长度 171 mm 的内镜。
6. 射频电极。
7. 镜下高速磨钻，3.5 mm 金刚石磨头为佳。
8. 内镜下抓钳。
9. 内镜下椎板咬骨钳。
10. 内镜下剥离子。

特殊器械

1. 可变向磨钻。
2. 侧射激光。

本章作者较少使用这两种特殊设备。

手术步骤

手术解剖

我们选择的手术路径是通过椎板下间隙抵达椎间孔区，也就是黄韧带和骨性结构之间的空间，骨性结构依次为棘突、椎板、下关节突和上关节突。黄韧带在中线处有裂隙，缝隙被硬膜外脂肪填充，此标志可用来识别黄韧带的边缘。进入对侧黄韧带的另一个标志就是见到中线处的棘间韧带。

我们的目标是去除对侧椎板间黄韧带，范围包括头侧椎板下半部分腹侧黄韧带，尾侧椎板上缘黄韧带附着止点处，向外侧需要暴露到黄韧带在上关节突腹侧的附着点（图 6-4）。

皮肤标记 / 皮肤切口

1. 在整个手术过程中，严格保持无菌措施。将 C 臂机推入手术室，正位透视确定椎间盘水平和椎板间隙。

2. 根据 MRI 上对侧板的倾斜角度，皮肤切口有微调，但一般选取中线对侧旁开 1.5 cm 作为穿刺区。我们在手术中用斜放置的定位针对准对侧椎间孔透视，皮肤切口应位于该轨迹内（图 6-5）。

靶点和入路

靶点有两种方法：A 点（入路侧上位棘突根部和椎板的移行区）或 B 点（下位椎板最深处，然后向上移动到 A 点）进行（图 6-6b 和图 6-7a）。使用长 90 mm 的 18 G 脊椎穿刺针以及钝头导丝和连续扩张器进行穿刺和建立通路。

术中正侧位 X 线透视位置满意后，我们会使用 30°视向角、7.3 mm 外径的内镜和长 171 mm 的 4.7 mm 工作通道的内镜系统（Joimax GmbH）进行工作，以便更好地显示椎间孔和侧隐窝。整个过程都是在生理盐水冲洗下进行的。

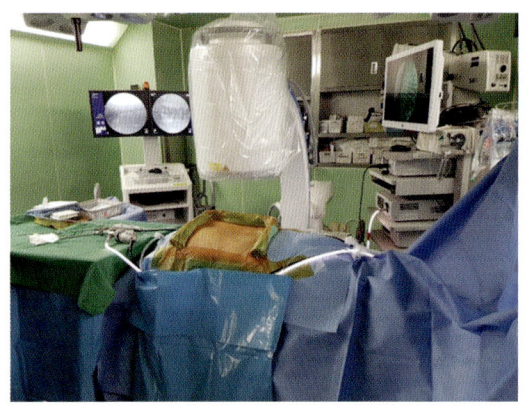

图 6-5　患者俯卧位以便工作通道经右侧进入到左侧（对侧）椎间孔区。患者采用硬膜外麻醉联合静脉镇静麻醉，并放置在 Wilson 支架上。C 臂、光源影像设备全部就位，这时候，患者头部在图片右侧

椎板下空间建立

我们通常从椎板下入路处理对侧椎间孔。开始时先磨远端棘突腹侧并切除部分棘间韧带，便于建立工作通道和磨向对侧椎板下间隙（图 6-6 和图 6-9）。去除黄韧带的浅

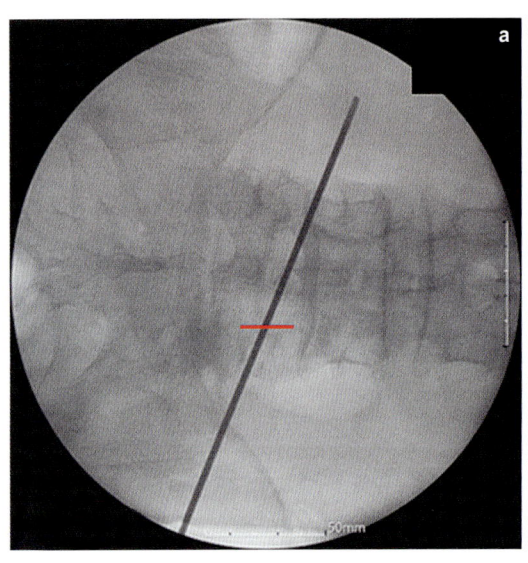 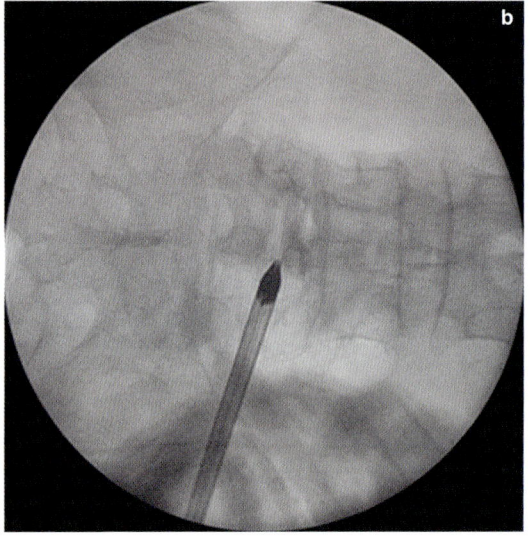

图 6-6　(a)(红色)切口位于椎弓根投影中线连线（L1-4 节段）/椎弓根投影内缘连线（L5-S1 节段），穿刺路径经过椎间孔窗，指向下位椎体上终板。术中导丝透视指向对侧孔的图像显示了进入对侧孔的方向。(b) 靶点在棘突椎板移行区

第 6 章　腰椎间孔狭窄症：单通道全内镜下经对侧椎板间入路手术　55

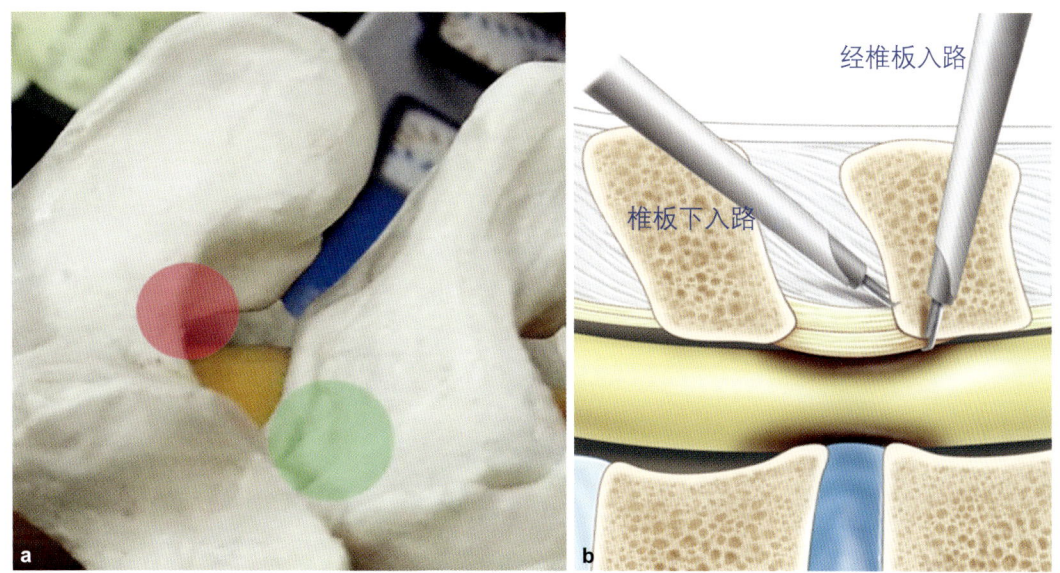

图 6-7　（a）靶点。A 点（红色）：上位棘突根部椎板移行区。B 点（绿色）：下位椎板的最深处。（b）椎板下入路和经椎板入路

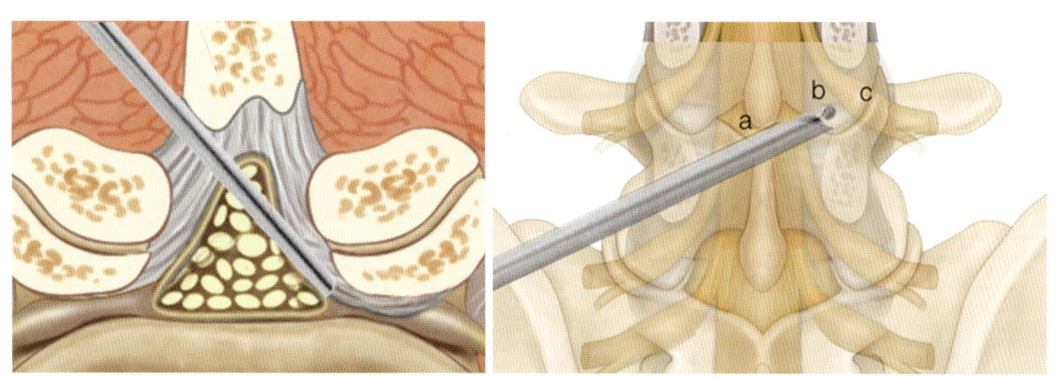

图 6-8　左侧示意图显示了进入方向，避免神经受压和破坏上关节突内缘的黄韧带附着。右图显示从 a 点棘突椎板移行区钻孔到达对侧，并进行中央型腰椎管和侧隐窝减压；b 点，上位椎板下半部黄韧带附着区；c 点，上关节突尖部腹缘黄韧带附着点

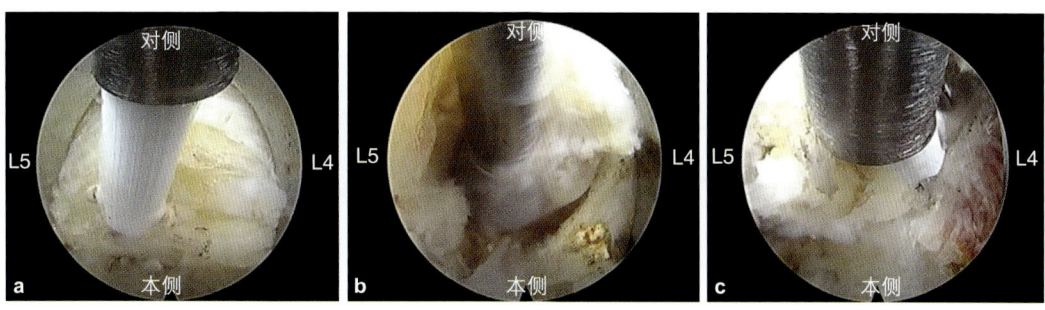

图 6-9　椎板下入路，解剖棘间韧带（a），钻除棘间韧带和棘突椎板移行区的中线区域（b），剥离中线处棘突椎板移行区黄韧带（c）

层以创造更多的工作空间来精准地去除对侧深层黄韧带。一旦到达对侧椎板下间隙，我们就开始磨削椎板以暴露上关节突尖部的腹侧，以分离黄韧带的外侧止点（图6-10）。下一步，我们向头端椎板的下半部分腹侧进行磨削，以分离头侧黄韧带止点。

对合并对侧隐窝狭窄的患者，可以实施经椎板入路，这将涉及到对侧椎板切除术（图6-7b）。

黄韧带切除

如图6-10所示，沿着内层黄韧带上缘，用内镜下剥离子从中到外侧整块分离黄韧带。黄韧带分离后用抓钳去除，然后开始减压导致椎间孔狭窄的骨性和软性致压物。

椎间孔切开减压术

（a）镜下椎板咬骨钳切除椎间孔韧带组织。
（b）用镜下磨钻切除下关节突和上关节突（图6-10）。
（c）首先用射频止血，然后磨钻和剥离子辅助切除椎间孔区间盘（图6-11a，b）。
（d）切除椎体后缘骨赘（图6-11c）。

椎间孔减压标准

（a）出口神经根松弛游离（图6-11d）。
（b）检查出口神经根的外侧缘：外侧缘的三角区域（图6-11e）。

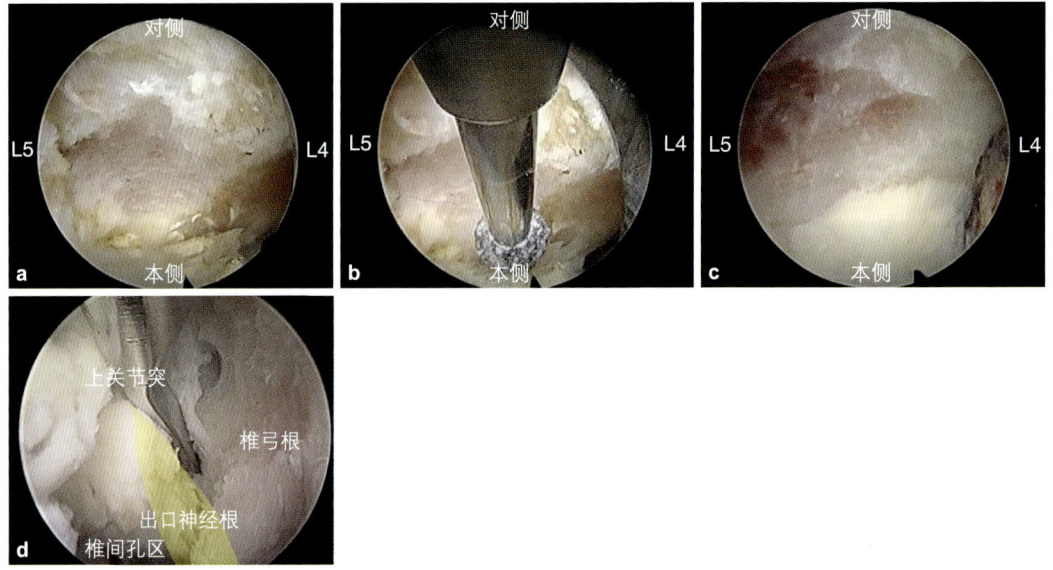

图6-10 内镜下黄韧带上关节突止点剥离过程。对侧椎板、上关节突显露（a，b）。使用工作通道钝性剥离黄韧带的上关节突止点（c）。旋转并倾斜工作通道和内镜，显露出上关节突和侧隐窝的边缘以进行减压（d）

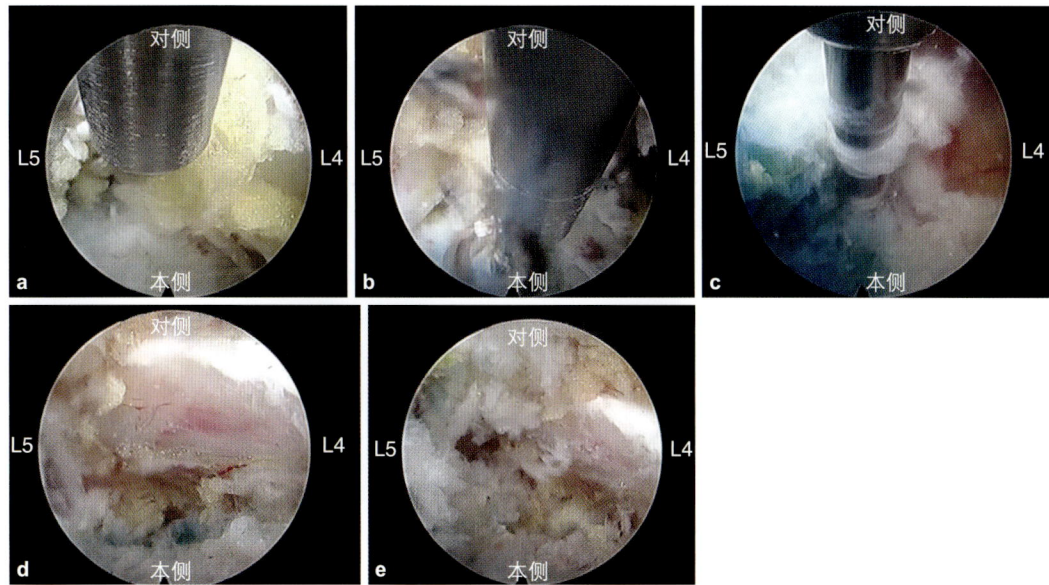

图 6-11 椎间孔减压。显露侧隐窝和椎间盘（a）；椎间盘切除（b）；椎间孔减压（c）；腹侧减压，探查出口根到椎间孔外区，避免牵拉神经根（d,e）

典型病例

- 术前 / 术后 / 术后 6 个月随访

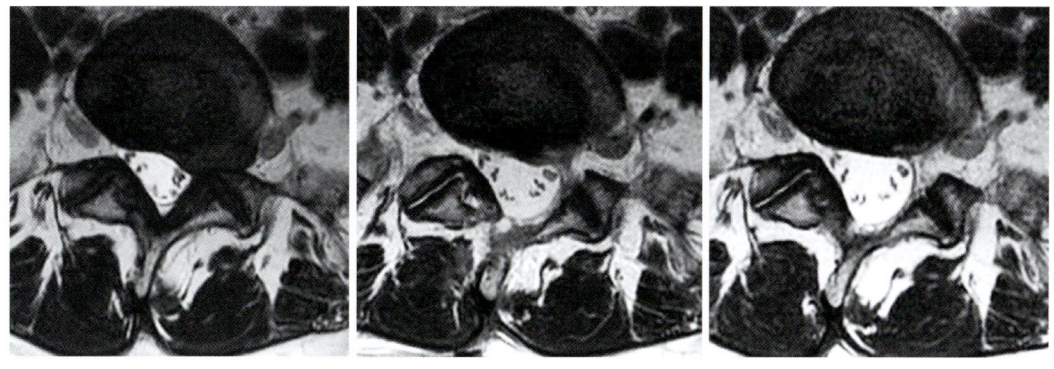

- 术前 / 术后

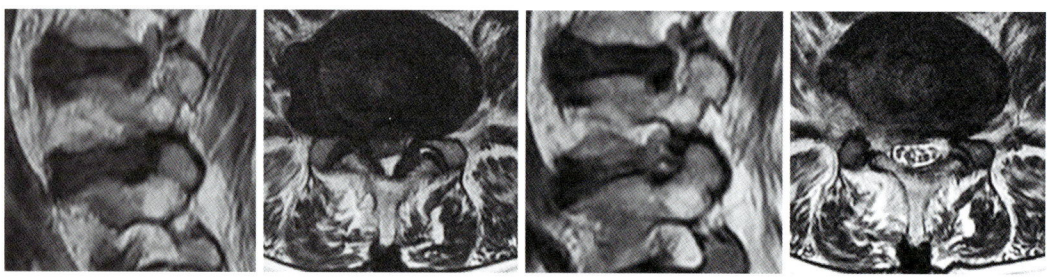

- 术前 / 术后 / 术后 6 个月随访

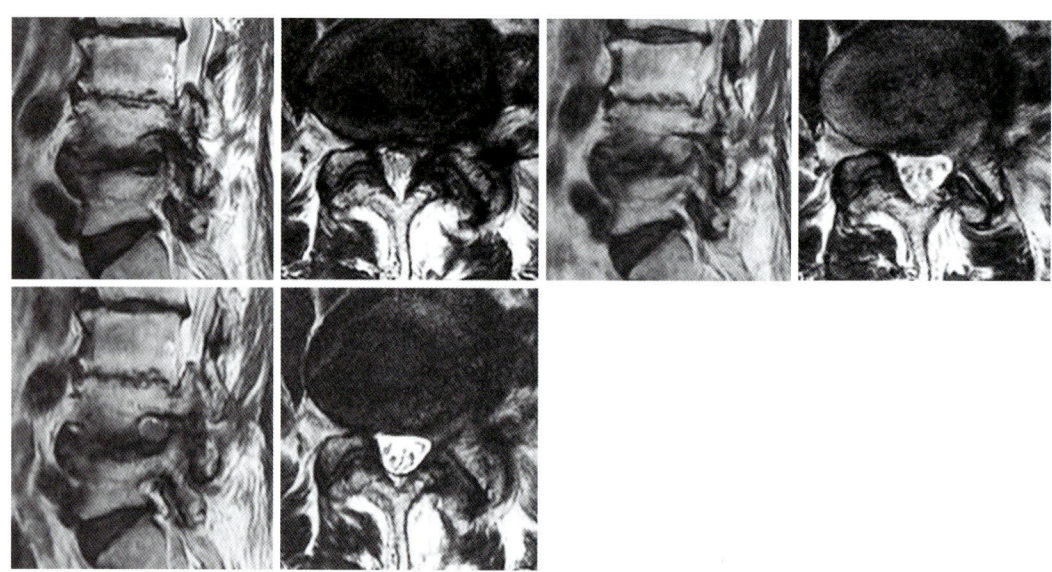

并发症及处理措施

1. 减压不充分
   - 翻修
   - 椎间融合翻修
2. 硬膜撕裂
   - 硬膜补片修补术
   - 开放缝合
3. 感染
   - 抗生素
   - 开放减压引流
4. 复发
   - 内镜减压翻修
   - 腰椎融合
5. 节段失稳
   - 腰椎融合
6. 冠状面失平衡
   - 矫形手术

讨论

随着脊柱内镜手术的发展，目前治疗椎

间孔狭窄的方法多种多样。治疗椎间孔狭窄的内镜手术有单通道全内镜下经对侧椎板间入路（或附加双侧椎管减压手术）、单孔镜经椎间孔入路[3]、双通道内镜椎旁经对侧入路[4]，以及单通道或双通道镜下融合技术[5]。对于没有使用内镜技术的脊柱外科医生来说，传统的技术也是其他可选的方式，如显微通道技术[6]、开放椎板切除和椎间孔切开手术、Wiltse入路下的通道减压和/或开放后外侧入路减压和/或融合手术，以及通过前/外侧入路腰椎融合间接减压[7]。各种各样的手术方式也表明，由于影响手术结果的因素很多，因此没有金标准。对于本章节所叙述之术式，一定程度的内镜手术经验是保证良好结果的关键。我们认为，在这些手术方式中，单通道全内镜下经对侧椎板间入路治疗腰椎间孔狭窄在保留固有解剖结构上更有优势，其主要关注直接减压引起椎间孔狭窄的因素。

这项技术中的一些技巧和风险如下。

1. 为磨钻和工作通道创造足够的椎板下工作空间，以允许对侧黄韧带切除，而不会对黄韧带和下面的硬膜施加压力。
2. 用镜下椎板咬骨钳对对侧上关节突进行侧隐窝减压术可能是具有挑战性的；我们需要倾斜和旋转镜头获得走行根的最佳视野，且咬骨钳开口背离神经根（图6-8）。
3. 当有明显的椎间孔狭窄时，应充分减压椎体后缘骨赘，并切除椎间盘，为出口神经根提供充分的腹侧减压空间，而不是过度探查牵拉神经根。
4. 过中线和到达椎间孔区时多透视。对侧减压合适程度的判断可能会有一定困惑，尤其是对于初学者。
5. 如果侧方楔形失稳和关节突关节面重叠塌陷继发于侧方滑脱和不稳定，则应考虑进行融合手术，而不是减压术。

总结

通过单通道全内镜下后路经对侧椎板间入路治疗腰椎间孔狭窄，可以提供安全和有效的减压，且可以保护小关节并具备微创脊柱手术的其他优点[2, 8]。

（Chang-il Ju, Hyeun Sung Kim, Pang Hung Wu, Harshvardhan Raor 著

董华钧　李　彦译　祝　斌审校）

参考文献

1. Zygourakis CC, DiGiorgio AM, Crutcher CL, Safaee M, Nicholls FH, Dalle Ore C, et al. The safety and efficacy of CT-guided, fluoroscopy-free Vertebroplasty in adult spinal deformity surgery. World Neurosurg. 2018;116:e944–e50.
2. Kim H-SMDP, Paudel BMDMS, JSMDP J, SHMDP O, Lee SBE, Park JEBS, et al. Percutaneous full endoscopic bilateral lumbar decompression of spinal stenosis through Uniportal-contralateral approach: techniques and preliminary results. World Neurosurg. 2017;103:201–9.
3. Kim HS, Sharma SB, Raorane HD. How I do it? Transforaminal endoscopic decompression of intraspinal facet cyst. Acta Neurochir. 2019;161(9):1895–900.
4. Heo DH, Kim JS, Park CW, Park CK, Quillo-Olvera J. Contralateral sublaminar endoscopic approach for removal of lumbar Juxtafacet cysts using percutaneous Biportal endoscopic surgery: technical report and preliminary results. World Neurosurg. 2019;122:474–9.
5. Son SK, Park WW, Choi SH, Ahn Y, Youn MS, Heo DH. Endoscopic transforaminal lumbar interbody fusion: a comprehensive review. Neurosurg Rev. 2019;16(5):373–80.
6. Yamada K, Matsuda H, Cho H, Habunaga H, Kono H, Nakamura H. Clinical and radiological outcomes of microscopic partial pediculectomy for degenerative lumbar foraminal stenosis. Spine. 2013;38(12):E723–E31.
7. Orita S, Inage K, Eguchi Y, Kubota G, Aoki Y, Nakamura J, et al. Lumbar foraminal stenosis, the hidden stenosis including at L5/S1. Eur J Orthop Surg Traumatol. 2016;26(7):685–93.
8. Hwang JHMD, Park CWMDP. Contralateral interlaminar keyhole percutaneous endoscopic surgery in patients with unilateral radiculopathy: technical notes. World Neurosurg. 2017.

第 7 章　腰椎间孔狭窄症：单通道全内镜下经椎间孔入路手术

入路介绍（要点和目的）

开放椎间孔减压术联合/不联合融合术已成为治疗腰椎间孔狭窄的标准手术方法。全关节突切除术可以对神经减压，但通常会导致脊柱不稳并需要额外的固定[1-3]。Wiltse 等[4]报道了椎旁入路作为椎间孔狭窄减压的一种方法。因为这项技术保留了小关节的大部分结构，所以现在它作为椎间孔狭窄减压的标准方法被广泛应用。

与开放减压术相比，全内镜下经椎间孔入路的肌肉损伤和失血量更少，并且其也可以在局部麻醉下进行。因此住院时间更少，功能恢复更快，伤口更美观[5, 6]。随着患者的需求增加和内镜器械的发展，经椎间孔入路的应用越来越广泛。到目前为止，内镜经椎间孔减压术主要用于椎间盘突出症患者。对于椎管狭窄，由于椎间孔的骨性结构和出口根的走行，内镜的活动十分受限[7-10]。最近报道的经椎间孔外入路方法，其内镜可以在去除部分上关节突后实现灵活活动。在此之后，可以安全地接近椎间孔区，并对椎间孔狭窄进行减压治疗。我们将在本章中介绍这种技术。

适应证和禁忌证

适应证

这项技术可以应用于对保守治疗无效且症状持续存在的椎间孔狭窄患者。该技术适合有单侧神经根性症状的患者。

禁忌证

这项技术不适合节段性不稳或腰椎滑脱的患者。在不稳和滑脱存在的情况下，应该考虑融合手术。这项技术也很难适用于肢体肌力重度减退或行翻修手术的患者。对于在 L5/S1 水平的高髂嵴患者，手术入路也很困难。同时存在以下这些病理情况也可能很难应用，如急性炎症、感染或肿瘤。

麻醉和体位

内镜椎间孔减压术可以在局部麻醉下进行。术中可静脉注射咪达唑仑或芬太尼，以减轻疼痛和患者镇静。镇静程度受术者的指令控制。在透视引导下，患者摆放为俯卧位，并屈髋屈膝。膝关节和髋关节屈曲的姿势使椎间孔扩大，以在减压过程中提供更广泛的操作空间。

手术器械

与治疗椎间盘突出不同，在椎间孔狭窄的患者中，切除的目标不是软性组织，而是骨性结构或增厚的椎间孔韧带。内镜磨钻、环锯、刨刀等可用于去除骨性结构（图 7-1）。内镜下的咬骨钳或激光对切除增厚的黄韧带

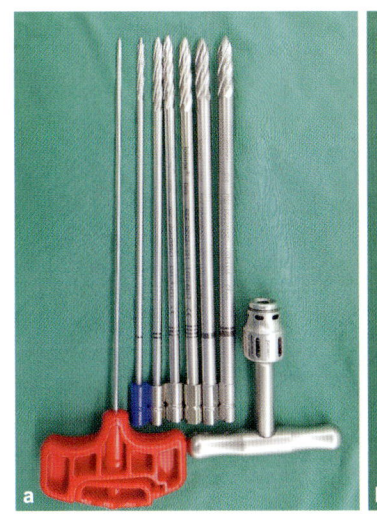 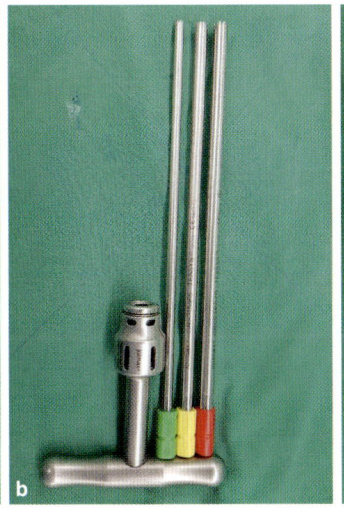 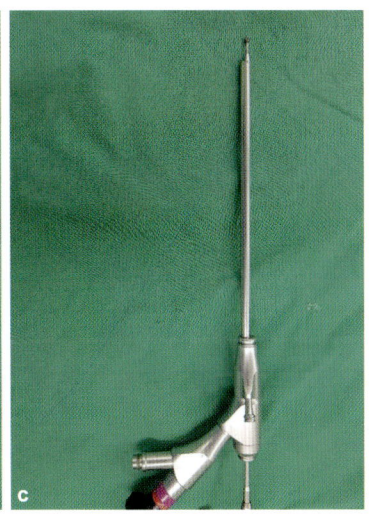

图 7-1 内镜椎间孔切开术专用手术器械:(a)手动骨钻;(b)手动环锯;(c)电动镜下磨钻

很有用。此外,内镜下剪刀或内镜下探钩对于分离出口根和周围组织也是有用的。

手术步骤

术前应仔细检查 MRI,以确定合适的皮肤入点和进入角度。从中线到皮肤入点的距离可以在 MRI 的轴位图像中计算出来,通常是 6~13 cm。合适的入路角度取决于病变位置。关节下区减压的角度建议为 15°左右,椎间孔或椎间孔外区域的减压角度建议为 30°~45°。

在确定合适的入路角度和皮肤入点后,透视引导下在上关节突下插入一根 18 号脊椎穿刺针。然后插入导针并将扩张器放入椎间孔内。沿着扩张器,插入斜口工作套管并将其放置在小关节表面上。取出扩张器,插入椭圆形工作通道内镜。术者可以通过内镜视野看到上关节突。在内镜和透视引导下,使用内镜环锯或骨刀可以安全地切除关节突关节增生的部分。切除骨性结构的方向为由外向内,从下椎弓根到上椎弓根。如果在小关节切除过程中失去阻力,骨性切除即可停止,然后可以观察到椎间孔韧带。当去除椎间孔韧带时,可以观察到神经周围脂肪、出口根、骨赘和椎间盘表面。

在移动工作套管的同时,可以有选择地对所需区域进行减压。增生的椎间孔韧带可以用内镜咬骨钳、抓钳或剪刀移除,突出的椎间盘或软组织可以用双极射频凝固或消融。钬激光(Ho:YAG)可以通过去除组织碎片提供清晰的视野。减压后,术者可以通过内镜从椎弓根内侧缘到椎间孔外全程观察出口根。这一过程的终点是观察到出口根周围没有压迫结构(图 7-2)。在完全减压后,撤掉内镜并关闭伤口。观察几个小时后就可以让患者离开。

典型病例

病例 1

一名 54 岁女性患者主诉左腿疼痛。术前 MRI 显示由黄韧带肥厚和小关节增生引

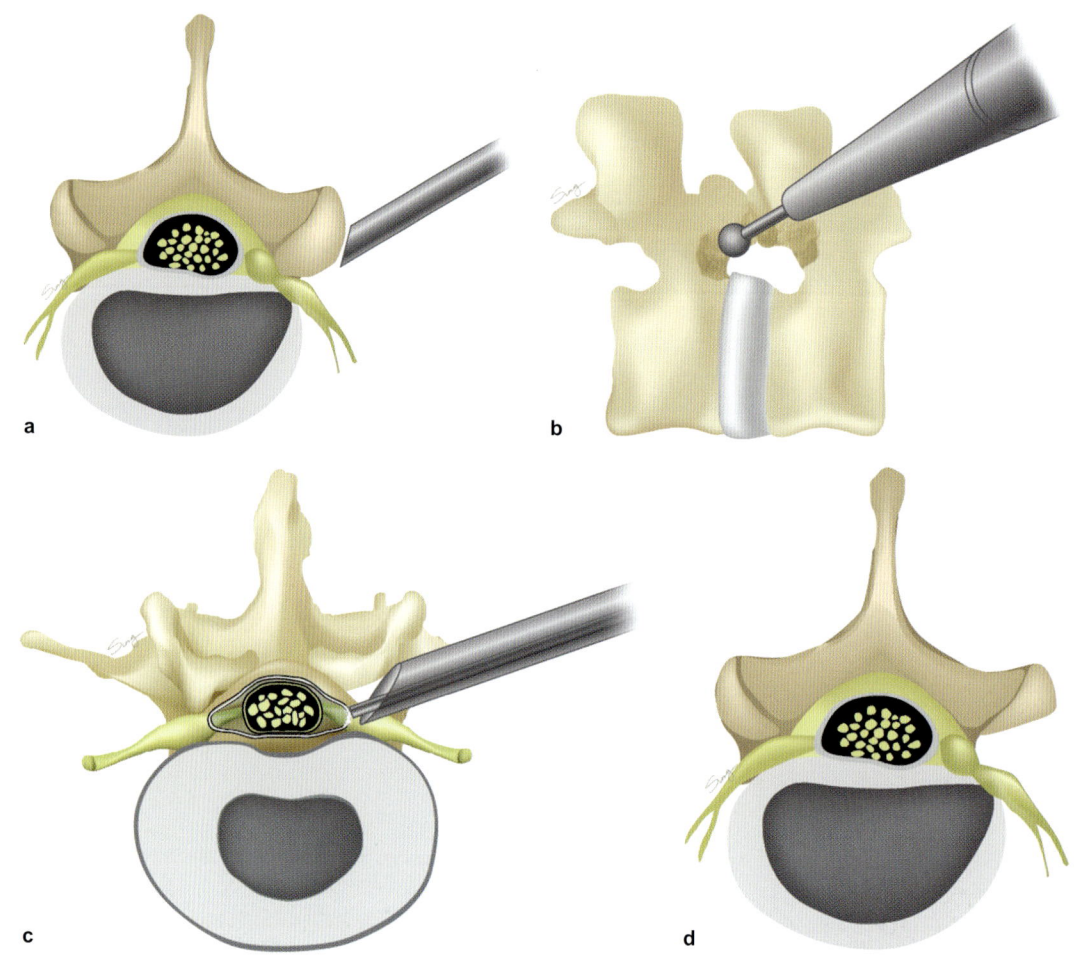

图 7-2 内镜下椎间孔减压术示意图。(a) 工作套管椎间孔外放置。(b) 使用镜下磨钻切割小关节。(c) 选择性椎间孔减压术。(d) 确认出口根全程充分减压

起的椎间孔狭窄（图 7-3a）。内镜下椎间孔切开术后，患者的症状有所改善，术后 MRI 显示椎间孔完全减压（图 7-3b）。

病例 2

男性，58 岁，右腿疼痛。术前 MRI 显示骨赘增生引起的椎间孔狭窄（图 7-4a）。内镜下椎间孔切开术后，患者的症状有所改善，术后 MRI 和 CT 图像显示椎间孔完全减压（图 7-4b）。

并发症及处理

在椎间孔减压术中过度操作或刺激背根神经节会导致术后感觉障碍。术后感觉障碍的发生率从 6.5% 到 24% 不等[1,2]。大多数患者通过神经根阻滞或药物治疗等保守治疗逐渐好转。

后外侧经椎间孔入路与开放的椎旁入路相比，操作空间有限，视野更狭窄。因此，可能会发生减压不充分。对于内镜减压后持续疼痛的患者，通常需要进行融合手术。

图 7-3 （a）术前 MRI 显示黄韧带肥厚和小关节增生引起的椎间孔狭窄。（b）术后 MRI 显示椎间孔完全减压

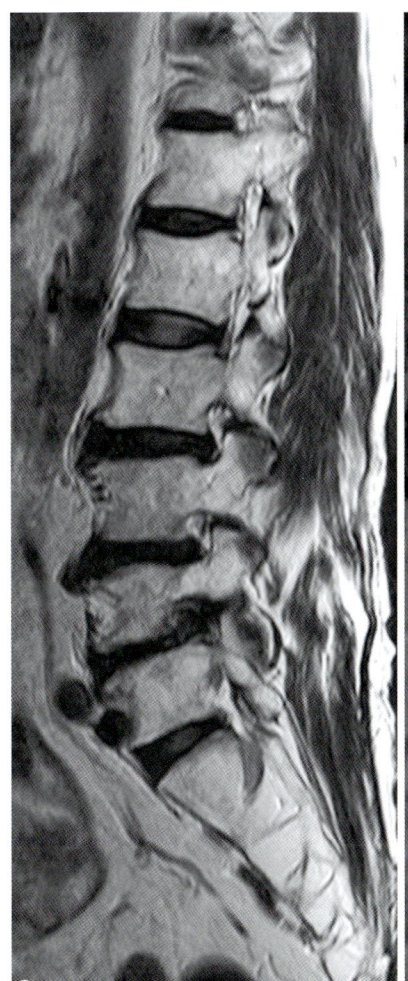
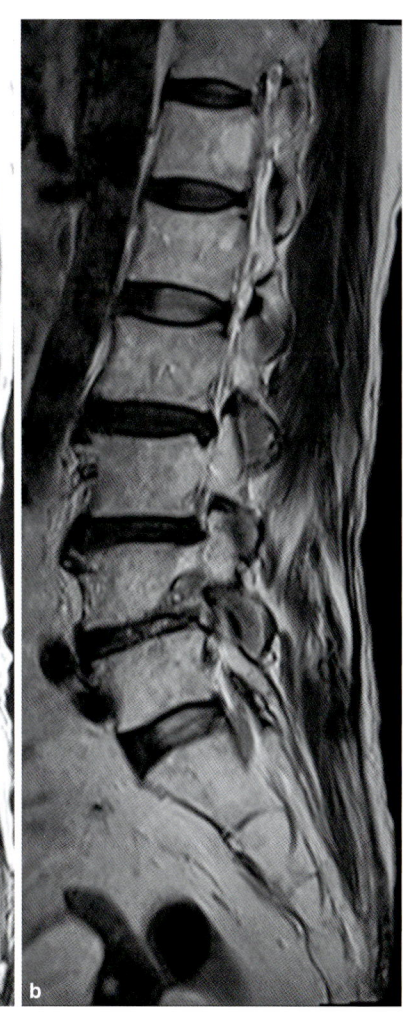

内镜减压术后也可能发生术后血肿。这可以通过在手术过程中小心控制出血和应用凝血剂来减少其发生概率。骨切除后可能会发生骨出血，这是内镜器械难以控制的。如果有难以控制的骨出血，可以放置引流管，并在术后血量减少时拔除引流管[7]。

手术技巧与提示

内镜下椎间孔切开术的主要减压对象是压迫出口根的骨性结构。因此，术者需要确定出口根，并沿着它的走行进行减压。对于安全的椎间孔减压术，重要的是在由椎间孔外区域的上关节突表面开始减压，部分切除上关节突后进入椎间孔内。在椎间孔狭窄的患者中，工作区域非常狭窄，当工作套管直接插入孔内而不对小关节进行部分减压时，存在神经损伤的风险。当在骨性结构上操作时，在透视和内镜的引导下使用磨钻或环锯充分暴露上椎弓根的下缘和下椎弓根的上缘。仅在椎间盘水平切除部分上关节突可能不足以显露出口根的近端。

进入椎间孔后，可以使用各种手术器械

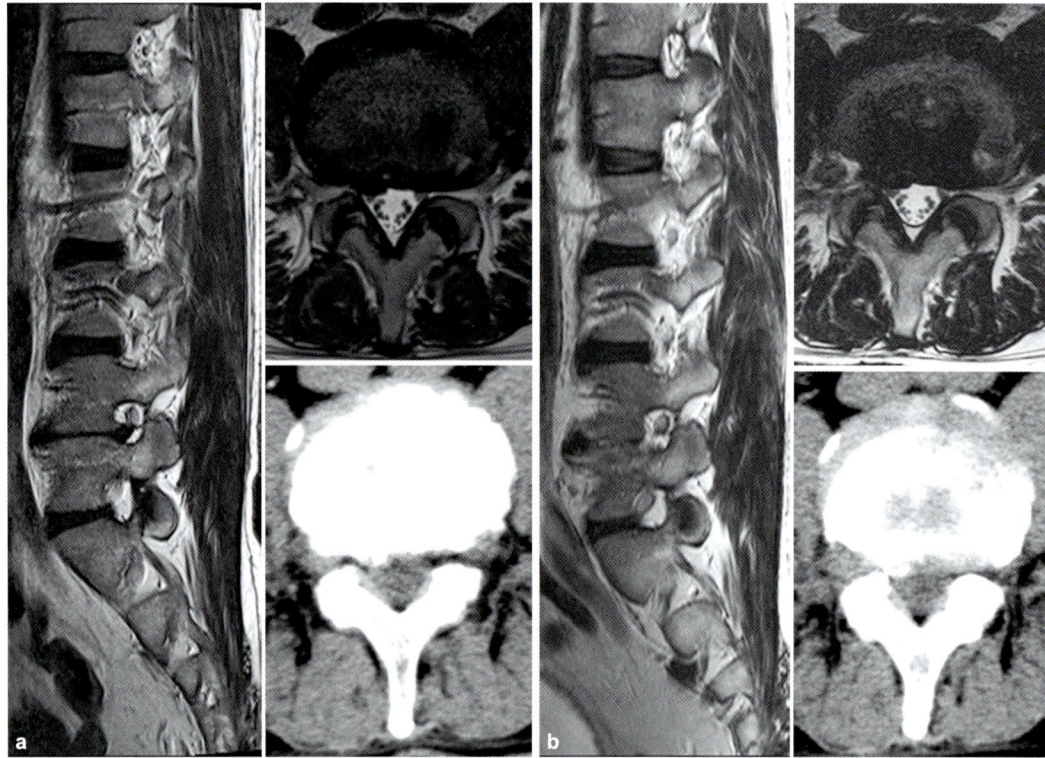

图 7-4 （a）术前 MRI 显示骨赘增生致椎间孔狭窄。（b）术后 MRI 和 CT 图像显示椎间孔区域完全减压

沿出口根进行全面的椎间孔减压术。镜下磨钻、环锯、咬骨钳、抓钳和激光等器械可用于高清内镜下的选择性减压。

（Sang-Ha Shin, Jun Seok Bae, Jun Ho Lee 著
董华钧　宋卿鹏 译　祝　斌 审校）

参考文献

1. Shin S-H, Choi W-G, Hwang B-W, et al. Microscopic anterior foraminal decompression combined with anterior lumbar interbody fusion. Spine J. 2013;13:1190–9.
2. Ahn Y, Oh HK, Kim H, et al. Percutaneous endoscopic lumbar foraminotomy: an advanced surgical technique and clinical outcomes. Neurosurgery. 2014;75:124–33. discussion 32-3.
3. Nellensteijn J, Ostelo R, Bartels R, et al. Transforaminal endoscopic surgery for lumbar stenosis: a systematic review. Eur Spine J. 2010;19:879–86.
4. Wiltse L, Spencer C. New uses and refinements of the paraspinal approach to the lumbar spine. Spine. 1988;13:696–706.
5. Shin S-H, Hwang B-W, Keum H-J, et al. Epidural steroids after a percutaneous endoscopic lumbar discectomy. Spine. 2015;40:E859–E65.
6. Ahn Y. Percutaneous endoscopic decompression for lumbar spinal stenosis. Expert Rev Med Devices. 2014;11:605–16.
7. Shin S-H, Bae J-S, Lee S-H, et al. Transforaminal endoscopic decompression for lumbar spinal stenosis: a novel surgical technique and clinical outcomes. World Neurosurg. 2018;114:e873–e82.
8. Evins AI, Banu MA, Njoku I Jr, et al. Endoscopic lumbar foraminotomy. J Clin Neurosci. 2015;22:730–4.
9. Li ZZ, Hou SX, Shang WL, et al. Percutaneous lumbar foraminoplasty and percutaneous endoscopic lumbar decompression for lateral recess stenosis through transforaminal approach: technique notes and 2 years follow-up. Clin Neurol Neurosurg. 2016;143:90–4.
10. Wen B, Zhang X, Zhang L, et al. Percutaneous endoscopic transforaminal lumbar spinal canal decompression for lumbar spinal stenosis. Medicine (Baltimore). 2016;95:e5186.

第 8 章 腰椎间孔狭窄症：全内镜下椎旁入路手术

引言

腰椎间孔狭窄（LFS）是表现为神经根性腿痛的常见病理状态之一。腰椎间孔狭窄被定义为由椎间盘高度降低、小关节骨关节炎、黄韧带（LF）屈曲肥厚、腰椎滑脱或纤维环突出等病理情况引起的神经根骨性出口狭窄[1]。

对症状性椎间孔狭窄的减压手术有多种方法。

治疗腰椎间孔狭窄的金标准方法包括通过经典的 Wiltse 入路进行单纯减压术[2]或腰椎间融合术。为了克服这些技术的局限性，通道下或内镜减压术[3,4]等微创技术被用作替代方法。理想的入路应该是通过最少的关节突切除和最小的肌肉损伤来提供直接进入椎间孔的途径，从而使患者获益最大。内镜方法具有许多优点，如术后疼痛少，住院时间短，由于其侵入性小，可早日恢复正常生活[5]。然而，这也存在着一定的挑战性，如入路的可行性和器械操作的局限性以及使腰椎间孔狭窄获得充分减压的可能性。内镜减压手术使用三种不同的入路（椎间孔、对侧椎板间和椎旁）[4,6,7]。每种方法都有其优缺点。

全内镜下椎旁入路与经典 Wiltse 入路解剖学原理相同，即从椎弓根到椎间孔外区对神经根全长进行彻底减压。然而，微创内镜手术比传统方法有更好的治疗效果。由于相对较短的手术通道和不同的手术角度，内镜器械的操作更加容易和舒适，这也是内镜椎旁入路与其他内镜手术方式相比的另一个优势。本章描述了全内镜下椎旁入路的整体概念和实施细节。

适应证和禁忌证

适应证

1. 单侧神经根病变由单纯椎间孔狭窄（骨刺、关节增生、黄韧带增生、腰椎滑脱）导致。
2. 椎间孔外或椎间孔内椎间盘突出症。

禁忌证

1. 相对禁忌证
   a. 轻度滑脱（Ⅰ级）。
   b. 合并椎管内病变（中央型腰椎管和旁中央型椎间盘突出，侧隐窝狭窄）。
   c. 邻近节段退变中的椎间孔狭窄。
   d. 脊柱侧凸和冠状面畸形。
2. 绝对禁忌证
   a. 动态不稳定。
   b. 感染。
   c. 肿瘤。
   d. 中重度滑脱（Ⅱ级或更高）。

麻醉和体位

1. 全身麻醉。

- 首选。
- 容易控制患者的重要参数（如血压、心率和呼吸）。
- 避免患者的意外反应。
2. 硬膜外麻醉加镇静。
- 身体状况不佳的老年患者。
3. 患者为俯卧位（图 8-1）。
4. 特殊手术器械（图 8-2）。

手术步骤

术前定位针定位

1. 术前使用透视确定手术节段并规划工作路径。
2. 初始靶点位置是关节突外侧缘和横突下缘（TP）的交界处。在侧位 X 线片上，针尖应位于关节外侧缘的背部，在正位 X 线片上，针尖应位于椎弓根的下外侧边缘（图 8-3）。

皮肤切口

于症状侧中线外 6~7 cm 处做 1cm 纵切口，靶向横突（TP）外侧 1/3（图 8-4），这个位置能提供 60°~70° 的角度。

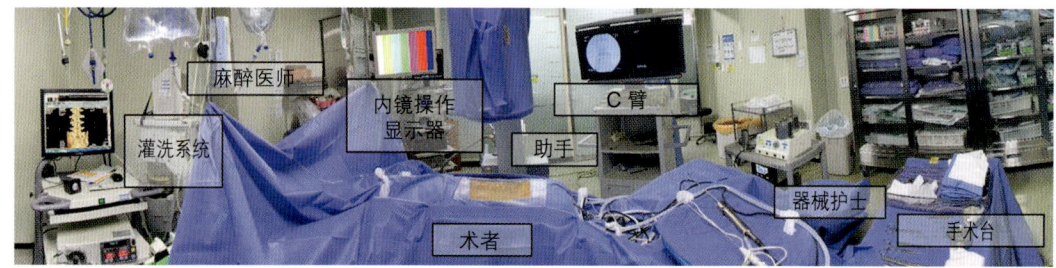

图 8-1　手术室内摆放和手术体位

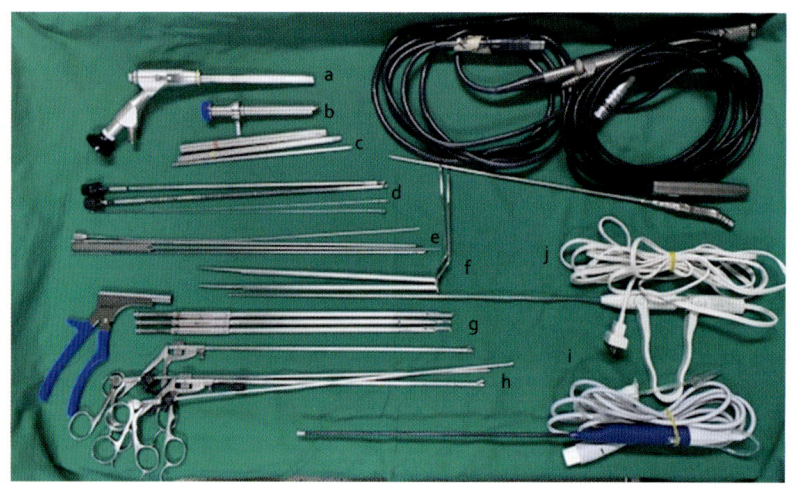

图 8-2　内镜下椎旁入路器械。（a）内镜（全长 125 mm；外径 10 mm；工作通道直径 6 mm）。（b）工作套管（外径：11.5 mm）。（c）系列扩张器（3 mm、7 mm、10 mm）。（d）内镜环锯和磨钻——转速 16 000~20 000 r/min，直径 2.5~5.0 mm，切割头和金刚石头类型。（e）内镜拉钩和柔性解剖探钩。（f）神经剥离子。（g）椎板咬骨钳（可变尺寸）。（h）髓核钳和篮钳。（i）射频探头。（j）埃尔曼（Ellman）射频电极

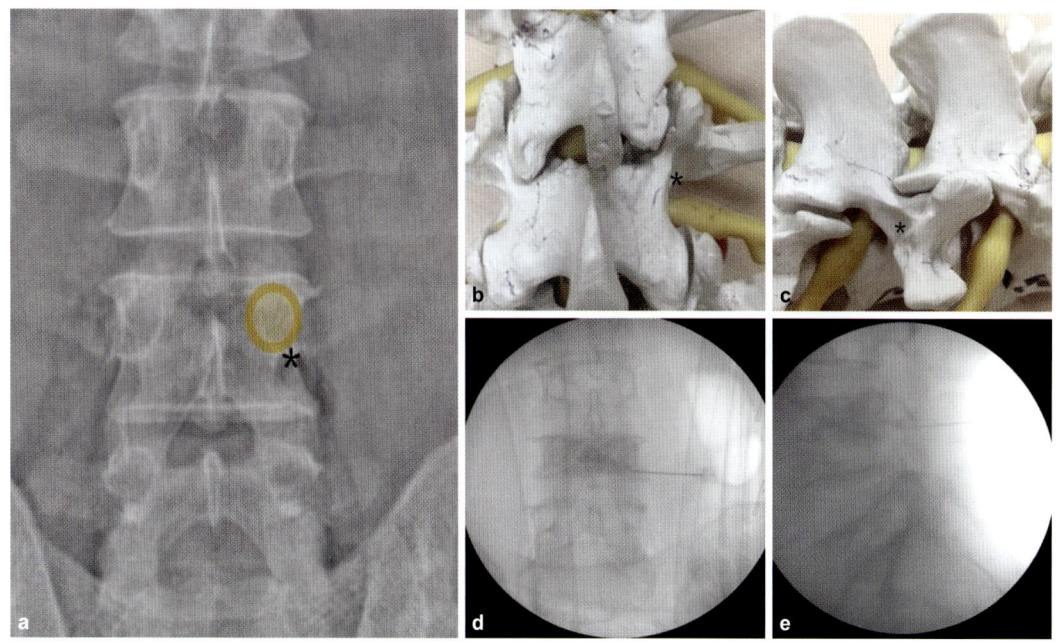

图 8-3 针头确定靶点：黄色圆圈，椎弓根；星号，在（a）正位 X 线片和（b,c）3D 脊柱模型中位于关节突外侧和横突交界处的目标。在 C 臂正位和侧位（d,e）图像中，针尖位于初始目标靶点

连续扩张和工作套管插入

1. 首先用扩张器触及横突，然后向下滑动明确横突的下缘，以半圆形方式探测横突和小关节外侧之间的连接处（图 8-5a）。
2. 避免在横突和小关节外侧缘周围进行剧烈刮除或操作，以防止根动脉分支剧烈出血。
3. 一旦在 C 臂图像上确认工作套管的位置（图 8-5b, c），则在水介质系统中插入内镜。

解剖标志的确认和初始环形骨性减压

1. 应用射频探头对软组织进行解剖，显露上椎的横突、小关节外侧和下椎的上关节突（SAP）外侧部分
2. 在内镜直视下，通过内镜磨钻对横突周围、小关节外侧和上关节突头侧部分进行环形减压（图 8-6）。

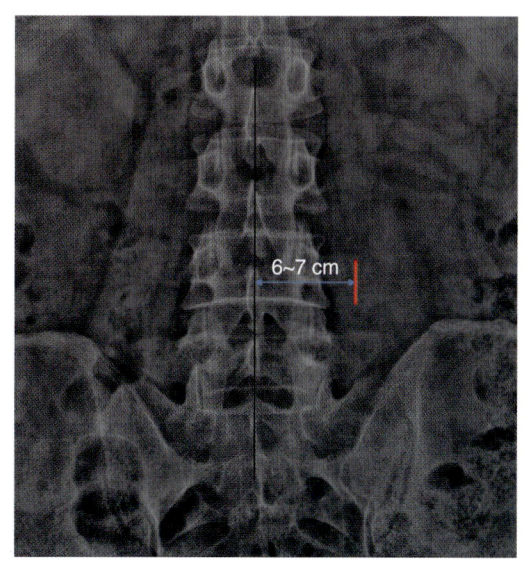

图 8-4 X 线正位片上的皮肤切口（红线）

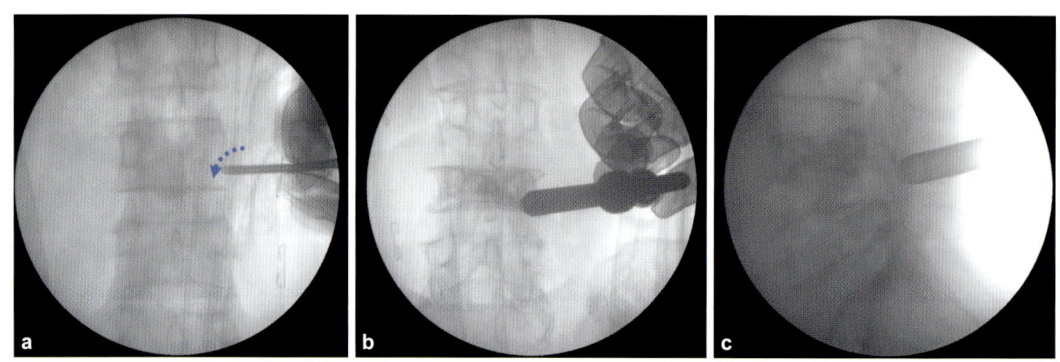

图 8-5 （a）一号扩张器沿弧形路径定位（蓝色虚线箭头）。（b,c）C 臂正位和侧位图像中工作套管的最终位置

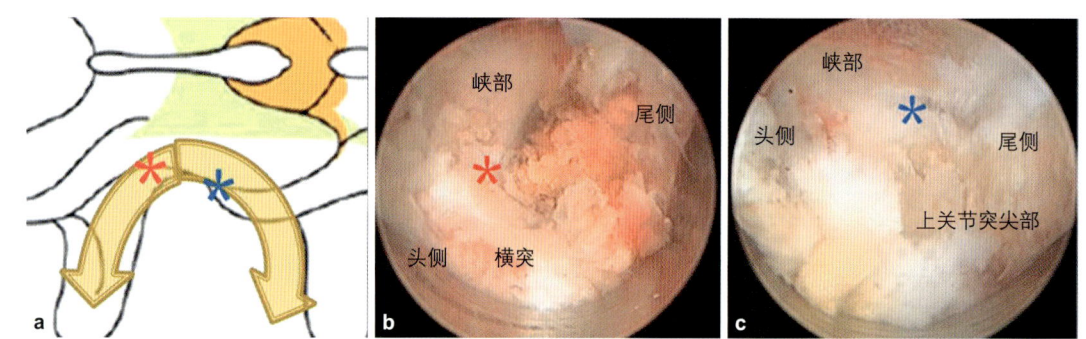

图 8-6 在初始关键结构上使用磨钻进行环形减压，如横突（TP）、关节突关节外侧和上关节突（SAP）。（a）示意图。（b,c）内镜视图。红色星号：横突和小关节外侧缘的连接处。蓝色星号：上、下关节突交界处

黄韧带切除术和神经周围粘连松解术

整块或片状切除横突肌筋膜和黄韧带，暴露出口根（ER）（图 8-7a）。对出口根周围的软组织进行分离和粘连松解术（图 8-7b）。

额外减压

额外减压包括多余的椎间盘组织 / 额外去除出口根轴向区域的黄韧带（图 8-8a）；如果需要，可以行椎弓根切开术、骨赘或椎体上部切除。出口根的全程减压应从远端到近端，从椎弓根到椎间孔外区域（图 8-8b）。

止血和关闭伤口

应实现完全止血。置入引流管，然后关闭伤口（图 8-9）。

典型病例

病例 1：椎间孔外椎间盘突出

男性，49 岁，有 L4-L5 椎板切除和椎间盘切除手术史，以背部疼痛和右大腿前疼痛为主诉。因剧痛无法行走。检查时背部和

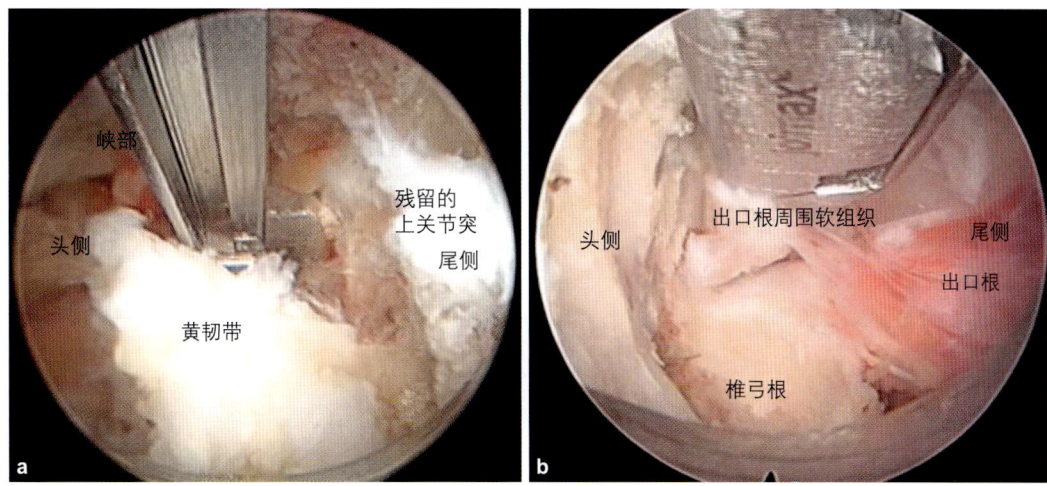

图 8-7 （a）切除黄韧带和（b）从周围粘连软组织中分离出口根（ER）

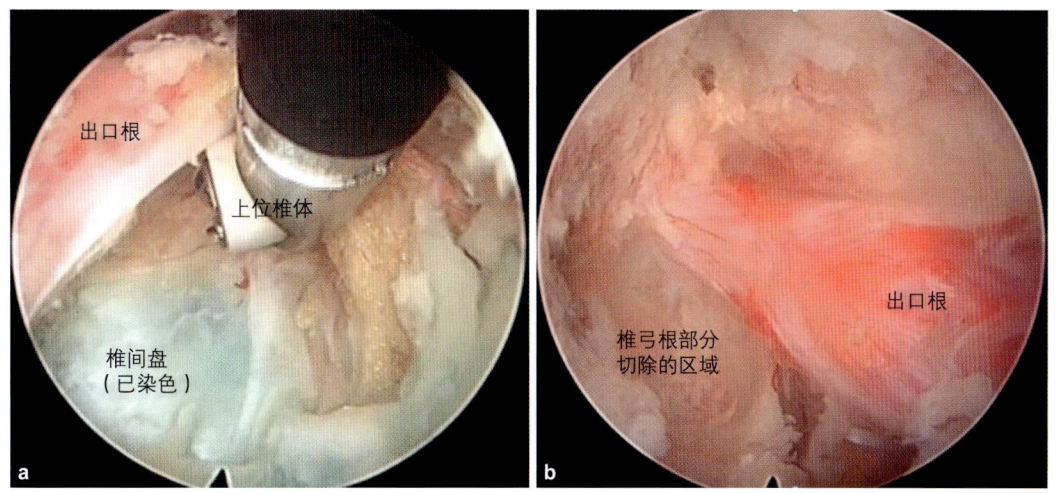

图 8-8 （a）检查出口根腋下区域的减压情况。（b）从椎弓根到椎间孔外区域的出口根全程充分减压

腿痛 VAS 评分分别为 5 分和 8 分，右侧髋关节屈曲无力，肌力 3 级。常规 X 线检查未发现不稳定的迹象，MRI 显示 L3-4 节段的右侧椎间孔外椎间盘压迫出口根（图 8-10a, b）。接受内镜下椎旁入路减压切除椎间盘（图 8-10c, d）。术后患者腿部疼痛缓解，术后 X 线片显示，没有不稳定的特征，MRI 显示上关节突部分切除，突出椎间盘切除，神经根减压。

病例 2：Far-out 综合征

女性，63 岁，出现长期的腰痛和右下肢痛，加重 2 个月。保守治疗失败后，神经根封闭后症状暂时缓解。X 线片示腰骶段脊柱呈冠状位畸形，多节段有真空盘现象，无不稳。MRI 和 CT 显示右侧椎间孔严重狭窄，L5-S1 根部受压，多个腰椎节段有严重退行性改变（图 8-11a～d）。患者接受了内镜下

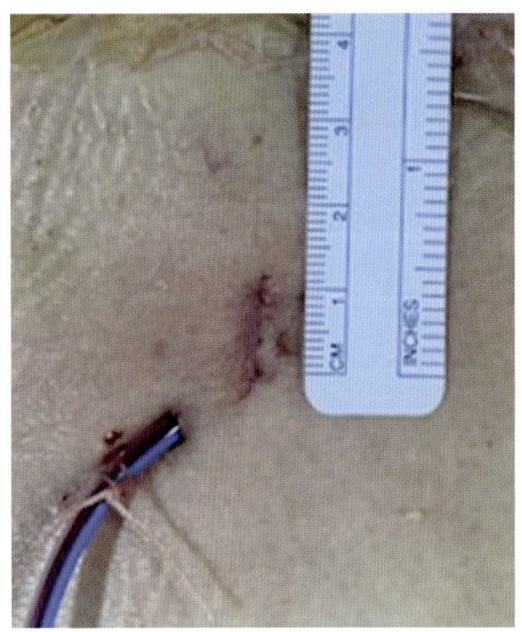

图 8-9 皮肤切口和引流管

椎旁入路椎间孔减压术（图 8-11e,f）。患者术后 6 小时下地活动，小腿 VAS 评分由 9 分降至 2 分，无神经功能障碍。术后 X 线片显示未发现任何即刻不稳定的迹象，MRI 和 CT 显示右侧 L5-S1 小关节部分切除和椎弓根切开术以达到神经减压（图 8-11g～j）。

病例 3：严重的椎间孔狭窄

男性，60 岁，以腰痛和左下肢神经放射性疼痛为主诉，持续 6 个月。检查时，患者的 VAS 评分为腰痛 4 分，腿痛 8 分。腰骶椎 X 线片显示 L4-L5、L5-S1 椎间盘高度降低，L5-S1 出现真空盘，动态 X 线片未见不稳定迹象。CT 显示上关节突增生，椎间孔严重狭窄（图 8-12a,c）。

MRI 显示 L4-L5 椎间孔严重狭窄，脂肪信号在椎间孔内几乎看不见，关节突增生

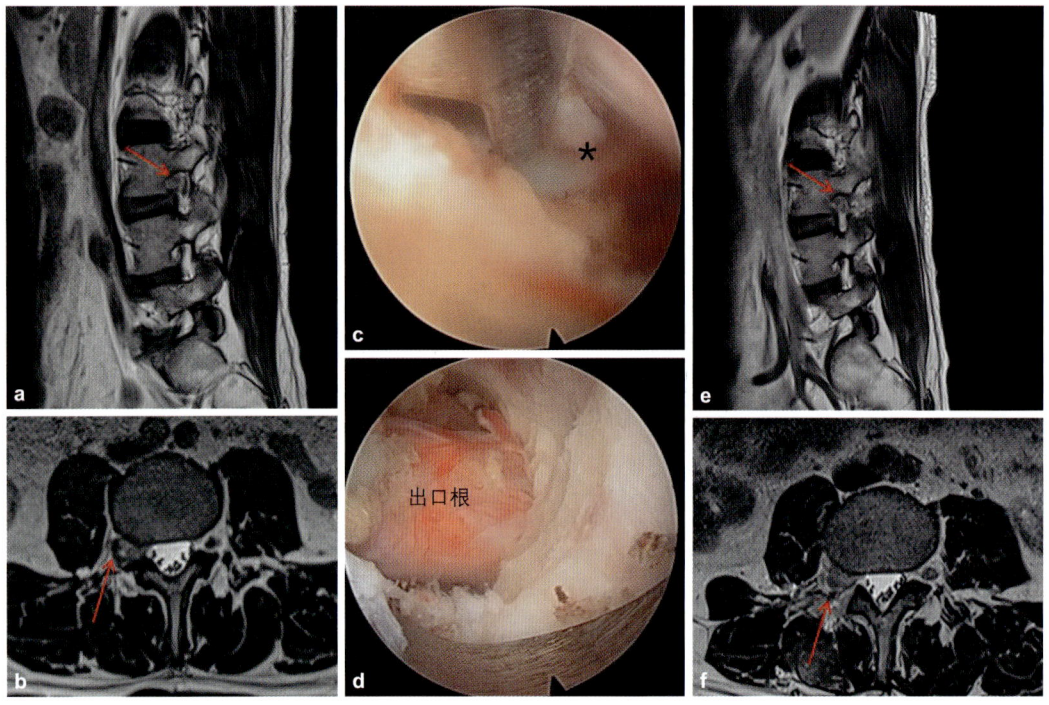

图 8-10 （a,b）MRI T2 矢状位和轴位图像显示椎间孔外椎间盘突出压迫出口根（红色箭头）。（c,d）术中内镜检查显示椎间盘破裂，行出口根减压。（e,f）术后 MRI 显示部分上关节突切除，通过切除突出的椎间盘达到神经减压（红色箭头）。星号，破裂的椎间盘；ER，减压出口根

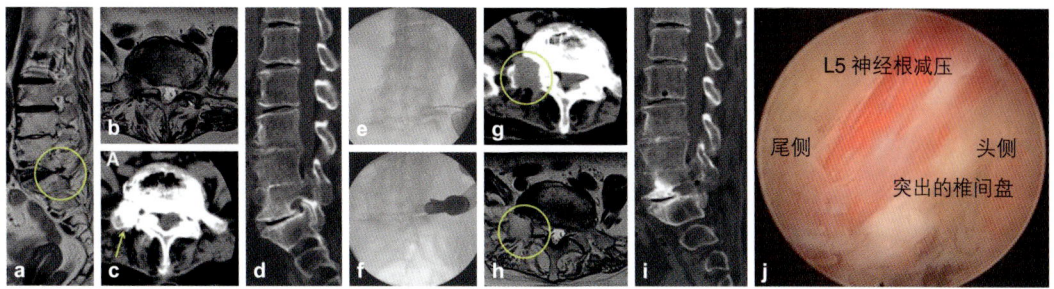

图 8-11 （a, b）MRI T2 矢状位和轴位像显示神经根在 L5-S1 右侧椎间孔处受压并有严重的退行性改变（黄色圆圈）。（c, d）CT 轴位和矢状位扫描显示小关节增生，骶翼侵犯椎间孔，压迫神经（黄色箭头），出现多节段真空盘现象。（e）术中透视图像显示定位针靶点。（f）X 线片上工作套管的最终位置。（g~i）术后轴位 CT、T2 MRI 及矢状位重建图像显示 L5-S1 右侧小关节部分切除、椎弓根切开减压（黄圈）。（j）减压的出口根和突出的椎间盘

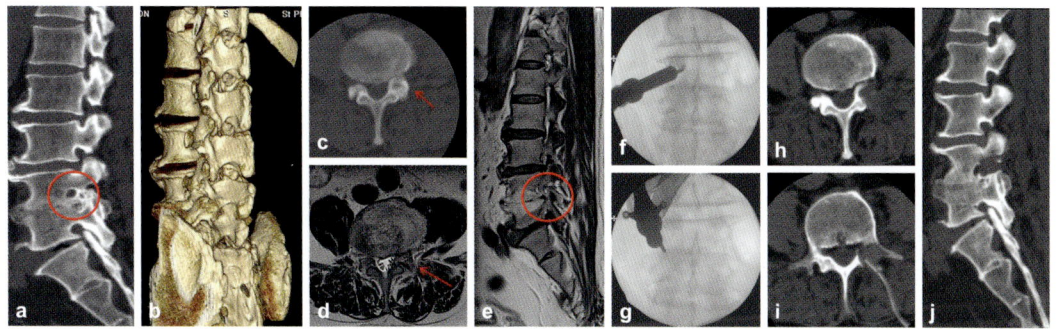

图 8-12 （a）CT 图像显示 L4-L5 关节上关节突几近融合，严重狭窄，小关节上部增生（红圈），L5-S1 椎间盘间隙缩小，真空盘。（b）三维重建图像显示椎间孔变窄，横突增大。（c）CT 轴位图像显示椎间孔完全狭窄，小关节上部增生（红色箭头）。（d, e）MRI T2 轴位图像显示 L4-L5 的椎间孔完全狭窄（红色箭头），左侧矢状面图像显示椎间孔严重狭窄，脂肪信号消失（红色圆圈）。（f, g）术中透视图像显示从椎弓根到椎间孔外区域进行减压。（h, i）术后 CT 轴位图像显示上关节突尖切除。（j）CT 矢状位图像显示通过椎弓根切开和上关节突尖切除达到椎间孔减压

使椎间孔变窄（图 8-12e）。患者接受了诊断性神经根封闭以确认疼痛的责任节段，获得暂时的症状缓解。在这个病例中，由于严重的退行性改变，手术解剖结构模糊不清。巨大的横突被用作 C 臂透视下的解剖标志，以获得最初的手术定位（图 8-12b）。在横突上放置工作套管后，用以下技术沿出口根走行路径对出口根进行减压：磨除包绕出口根的增生骨性结构，直至出口根上只剩下薄薄的骨性薄壳，用钳子和刮匙去除这层薄薄的骨性结构。术中透视显示椎弓根至椎间孔外减压（图 8-12f, g）。患者于术后 6 h 下地行走，腰部和腿部 VAS 评分分别降低至 3 分和 2 分，术后 1 天出院。术后影像显示术后无即刻不稳定，椎弓根切开及切除上关节突达到椎间孔减压（图 8-12h~j）。

并发症及其处理

1. 减压不充分
   - 减压不充分可导致术前症状的持续存在。
   - 减压的靶点应在手术前通过术前检查

（患者的神经症状和影像学图像）确定。
- 能够压迫出口根并引起患者症状的结构应彻底减压，并确认其减压状态，以获得成功的术后效果。
  - 横突下缘与小关节外侧缘交界处的骨质压迫。
  - 椎弓根压迫：需要进行椎弓根切开术。
  - 出口根腋下区黄韧带。
  - 上位椎体下缘骨刺。
  - 多余的椎间盘。
2. 小关节损伤
   - 小关节在维持稳定性方面起着重要作用，但在某些情况下，小关节切除对于充分减压是不可避免的。
   - 为避免此类并发症，在初始暴露出口根后，建议在内镜直视下沿出口根走行确切、有限地切除骨结构。
   - 术中调整内镜视向角也有利于斜切上关节突，保留 50% 以上的小关节，防止医源性不稳。
3. 神经并发症
   - 这些并发症可表现为在出口根上直接操作或不适当使用射频探头引起的感觉障碍和运动无力。
   - 为了防止神经损伤，对出口根周围组织应当进行细致的解剖。在对出口根进行操作之前，应先进行初步减压（如椎间盘切除和顶部骨质切除），并对出口根周围软组织进行充分松解。应避免使用锋利的工具进行过度操作。
   - 射频双极应使用适当的功率（软组织消融和骨出血控制：250 W，但神经结构周围应低于 90 W）并朝向正确的方向。射频探头的末端应指向背离神经根的方向，以便射频电流远离神经结构，而不是直接作用于神经结构。
4. 出血
   - 术中出血通常来自根动脉或其分支。
   - 这种意外出血可能会导致较长的手术时间，中断手术进程。
   - 防止术中出血的技巧包括预先凝结血管，这很容易导致根部动脉周围出血。当发生无法控制的术中出血时，可暂时提高灌注压力和使用止血剂（Floseal®）。
5. 腹膜后积液
   - 在某些情况下可能发生腹膜后积液。
   - 多见于 L5-S1 节段远外侧区域的分离解剖。应避免长时间的侵袭性解剖分离，以防止灌注液不慎进入腹膜后间隙。出口根远端减压应作为手术的最后一步，并尽量缩短远端减压的手术时间。

手术技巧与提示

1. 内镜下椎间孔减压术前诊断的重要性
   - 症状和体征：病史和神经学检查。
   - 确定病变区域并排除其他原因。
   - 影像：明确病变，排除其他类型的手术方式（椎间融合，其他内镜手术）。
   - 诊断性选择性神经根封闭。
2. 解剖标记
   - 初始靶点：X 线正位图像中椎弓根的下外侧边缘，小关节外侧缘和横突之间的连接处。
   - 如果患者由于严重的退行性变或畸形而导致解剖结构模糊，则使用三维重建 CT 识别患者独特的解剖结构，例如通常利用靶区周围的骨突或凹陷，并将其用作替代标志物。
   - 手术过程中手术定位的关键标志物：上关节突尖、横突和小关节外侧缘。
3. 完全减压
   - 最常见的导致不良结果的原因是减压不完全。
   - 在术前计划的基础上，必须确保关键

结构的充分减压。
- 在 L5-S1 的病例中，骶骨翼会导致压迫。在充分减压骶骨翼的情况下，减压出口根，并沿出口根走行在远超 L5-S1 椎间盘外侧缘追踪出口根。但要小心，不要做侵袭性的解剖、不要花很长时间进行远外侧区域减压，以避免腹膜后积液。

4. 小关节保留
   - 从生物力学上讲，小关节限制了脊柱运动节段的运动，但是在出口根顶部骨质去除的过程中会过度切除骨，可能会导致术后不稳定或部分骨折。
   - 与其他内镜入路（经椎间孔和对侧入路）相比，内镜椎旁入路具有相对较短的工作轨迹和垂直的入路角度，提供了多方向可变的手术角度，并使得术者使用内镜更容易进行小关节切除。

5. 术中出血
   - 全内镜椎旁入路术中突然大出血并不少见。
   - 术中出血多来自根动脉或其分支。进行全内镜椎旁入路操作的医生应该了解和理解神经根动脉的解剖及其走行。
   - 事先用射频双极或夹子对血管进行止血来获得无血内镜视野、防止任何出血和保持持续稳定的操作至关重要。
   - 出血多局限于内镜手术范围。当出现活动性出血和手术视野模糊时，视野和工作套管复合体不能移动，而应暂时固定。出血的来源通常局限在内镜下的小视野内。灌注水压暂时升高，射频电凝器钝头盲法间歇性加压，可帮助术者在手术视野模糊的情况下找到出血点并加以控制。
   - 止血剂（Floseal®）对控制术中出血也很有用。

6. 神经损伤
   - 手术过程中最常见的神经损伤形式是感觉障碍和运动无力。
   - 在操作神经根之前，应先对软组织周围的骨质进行减压并进行软组织粘连松解。应避免对神经根进行激进的操作。部分减压并从周围结构中分离出来的神经根应谨慎小心地操作。
   - 使用射频双极时应格外小心。术者在使用射频时应保持适当的功率和正确的方向。

（Chul Woo Lee, Dong-Chan Lee,
Yadhu Kasetti Lokanath 著
董华钧　宋卿鹏 译　祝斌 审校）

参考文献

1. Hasegawa T, An HS, Haughton VM, Nowicki BH. Lumbar foraminal stenosis: critical heights of the intervertebral discs and foramina. A cryomicrotome study in cadavera. J Bone Jt Surg. 1995;77(1):32–8.
2. Wiltse LL, Spencer CW. New uses and refinements of the paraspinal approach to the lumbar spine. Spine. 1988;13:696–706.
3. Kim HJ, Jeong JH, Cho HK, Chang BS, et al. Comparative observational study of surgical outcomes of lumbar foraminal stenosis using minimally invasive microsurgical extraforaminal decompression alone versus posterior lumbar interbody fusion: a prospective cohort study. Eur Spine J. 2015;24:388–95.
4. Ahn Y, Oh HK, Kim H, Lee SH, Lee HN. Percutaneous endoscopic lumbar foraminotomy: An advanced surgical technique and clinical outcomes. Neurosurgery. 2014;75(2):124–32.
5. McGrath LB, White-Dzuro GA, Hofstetter CP. Comparison of clinical outcomes following minimally invasive or lumbar endoscopic unilateral laminotomy for bilateral decompression. J Neurosurg Spine. 2019;30(4):491–9.
6. Kim HS, Patel R, Paudel B, Jang J, Jang IT, Oh SH, et al. Early outcomes of endoscopic contralateral foraminal and lateral recess decompression via an interlaminar approach in patients with unilateral radiculopathy from unilateral foraminal stenosis. World Neurosurg. 2017;108:763–73.
7. Nam HGW, Kim HS, Lee DK, Park CK, Lim KT. Percutaneous Stenoscopic lumbar decompression with Paramedian approach for Foraminal/Extraforaminal lesions. Asian Spine J. 2019;13(4):672–81.

第 9 章　双通道内镜下对侧椎板下入路治疗腰椎间孔狭窄症

引言

在腰椎侧隐窝狭窄症中，通常采用内镜对侧椎板下入路行对侧走行神经根减压术[1, 2]。改良的对侧椎板下入路，可同时显露并减压对侧走行神经根和出口神经根[3-5]。双通道内镜下腰椎手术可能是对侧入路的有力手段。

适应证和禁忌证

适应证[5, 6]

- 腰椎椎间孔狭窄。
- 中央型腰椎管狭窄合并椎间孔狭窄。
- 椎间孔区破裂型椎间盘突出症。
- 腰椎关节突关节旁囊肿，如滑膜囊肿和黄韧带囊肿。

禁忌证

- 椎间孔外椎间盘突出症。
- 腰椎感染性疾病。
- 腰椎明显不稳。

手术器械

对侧椎板下入路的基本手术器械与常规双通道脊柱内镜手术相同。需要准备一套专门的双通道内镜手术工具箱。一般采用 0° 内镜。30° 内镜有利于探查对侧出口神经根。对侧神经根减压术需要使用多种弯曲刮匙和部分弯曲的椎板咬骨钳（直径分别为 2 mm 和 3 mm）。

手术步骤

1. 做两个通道：行两个切口，即内镜入口和工作入口。通常情况下，内镜通道位于左侧（左手非优势侧），右侧则为工作通道口（右利手）。在某些情况下，两个切口的位置可以适当调整，以更好地减压出口神经根。我们可以把这两个通道向下移一点（图 9-1 和图 9-2）。C 臂侧位 X 线像上，内镜通道位于上位腰椎椎弓根下缘下方，以便能更好地显示出口神经根及其周围结构（图 9-1）。经皮肤切口包括内镜鞘和工作器械鞘（图 9-2）。持续盐水冲洗是维持清晰视野和控制出血（压力：25～50 mmHg）所必需的手段。从内镜入口到工作通道入口保持持续的生理盐水灌注和引流。

2. 骨处理和黄韧带切除：在棘突-椎板交界处进行上位椎体的同侧中央椎板切开（图 9-3）。用磨钻去除部分的棘突基底部以减压对侧（图 9-3）。首先显露对侧黄韧带的近端止点，然后将对侧黄韧带从椎板下方钝性分离。在对侧黄韧带上方用磨钻切除对侧椎板内层骨质。用椎板咬骨钳和髓核钳切除对侧浅层黄韧带。

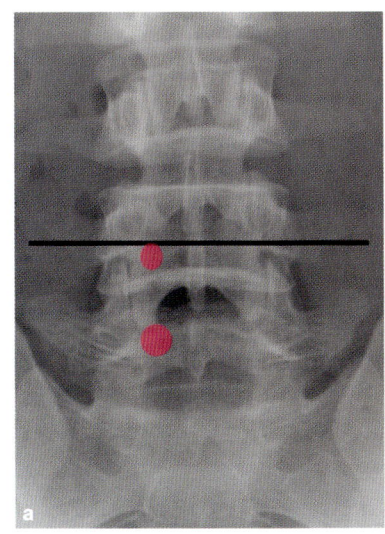
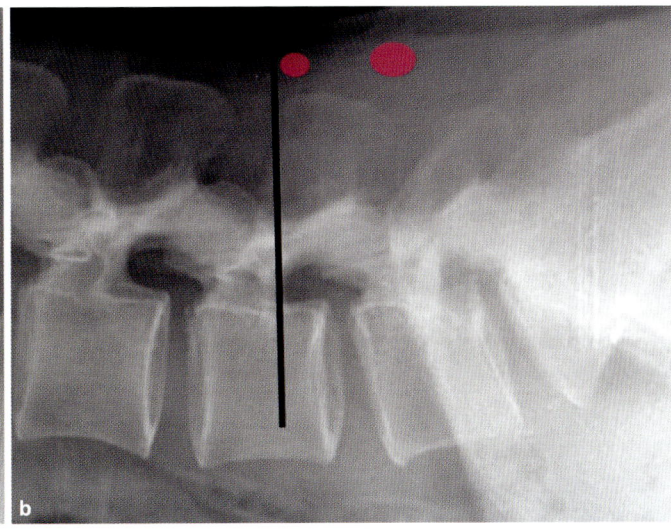

图9-1 两个通道的位置。内镜通道通常位于上位椎弓根下缘。（a）正位片；（b）侧位片

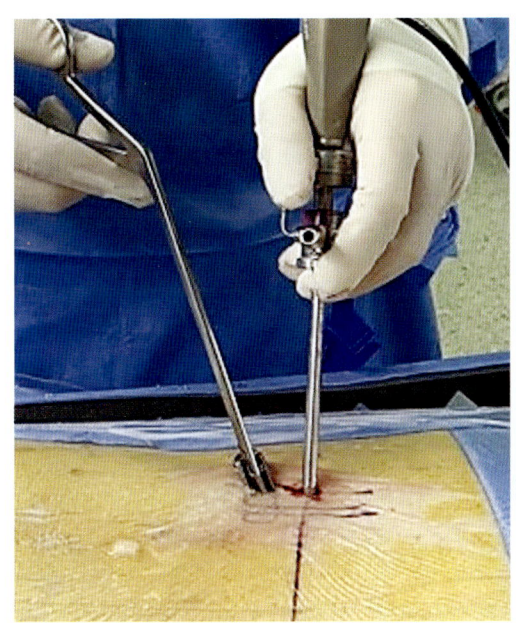
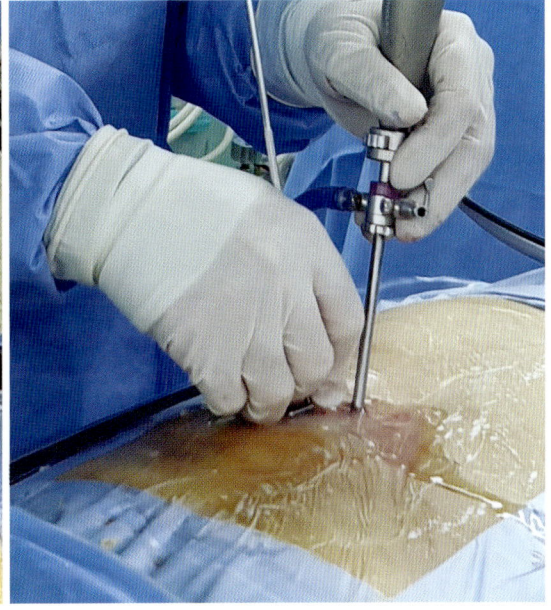

图9-2 双通道内镜手术概况

将对侧深层黄韧带的远端止点从对侧下位椎体的椎板上缘和上关节突分离。用刮匙、椎板咬骨钳和髓核钳切除对侧深层黄韧带。对侧深层黄韧带切除后，显露对侧上关节突及椎间孔韧带。去除椎间孔韧带后，可见对侧出口神经根和硬膜外脂肪组织。对于上关节突上移或增生者，需切除对侧上关节突尖部，以减压对侧出口神经根。如果患者有椎间孔区破裂型椎间盘突出，经对侧入路很容易取出破裂的椎间盘碎片。如果患者存在侧隐窝狭窄，走行神经根受压，则如常规内镜下减压术一样，减压走行神经根。

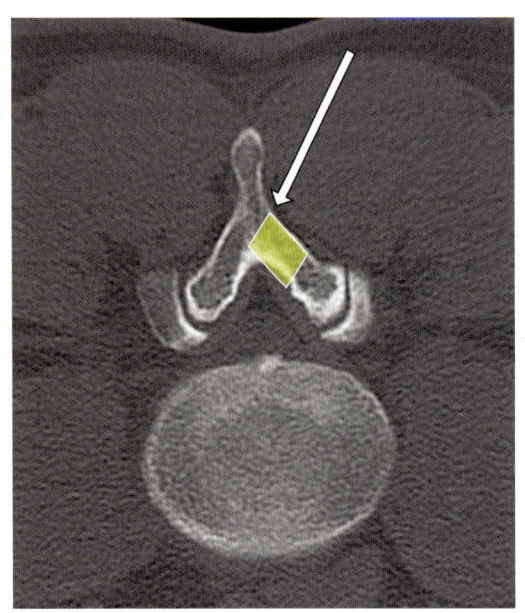

图 9-3　对侧椎板下入路的椎板切开区域。应去除棘突基底部，保留同侧关节突关节

典型病例

病例 1

男性，65 岁，主诉双下肢疼痛和神经源性间歇性跛行。术前 MRI 显示 L4-5 双侧侧隐窝狭窄合并左侧椎间孔狭窄（图 9-4）。本患者接受右侧入路双通道内镜手术，行 3 条神经根减压术（双侧 L5 神经根和左侧 L4 神经根）。左侧 L4-5 椎间孔狭窄采用对侧椎板下入路减压（图 9-4）。术后 MRI 显示 L4-5 双侧隐窝狭窄和左侧椎间孔狭窄获得彻底减压（图 9-4）。行双通道内镜手术后，患者症状明显改善。

病例 2

女性，72 岁，主诉右下肢 L4 皮节疼痛。术前 MRI 显示 L4-5 右侧侧隐窝狭窄伴椎间孔狭窄（图 9-5）。我们采用双通道内镜手术，经对侧椎板下入路对右侧 L4 和 L5 神经根进行内镜下减压术（图 9-5）。术后，患者右下肢疼痛明显改善。术后 MRI 显示双通道内镜手术后 L4-5 右侧侧隐窝和椎间孔狭窄均明显减压（图 9-5）。

并发症及处理

1. 硬膜撕裂：切除黄韧带时偶发硬膜损伤。在切除黄韧带之前，必须检查硬膜和黄韧带之间的粘连情况。小的硬膜撕裂可用 TachoSil 外科手术贴片和夹子修复[2,7]。
2. 神经损伤：术中硬膜和神经根过度牵拉，导致术后下肢无力。减压对侧神经之前，去除对侧椎板内层骨质非常重要，避免放置内镜时压迫硬膜。通常，双通道内镜手术行对侧椎板下减压时，内镜不会明显压迫椎管中央硬膜。
3. 术后硬膜外血肿：建议术后放置引流管以预防血肿。
4. 减压不彻底：采用对侧椎板下入路，椎间孔外病变减压非常困难。术中 C 臂透视对彻底减压很有必要。椎间孔外病变更适合椎旁入路或经椎间孔入路。

讨论

经对侧入路行出口神经根减压术，需要切开中央椎板[5,6]。切除中央椎板，显露黄韧带近端止点。探查对侧出口神经根有两个解剖标志。首先是对侧椎间孔区韧带（图 9-6）。椎间孔区黄韧带止于上方的椎弓根，覆盖出口神经根。去除对侧椎板内层骨质时应保留椎间孔区韧带。探查对侧出口神经根的另一个解剖标志是上关节突尖部。有时，对于椎间孔狭窄的患者，由于椎间隙高度下降，上关节突向上移位，因此，出口神经根

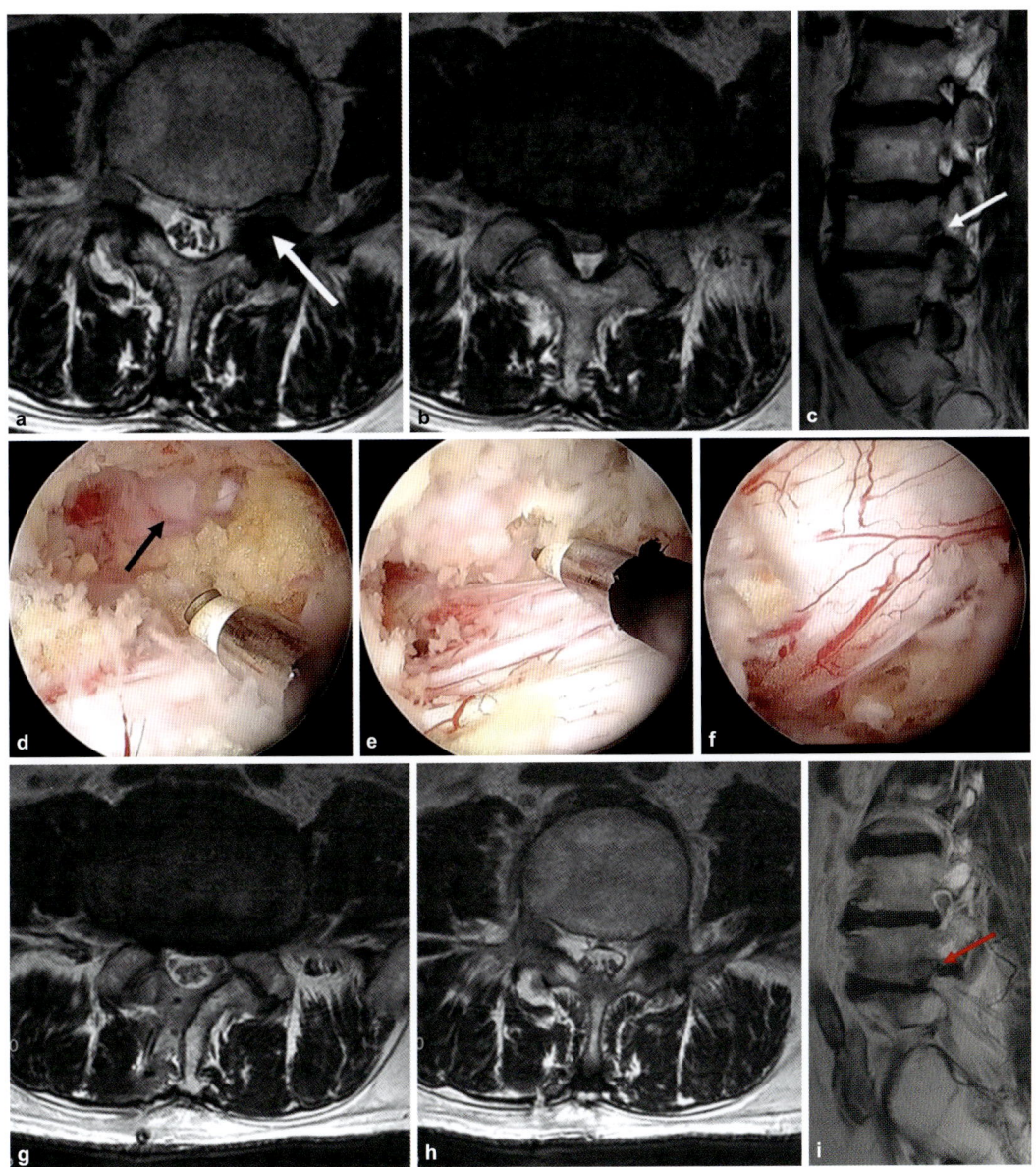

图 9-4　男性，65 岁，主诉双下肢放射痛和间歇性跛行，左下肢疼痛更明显。术前 MRI 显示 L4-5 双侧侧隐窝狭窄合并左侧椎间孔狭窄（白色箭头）：轴位图像（a，b）和矢状位图像（c）。左侧 L4（黑色箭头）和 L5 神经根行对侧椎板下入路减压术（d，e）。右侧 L5 神经根采用同侧入路减压（f）。术后 MRI 显示中央椎管管径增大（g），左侧椎间孔狭窄消失（h，i）

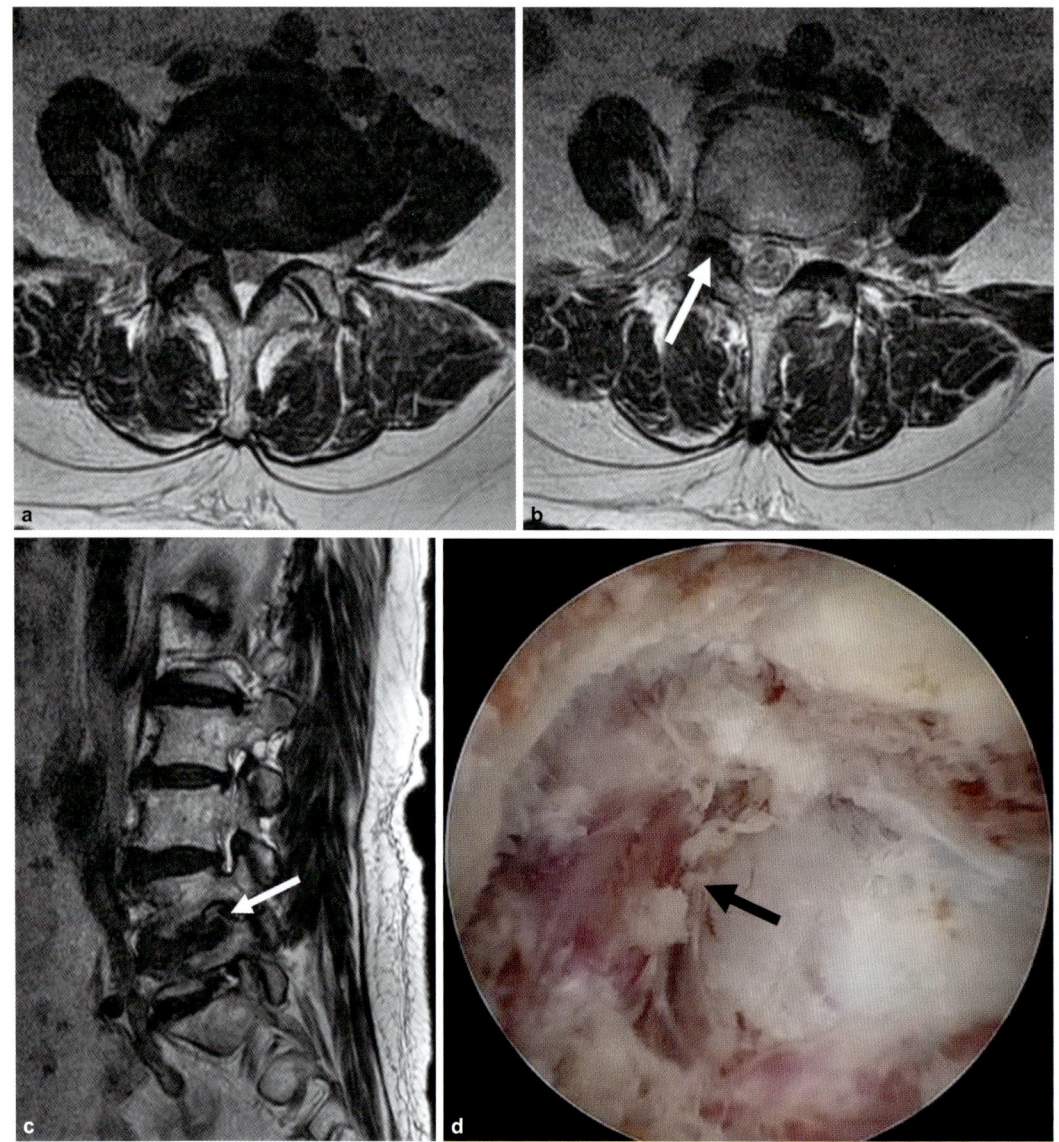

图 9-5 女性，72 岁，主诉右下肢放射痛（L4 皮节）和跛行。术前 MRI 显示 L4-5 右侧隐窝狭窄（a）合并椎间孔狭窄（白色箭头，b,c）。我们采用双通道内镜手术，经对侧椎板下入路行右侧 L4 和 L5 神经根减压术。特别是右侧 L4 出口神经根完全减压（d）。手术后，患者右下肢疼痛消失。术后 MRI 显示 L4-5 右侧侧隐窝（e）和椎间孔（f,g）狭窄均获得减压

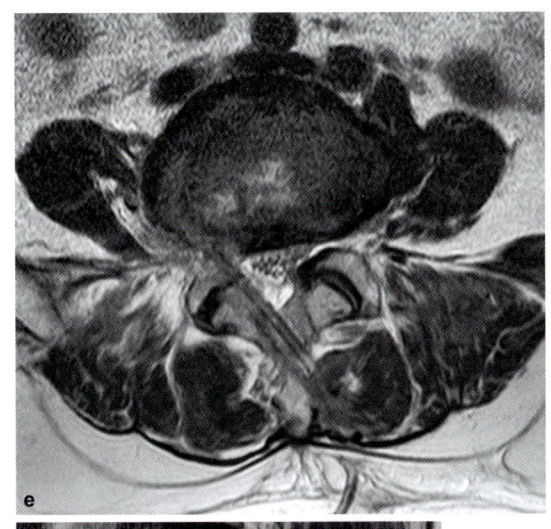
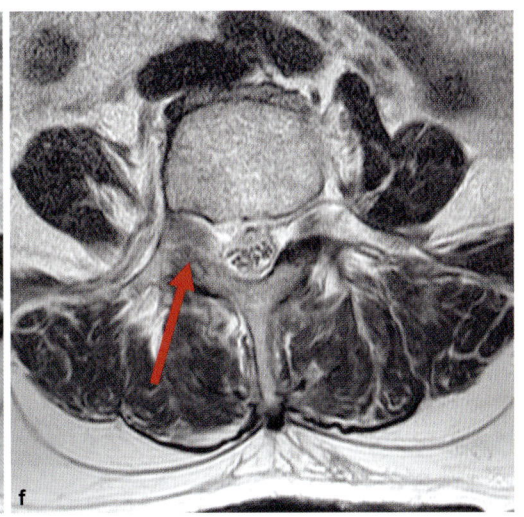
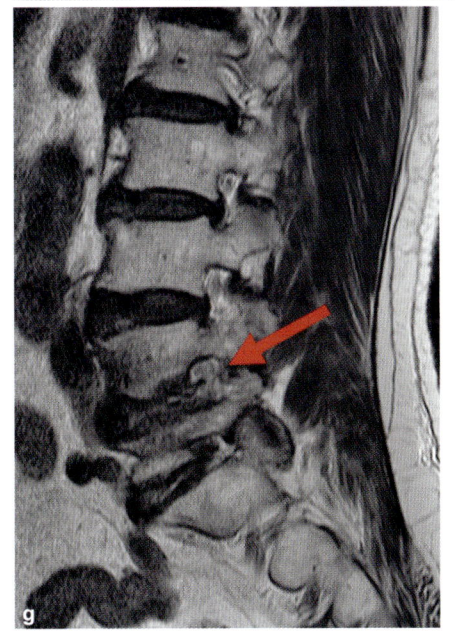

图 9-5（续）

位于上关节突尖部周围（图 9-6）。椎间孔区韧带附着于上关节突。作者首先探查上关节突尖部。然后，用小的镜下椎板咬骨钳和髓核钳仔细去除椎间孔区韧带。韧带切除后可见淡黄色的硬膜外脂肪组织。去除硬膜外脂肪后，出口神经根获得完全显露。有时，作者会根据患者具体情况，决定对侧上关节突尖是否切除和切除范围，完成对侧出口神经根的减压。作者认为，这两个解剖标志对于内镜下经对侧椎板下入路彻底减压出口神经根非常有意义。

神经根周围常常有丰富的硬膜外血管。良好的止血是实现神经根彻底减压的必要条件。用射频预防性凝血止血时，应降低射频能量，避免损伤神经。

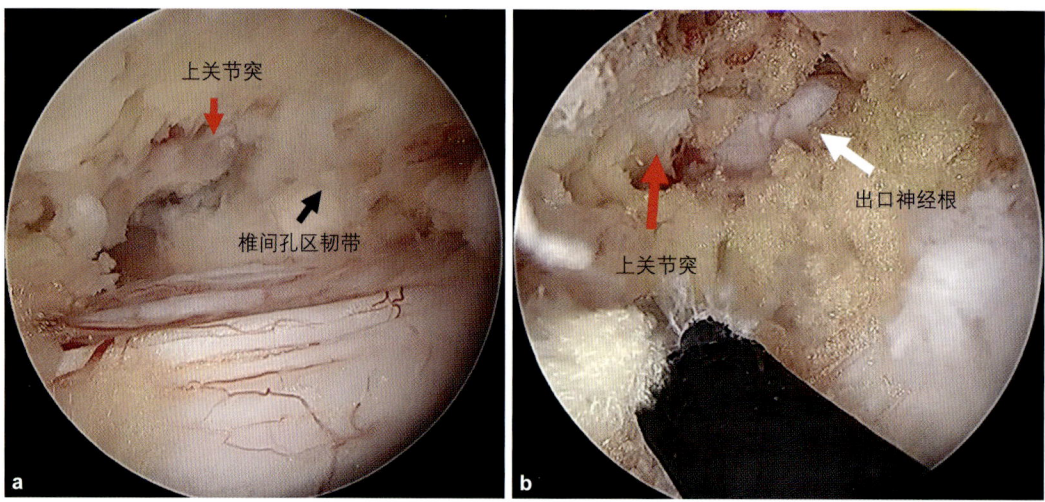

图 9-6　对侧椎板入路中探查出口神经根的两个解剖标志。第一个是椎间孔区韧带（黑色箭头）。第二个是上关节突尖部（红色箭头）。出口神经根经过这两个手术标志

（Dong Hwa Heo, Su Gi Jun, Cheol Woong Park 著　董华钧　祝　斌 译　刘　正 审校）

参考文献

1. Heo DH, Lee DC, Park CK. Comparative analysis of three types of minimally invasive decompressive surgery for lumbar central stenosis: biportal endoscopy, uniportal endoscopy, and microsurgery. Neurosurg Focus. 2019;46(5):E9.
2. Heo DH, Quillo-Olvera J, Park CK. Can percutaneous Biportal endoscopic surgery achieve Enough Canal decompression for degenerative lumbar stenosis? Prospective case-control study. World Neurosurg. 2018;120:e684–9.
3. Hwang JH, Park WM, Park CW. Contralateral Interlaminar keyhole percutaneous endoscopic lumbar surgery in patients with unilateral radiculopathy. World Neurosurg. 2017;101:33–41.
4. Krzok G, Telfeian AE, Wagner R, Hofstetter CP, Iprenburg M. Contralateral facet-sparing sublaminar endoscopic foraminotomy for the treatment of lumbar lateral recess stenosis: technical note. J Spine Surg. 2017;3(2):260–6.
5. Akbary K, Kim JS, Park CW, Jun SG, Hwang JH. Biportal endoscopic decompression of exiting and traversing nerve roots through a single Interlaminar window using a contralateral approach: technical feasibilities and morphometric changes of the Lumbar Canal and foramen. World Neurosurg. 2018;117:153–61.
6. Heo DH, Kim JS, Park CW, Quillo-Olvera J, Park CK. Contralateral sublaminar endoscopic approach for removal of lumbar Juxtafacet cysts using percutaneous Biportal endoscopic surgery: technical report and preliminary results. World Neurosurg. 2019;122:474–9.
7. Heo DH, Son SK, Eum JH, Park CK. Fully endoscopic lumbar interbody fusion using a percutaneous unilateral biportal endoscopic technique: technical note and preliminary clinical results. Neurosurg Focus. 2017;43(2):E8.

第 10 章　双通道内镜下椎旁入路治疗椎间孔及椎间孔外型椎间盘突出症

引言

腰椎椎间孔或椎间孔外狭窄引起的腰神经根病是退行性腰椎疾病的常见病因[1, 2]。传统上，Wiltse 提出的椎旁入路显微手术减压椎间孔狭窄被认为是腰椎椎间孔狭窄外科治疗的金标准[3]。此外，腰椎关节突关节全切除和脊柱融合术也广泛用于治疗腰椎椎间孔狭窄。然而，过度刺激背根神经节可能会导致术后腿部疼痛或感觉障碍，而椎间孔病变位置较深，使手术在技术上更具挑战性，创伤也更大[4]。最近，由于脊柱内镜手术技术的进步，双通道内镜技术已开始应用于各种退行性脊柱疾病[5-7]。双通道内镜入路也被广泛称为单侧双通道内镜技术（UBE）。对于腰椎管狭窄症，双通道内镜技术正在变得越来越普遍，并在普及程度上超过了显微镜手术，这种技术可以以更小的创伤进入椎间孔区更深的位置。本文的目的是描述双通道内镜下椎旁入路治疗椎间孔狭窄的手术减压。首先确定一个外科解剖学标志性结构，包括峡部的外侧部分、横突的下部和上关节突的尖部。在处理完骨质结构后，使用神经剥离子和椎板咬骨钳将椎间孔区韧带的近端止点从横突和上关节突分离。在确认受压的神经根后，仔细对椎间孔区的神经根进行彻底减压。

适应证和禁忌证

双通道内镜下椎旁入路治疗椎间孔和椎间孔外病变的适应证与经 Wiltse 入路显微外科减压术的适应证相同。

适应证

- CT 或 MRI 证实的椎间孔 / 椎间孔外椎间盘突出或狭窄。
- 保守治疗无效的单侧腰神经根性疼痛。

相对禁忌证

- 退行性腰椎滑脱。
- 腰椎峡部裂。
- 腰椎峡部裂性滑脱。
- 双侧症状性椎间孔狭窄。

如果患者高龄，且病情严重，难以进行大手术，作者也选择性地尝试应用双通道内镜手术治疗腰椎峡部裂或滑脱患者的椎间孔狭窄。

禁忌证

- 腰椎节段性不稳定。
- 重度腰椎滑脱。
- 腰椎感染、肿瘤等。

麻醉和体位

患者全身麻醉或硬膜外麻醉后，将其俯卧于可透视的手术床上。不建议将患者过度屈曲于 Wilson 架上，以避免术中硬膜外压力增加导致更多的硬膜外出血。手术人员站在患者病变侧。

手术器械

对于手术设备，应包括摄像系统、内镜、刮匙系统、射频系统以及常规脊柱手术器械，如椎板咬骨钳、髓核钳和神经剥离子等。术中，我们常用 0°、4 mm 硬性关节镜，4 mm 球头磨钻，3.5 mm 射频消融刀头，连续扩张器和骨膜剥离器。有时，我们使用 30° 内镜探查内侧孔区（神经节前区）。弧形椎板咬骨钳和刮匙可用于上关节突和峡部的神经节前区病变的减压。

不推荐使用压力灌注泵系统，因为生理盐水经重力充分灌注后，既能获得清晰的手术视野，又能最大限度地减少硬膜外出血。液体的适当高度是其底部距患者背部约 40~60 cm（图 10-1）。如果采用加压泵灌注，推荐的灌注压力为 25~50 mmHg。

手术步骤

皮肤标记

在 C 臂透视正位（AP）片上，靶点在椎弓根下方、上关节突（SAP）上方，峡部外侧。对于右利手的术者，左侧切口是内镜通道，右侧切口是手术器械通道。两个切口相距约 3 cm，每个切口的中心位于靶点外侧

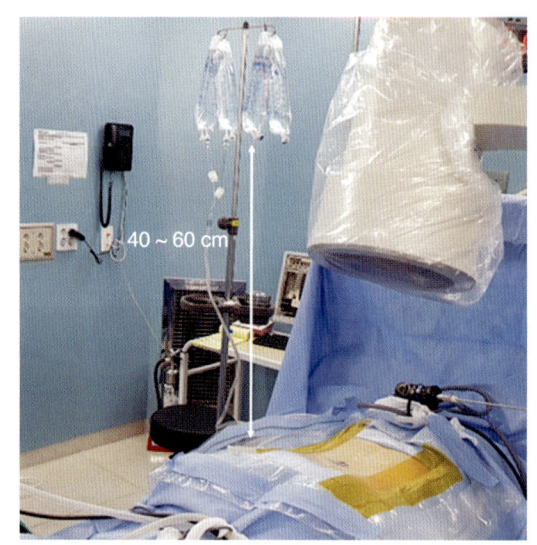

图 10-1　液体的适当高度是液体底部距患者背部 40~60 cm

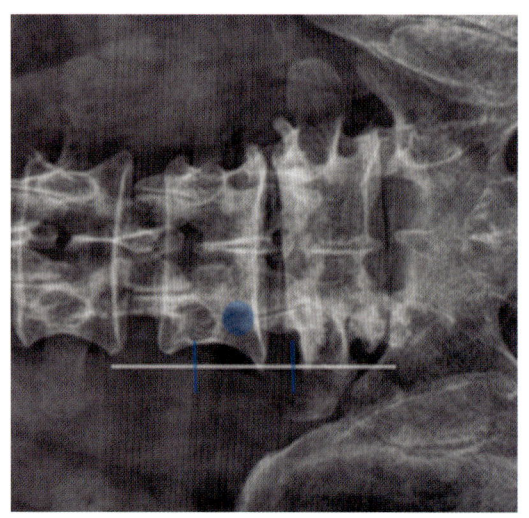

图 10-2　C 臂透视下正位片显示的皮肤切口和靶点。靶点（蓝色圆圈）位于椎弓根下方。两个切口（蓝线）相距约 3 cm，每个切口的中心位于靶点外侧 1 cm 处（白线）。左切口为内镜通道，右切口为拉钩和手术工具通道

1 cm 处（图 10-2）。对于 L5–S1 节段，如果尾侧切口被髂嵴阻挡，可在髂嵴内侧进行尾侧切口。

建立通道

在 C 臂透视下，通过工作通道和保护鞘放入扩张套管，并通过内镜通道插入保护鞘和内镜，两者汇聚于靶点，即汇聚于椎弓根的正下方（图 10-3）。术中通过两个通道持续盐水灌注（内镜通道流入和工作通道流出）保持手术视野清晰。

建立工作空间

在确定两个通道的正确位置后，使用射频刀头清除椎板表面的软组织和肌肉，以确认靶点。当横突或上关节突上的增生骨赘掩盖靶点时，应通过去除骨赘来确认靶点（图 10-4）。

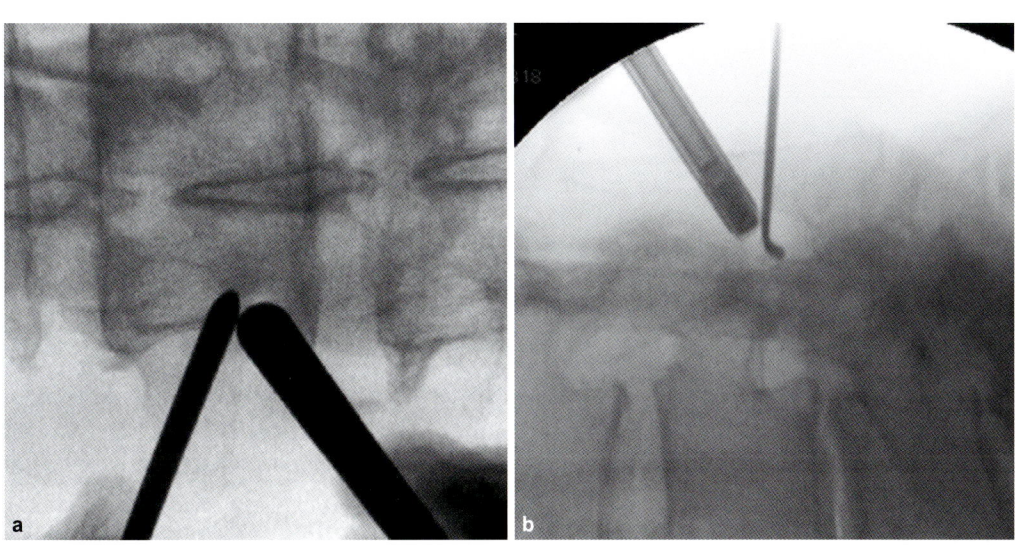

图 10-3 椎旁入路的通道置入，术中正位（a）和侧位（b）透视图

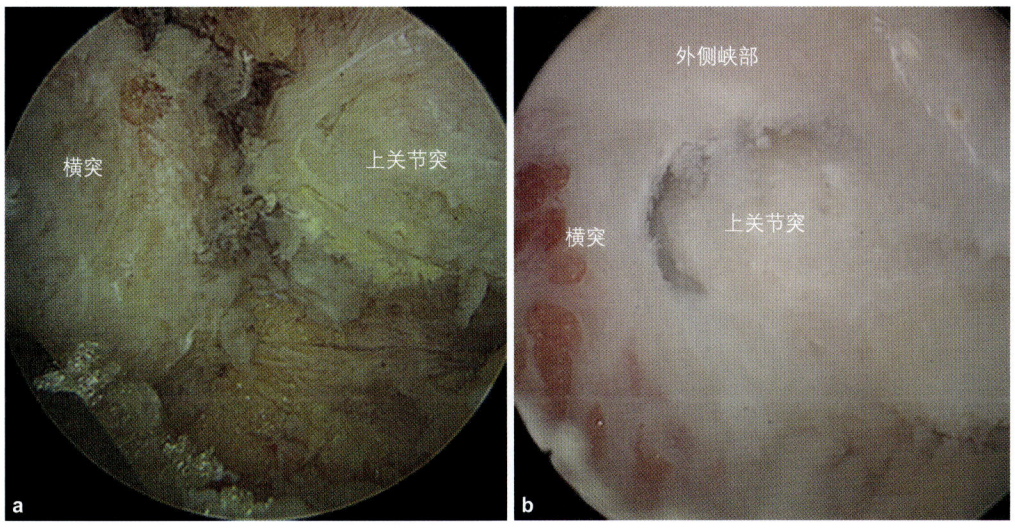

图 10-4 （a）第一步是使用射频刀头显露横突下缘和上关节突尖部。（b）在去除增生骨赘后，确认第一解剖标记，包括峡部外缘、横突下缘和上关节突尖部

骨处理和椎间孔韧带切除

用骨刀或者椎板咬骨钳切除上关节突尖部，为下一步骨处理创造空间（图10-5）。用高速磨钻和椎板咬骨钳去除横突的下半部分、峡部的外侧部分和部分上关节突，直至显露和游离椎间孔韧带（图10-6）。去除椎间孔韧带后，再处理骨质是有风险的，因此，在去除椎间孔韧带之前，请确保已切除合适的骨结构。从内侧向外侧切除横突的下部，直到椎间孔韧带从止点游离（图10-7）。去除外侧的峡部和近端横突，直至显露上位椎弓根的下缘。完成骨处理后，使用骨钻和椎板咬骨钳将椎间孔韧带的近端止点从横突和上关节突上剥离（图10-8）。椎间孔韧带切除后，可以显露出下方的神经根。

去除椎间盘/骨赘

在确认受压的神经根后，对椎间孔区内的神经根进行仔细而彻底的减压。彻底清除压迫出口神经根腹侧的突出的椎间盘和骨赘

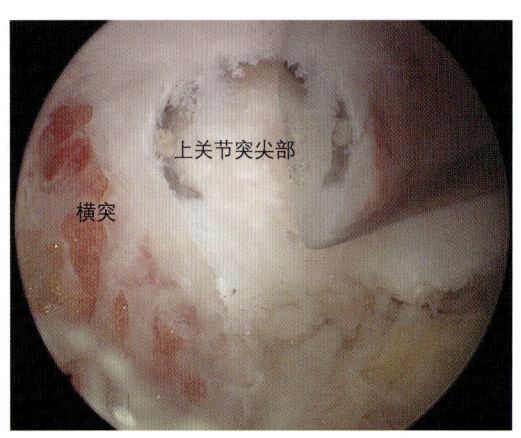

图10-5 用骨刀切除部分上关节突尖部

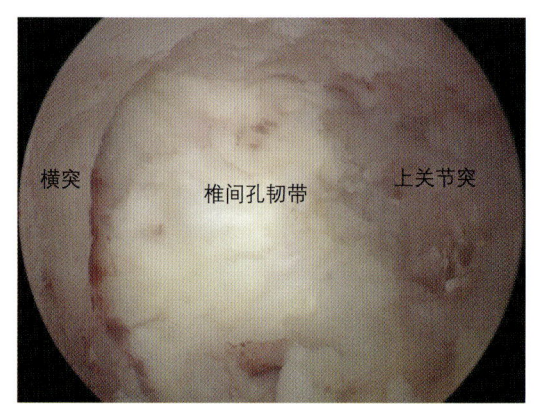

图10-6 骨质处理完成后，确认椎间孔韧带

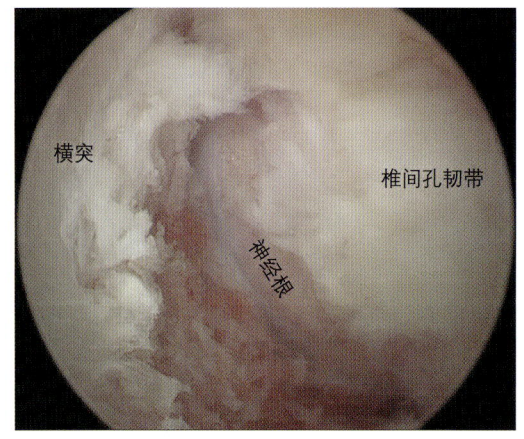

图10-7 从内向外切除横突下部，直到椎间孔韧带游离

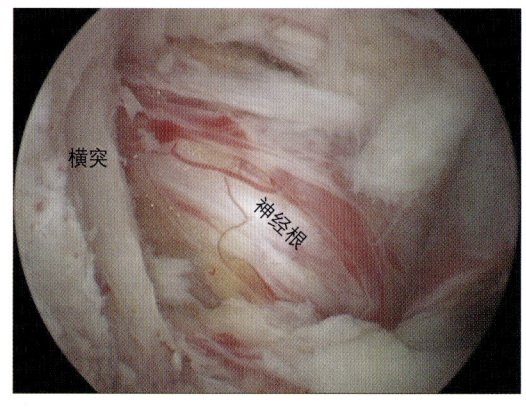

图10-8 用神经剥离子剥离附着于横突和上关节突上的椎间孔韧带的近端止点

是非常关键的。去除黄韧带后，可见神经根正下方的纤维环（图10-9）。然后，使用射频切开纤维环，使用直或弯的髓核钳来去除椎间盘碎片或骨赘（图10-10）。腹侧病变切除后，继续侧向减压，探查出口神经根直至其进入盆腔。椎间孔减压的终点是神经根可以自由活动，这可以通过内镜下观察来确认（图10-11）。在充分减压后，我们通常经工作通道放置一根小直径引流管，以防止术后血肿。

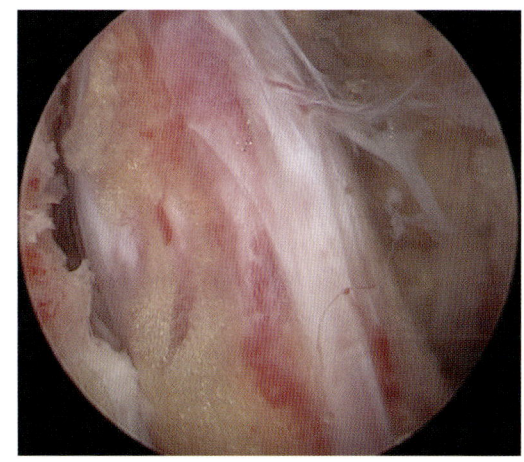

图10-11　椎间孔减压术可以让神经根自由活动，可在内镜下观察确认

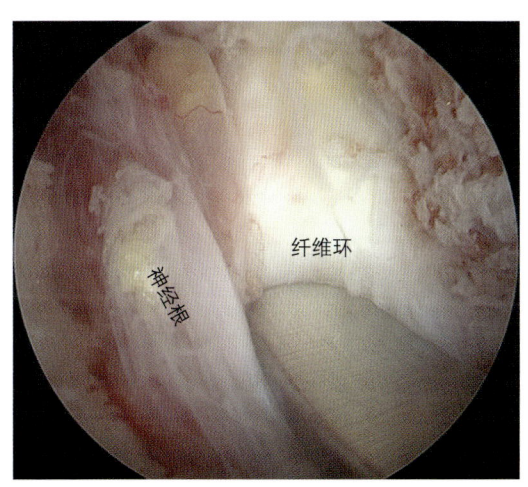

图10-9　纤维环在神经根正下方

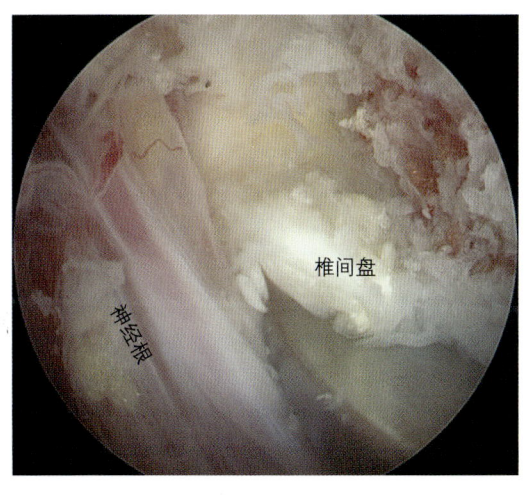

图10-10　取出椎间盘碎片

典型病例

病例1

女性，65岁，左腿疼痛5个月（图10-12）。患者术前的矢状位和轴位T2加权MRI如（a）和（b）所示。L4-5左侧椎间孔狭窄。她接受了双通道内镜下椎旁入路治疗椎间孔狭窄。术后磁共振检查证实左侧L4出口根减压良好（c,d）。她的神经源性腿痛明显减轻。

病例2

男性，58岁，左腿持续性放射痛2个月（图10-13）。术前T2加权MRI显示L4-5右侧椎间孔区椎间盘突出（a,b）。双通道内镜下椎旁入路治疗椎间孔区椎间盘突出获得成功。术后MRI证实椎间孔区突出的椎间盘（c,d）。患者的神经根症状完全消失。

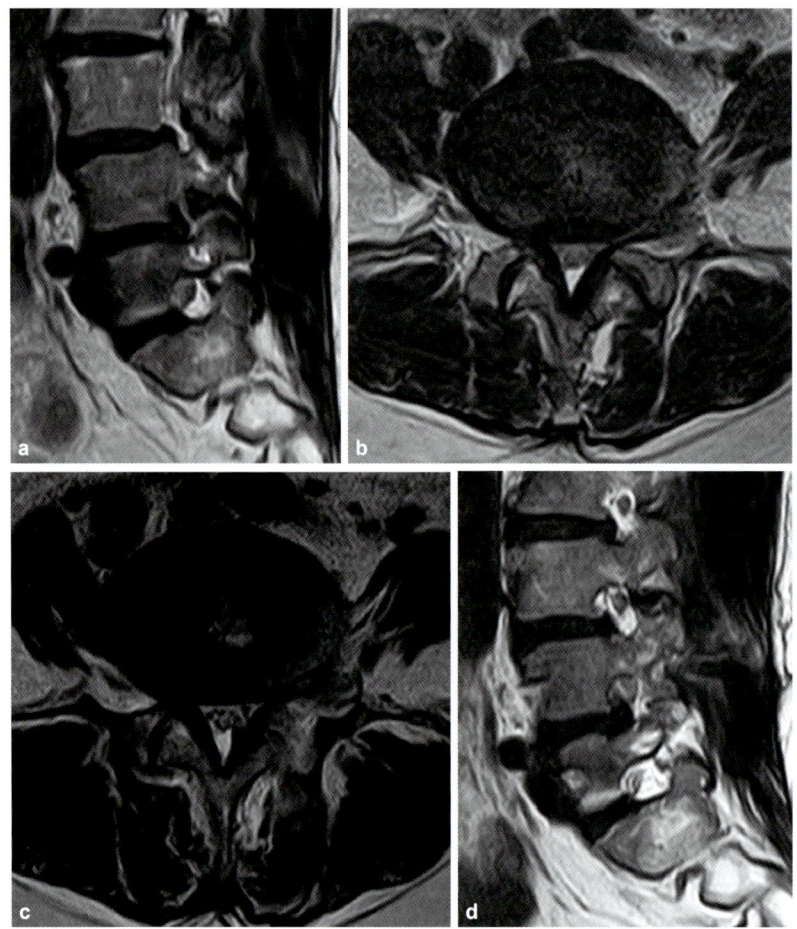

图 10-12　病例 1。术前 T2 加权 MRI 显示 L4-5 左侧椎间孔狭窄：矢状位（a）和轴位（b）。术后 MRI：矢状位（c）和轴位（d）

并发症及处理

术后血肿

硬膜外出血可以用最低功率的射频探头进行止血，即使在射频电凝之后也可以通过填充止血材料（如凝胶泡沫和可溶性止血纱布）来控制顽固性的硬膜外出血（WoundClot™，Core Scientific Creations, Israel）。应用骨蜡可以有效地控制切除骨表面的出血。在神经根的背部放置负压引流管，以防止术后血肿。术后第 2 天行 MRI 检查，拔除引流管。

硬膜撕裂

硬膜损伤并不常见，但多发生在盲目使用椎板咬骨钳的过程中。然而，大多数硬膜破损口大小不足以直接缝合，硬膜撕裂可以通过贴上纤维蛋白胶原补片（TachoComb）和放置伤口引流管 5~7 天来控制。但是，如果硬膜破口较大，我们推荐直接修补缝合硬膜。

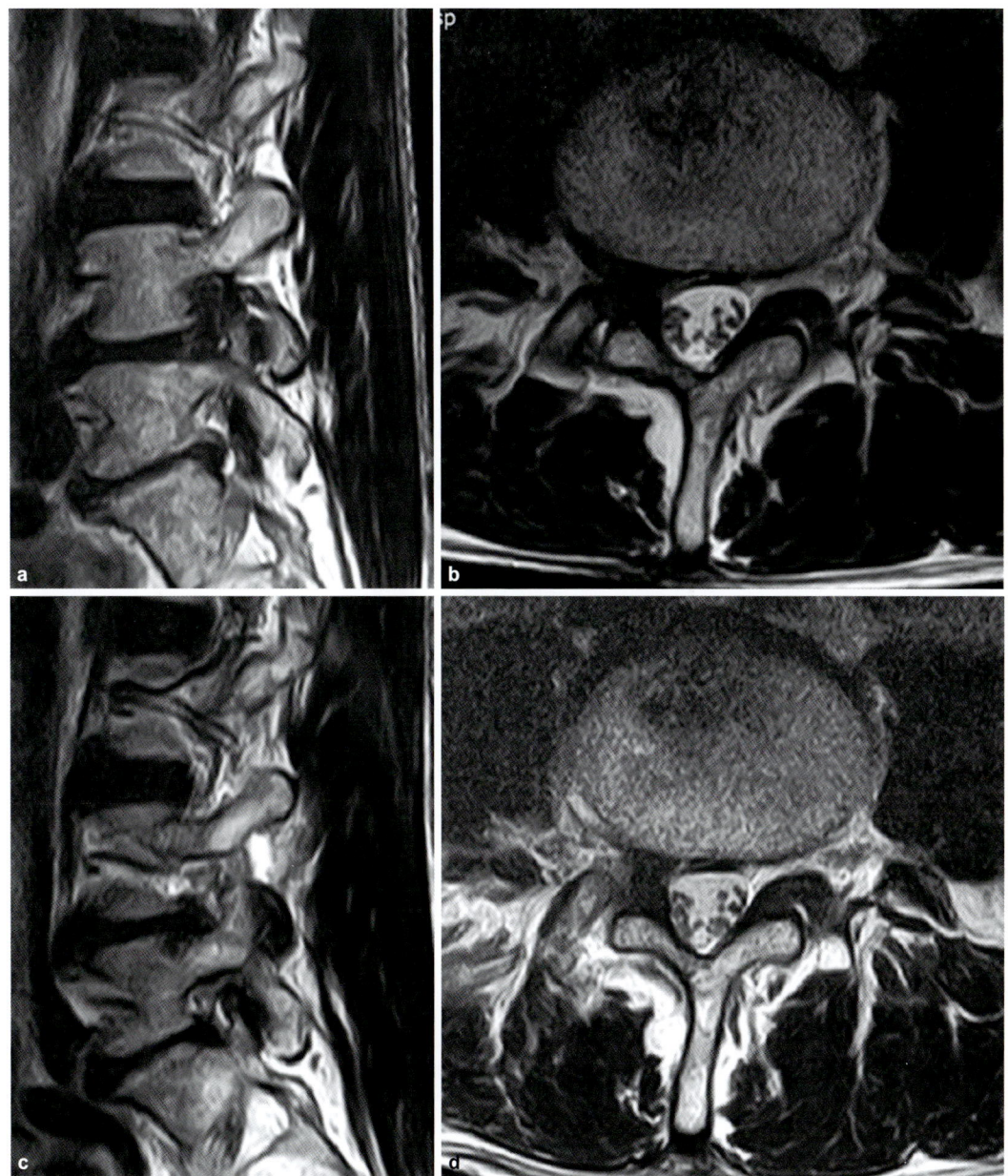

图 10-13　病例 2。术前 T2 加权 MRI 显示 L4-5 右侧椎间孔区椎间盘突出：矢状位（a）和轴位（b）。术后 MRI：矢状位（c）和轴位（d）

腹膜后积液

要特别注意的是，手术操作深度不要超过腰大肌。否则，液体有可能积聚到腹膜后间隙。这就是为什么我们需要更多地关注双通道内镜椎旁入路中液体排出情况。术中解剖标志对于预防腹膜后积液非常重要。在此过程中，术者需要一直密切留意上关节突、峡部和椎间孔韧带的结构。如果手术中内镜下很容易看到肌肉组织，那说明内镜和器械偏外的可能性很高。而且，腹膜后积液的可能性很大。内镜和手术器械的内缘紧靠上关节突和峡部对于预防积液至关重要。C 臂透视也有助于确认内镜和器械位于最佳位置。

手术技巧与提示

双通道内镜椎旁入路最大的优点是可以以相对自由的角度、较小的创伤达到椎间孔。这项技术还有助于椎间孔区的减压，而不需要牺牲太多的关节突关节和椎旁肌肉。因此，这种入路几乎没有术后不稳定的风险。此外，该技术在高倍内镜下提供了良好的视野，并通过持续灌注提供了清晰的视野，从而很好地减压了椎间孔狭窄。双通道手术可以提供与显微外科相同的手术放大内镜视野，这是大多数脊柱外科医生所熟悉的，这可能有助于学习这项技术。

双通道内镜椎旁入路有几个潜在的技术"陷阱"。第一，两个入口的尖端必须位于椎弓根的下方。第二，必须去除上关节突的尖部，以便为处理骨质创造空间。第三，如果需要用骨刀去除上关节突尖部，必须行术前影像检查确认椎间孔韧带是否有钙化。这是因为当椎间孔韧带钙化时，有可能损伤出口神经根。第四，如果上关节突内侧部分充分切除后，可以在不需要太明显牵拉神经根的情况下取出椎间盘。最后，非常小心地保证灌洗液排出对于防止颅内压升高和腹膜后积液非常重要。

（Man Kyu Park and Dong Hwa Heo 著
董华钧　祝　斌译　刘　正审校）

参考文献

1. Hasegawa T, Mikawa Y, Watanabe R, An HS. Morphometric analysis of the lumbosacral nerve roots and dorsal root ganglia by magnetic resonance imaging. Spine (Phila Pa 1976). 1996;21(9):1005–9.
2. Kunogi J, Hasue M. Diagnosis and operative treatment of intraforaminal and extraforaminal nerve root compression. Spine (Phila Pa 1976). 1991;16(11):1312–20.
3. Wiltse LL, Spencer CW. New uses and refinements of the paraspinal approach to the lumbar spine. Spine (Phila Pa 1976). 1988;13(6):696–706.
4. Chang SB, Lee SH, Ahn Y, Kim JM. Risk factor for unsatisfactory outcome after lumbar foraminal and far lateral microdecompression. Spine (Phila Pa 1976). 2006;31(10):1163–7.
5. Kim JE, Choi DJ. Bi-portal arthroscopic spinal surgery (BASS) with 30 degrees arthroscopy for far lateral approach of L5-S1 - technical note. J Orthop. 2018;15(2):354–8.
6. Heo DH, Sharma S, Park CK. Endoscopic treatment of Extraforaminal entrapment of L5 nerve root (far out syndrome) by unilateral Biportal endoscopic approach: technical report and preliminary clinical results. Neurospine. 2019;16(1):130–7.
7. Park MK, Park SA, Son SK, Park WW, Choi SH. Clinical and radiological outcomes of unilateral biportal endoscopic lumbar interbody fusion (ULIF) compared with conventional posterior lumbar interbody fusion (PLIF): 1-year follow-up. Neurosurg Rev. 2019;42(3):753–61.

第四篇
腰椎间盘突出症

第 11 章 基于椎间孔成形技术的全内镜手术

引言

经椎间孔入路内镜下腰椎间盘切除术（transforaminal endoscopic lumbar discectomy，TELD）在治疗腰椎间盘突出症（herniated discs，HD）方面有着与传统开放手术相似的治疗效果。自 Kambin 和 Sampson[1] 开展现代内镜下椎间盘切除技术以来，内镜的技术创新和器械设备得到迅猛发展，推动了脊柱内镜在各种类型的腰椎间盘突出手术治疗中的应用[2, 3]。然而，由于解剖结构的限制，仍会发生工作套管无法置于理想位置进而导致手术失败或开放翻修手术的情况。上关节突是经椎间孔入路中内镜进入椎管内到达硬膜囊和神经根的主要障碍。为了克服上述问题，椎间孔成形技术应运而生，它能使工作套管顺利到达突出的椎间盘附近，极大地提高了手术成功率。在本章中，我们将介绍椎间孔成形术治疗腰椎间盘突出症的相关经验，并提出其使用的适应证[4]。

适应证

- 椎间隙狭窄。
- 向上/下游离的椎间盘。
- 完全脱出髓核。
- 复发性腰椎间盘突出。
- 中央型腰椎间盘突出。
- 巨大腰椎间盘突出。
- L5-S1 腰椎间盘突出伴高髂嵴。
- 腰椎间盘突出伴椎间孔狭窄或侧隐窝狭窄。

麻醉和体位

- 局部麻醉/区域麻醉/全身麻醉。
- 俯卧位/侧卧位。

手术器械（图 11-1）

- 螺纹骨钻。
- 镜下磨钻。
- 内镜下椎板咬骨钳。
- 弹簧钳/探钩。

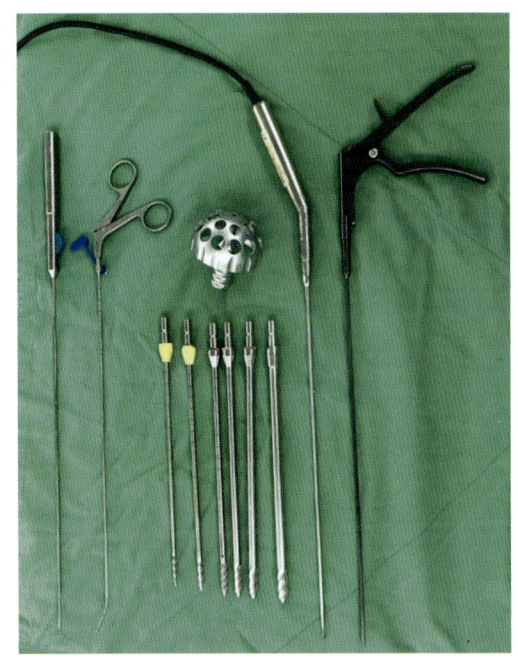

图 11-1 用于椎间孔成形术的内镜器械。螺纹骨钻，镜下磨钻，内镜下椎板咬骨钳，弹簧钳和探钩

手术步骤

定位

在局麻下进行 TELD，患者取俯卧位。根据患者的体型和突出椎间盘位置，皮肤表面穿刺点一般距离中线 8~14 cm（图 11-2a）。用局麻药局部浸润麻醉穿刺入点后，在 X 线透视引导下插入 18 G 腰椎穿刺针。随后，使用造影剂进行硬膜外腔造影，以确定出口根和走行根的准确位置（图 11-2b）。然后，在纤维环的外表面注射 1~2 ml 1% 的利多卡因。将腰椎穿刺针穿刺进入椎间盘进行椎间盘造影，使用 1 ml 的造影剂（法国 Telerberx）和靛蓝胭脂红溶液（韩国联合制药）将髓核染成蓝色（图 11-2c, d）。穿刺针在正位 X 线片上到达椎弓根内缘连线、侧位 X 线片上到达椎体后缘连线。最终的靶点位置取决于突出椎间盘的位置和手术节段。在旁中央型椎间盘突出中，腰椎穿刺针的最终靶点在正位（AP）片上为椎弓根内

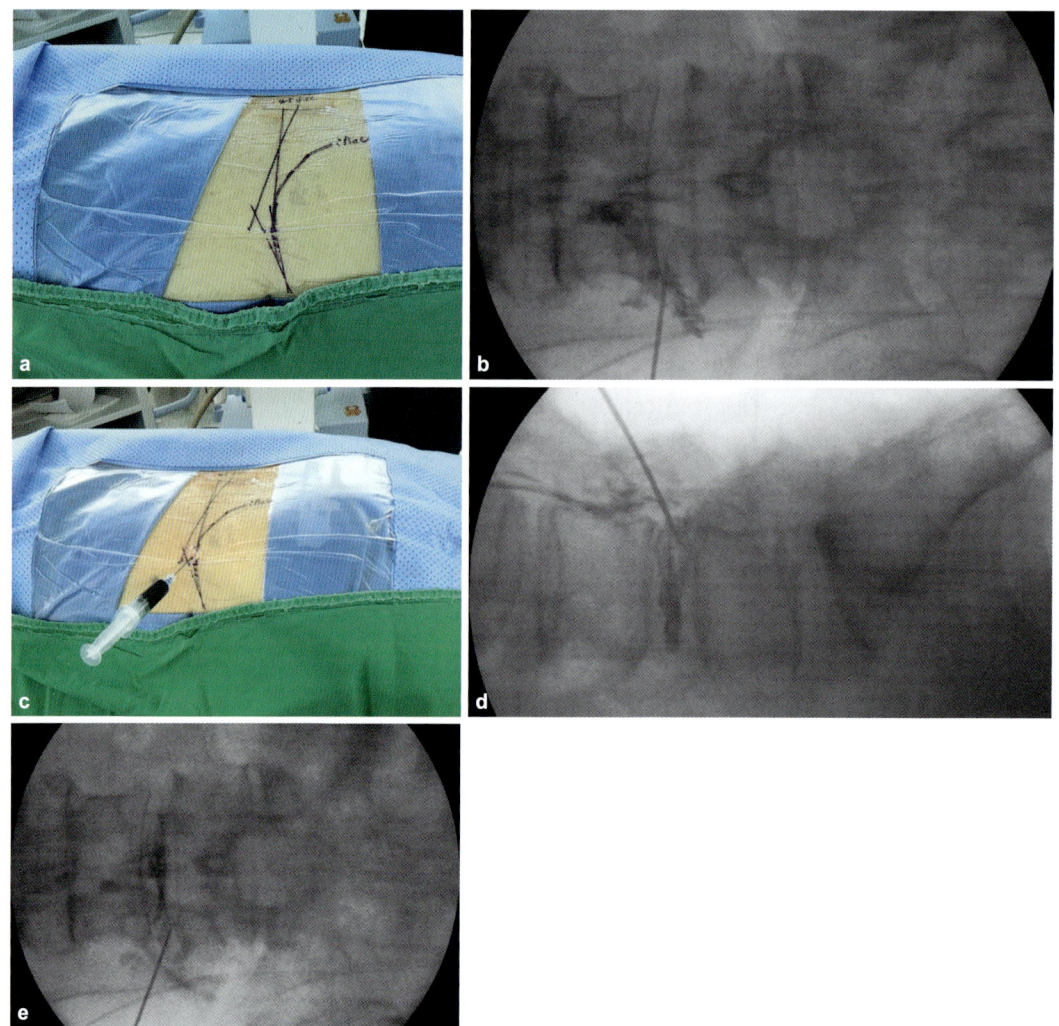

图 11-2 手术步骤：(a) 穿刺点；(b) 硬膜外腔造影；(c, d) 椎间盘造影；(e) 术中 X 线片显示下脱垂型椎间盘突出的初始定位

缘连线，在侧位片上为椎体后缘连线。对于中央型椎间盘突出，正位片上腰椎穿刺针位于椎弓根内缘连线和中线之间，侧位片上位于椎体后缘连线上。对于向下脱垂的椎间盘突出，穿刺针位于下位椎体的上终板（后上角），头倾角为 20°~30°（图 11-2e）。如果当腰椎穿刺针在正位片中位于靶点附近，而侧位片上穿刺针尖端已进入椎间隙，则应进行椎间孔成形术，使用螺纹骨钻或镜下磨钻部分切除上关节突。

椎间孔成形术

在 X 线透视下，将逐级螺纹骨钻按由小到大的顺序扩张至椎弓根内缘连线（图 11-3a, b）。在使用最大直径的骨钻后，重新尝试放置工作套管。

后路腰椎间盘切除术（PELD）步骤

锥形空心导杆沿着导丝穿刺进入，接触

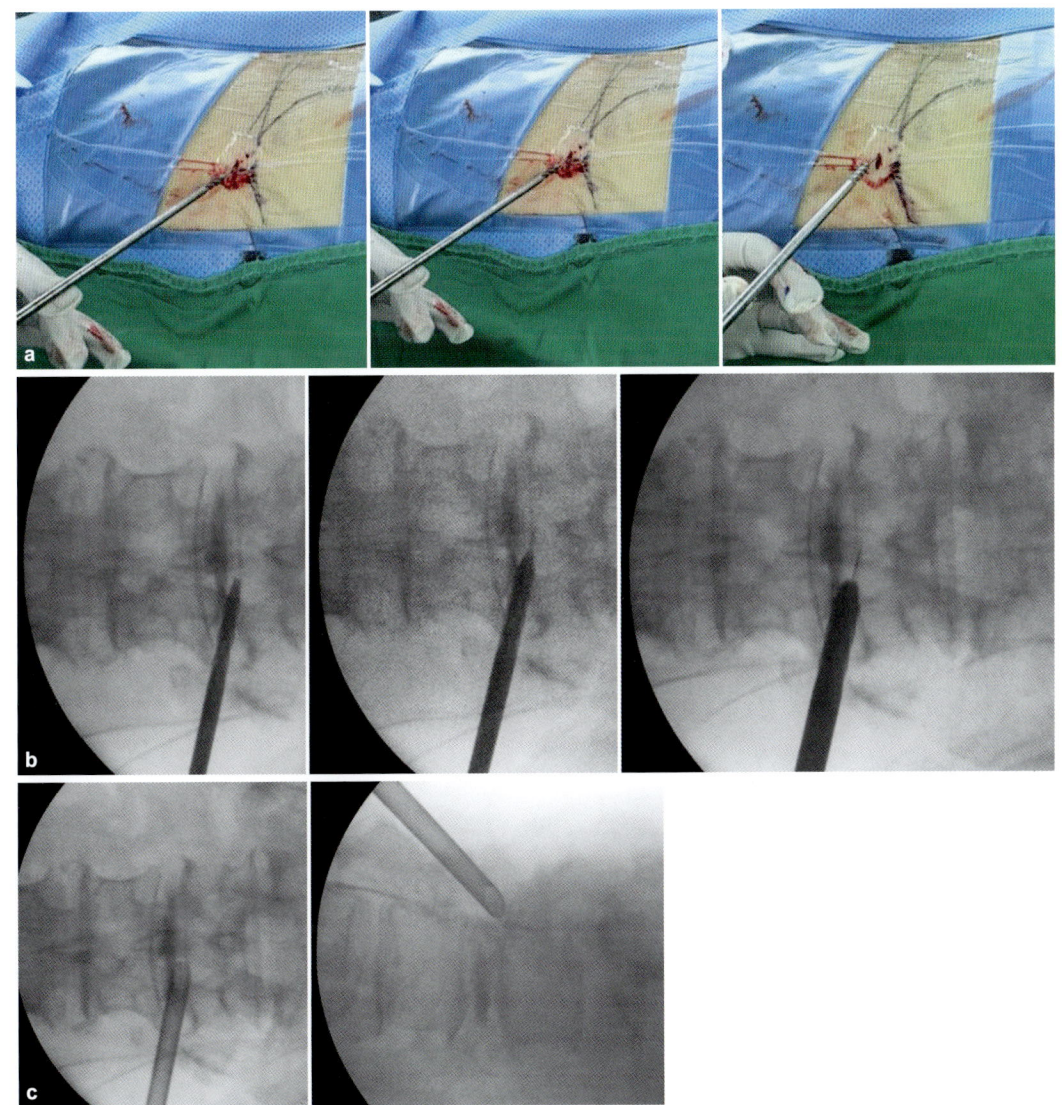

图 11-3　逐级成形（a）术中照片、（b）术中 X 线片和（c）工作套管在靶点上的位置

黄韧带后，锤击将导杆插入椎板间窗，放置工作套管，取出导杆。连接内镜（Vertebris system; Richard Wolf GmbH, Germany，图 11-3c），使用镜下磨钻、椎板钳和髓核钳去除部分关节突关节。切除黄韧带，显露走行根。一般来说，突出物隐藏在走行根下方。在内镜下，用弯曲探钩和髓核钳取出椎间盘碎片，松解神经根。进一步探查椎间隙，必要时清理椎间隙内的松散髓核组织，确认无残留致压物后，取出内镜。

严重脱垂/下游离

传统的 TELD 技术在处理脱垂髓核方面可能存在一些困难。由于器械不能弯曲、术野受限、无法抓取游离碎片，都限制了传统 TELD 在椎间盘脱垂中的应用。内镜不能完整显示大块脱垂椎间盘的整体形态，需通过从头侧向尾侧或从尾侧向头侧方向的倾斜入路，才能够帮助术者发现并取出椎间盘碎片。对于下脱垂严重或向下游离的突出，切除上关节突基底部和椎弓根上缘有助于显露深方硬膜外间隙内隐藏的椎间盘碎片。

典型病例

71 岁老年女性患者，因左下肢及臀部疼痛入院，3 年前曾行 L4/5 显微镜下椎间盘切除术。MRI 显示 L4/5 椎间盘突出并向下脱垂游离（图 11-4a, b）。在两次硬膜外类固醇激素注射后，疼痛无明显减轻。内镜下椎间孔成形术后，应用 TELD 切除椎间盘组织。MR 图像（图 11-4c, d）显示脱垂的椎间盘被完全切除，关节突关节部分切除。

椎间盘突出的复发

经椎间孔入路的 TELD 可以有效地治疗复发性椎间盘突出，减少手术相关并发症，缩短住院时间。由于使用原手术入路，因此也利于术后快速恢复。腰椎间盘切除术后，椎间盘高度（disc height, DH）明显降低，有可能加速椎间盘退化和关节突关节病变。这些变化可导致椎间孔狭窄，增加 TELD 进入硬膜外间隙的难度及出口根神经损伤的风险。如果由于关节突关节增生肥大导致工作套管距离突出的椎间盘较远，只切除椎间隙内的纤维环或髓核，硬膜外间隙内的椎间盘碎片可能存在残留。切除 SAP 中段可减小手术入路角度，便于工作套管进入硬膜外间隙。

L5-S1 椎管内椎间盘突出伴高髂嵴

椎间孔的空间随着脊柱节段的降低而减小。与其他节段相比，L5-S1 水平的椎间隙高度小，关节突关节大，这是 L5-S1 TELD 的主要障碍。通过髂上入口，头端倾斜入路，拓宽工作区（上关节突）可以克服以上问题，将工作套管置入硬膜外间隙（图 11-5a）。如果侧位 X 线透视显示髂嵴的最高点超过 L5 椎弓根上缘，则需要进行椎间孔成形术[5]。

典型病例

36 岁女性患者，自诉左下肢后侧疼痛。跟腱反射减弱。行药物治疗、理疗等保守治疗后，疼痛无明显缓解。腰椎 MRI 示巨大中央型椎间盘突出压迫硬膜囊和左侧 S1 神经根（图 11-6a, b），L5-S1 椎间孔受髂嵴遮挡（图 11-6c）。为了使工作套管到达突出的椎间盘区域，需要进行椎间孔成形术。术后 MR 图像（图 11-6d, e）显示突出椎间盘被完全去除，上关节突部分切除。

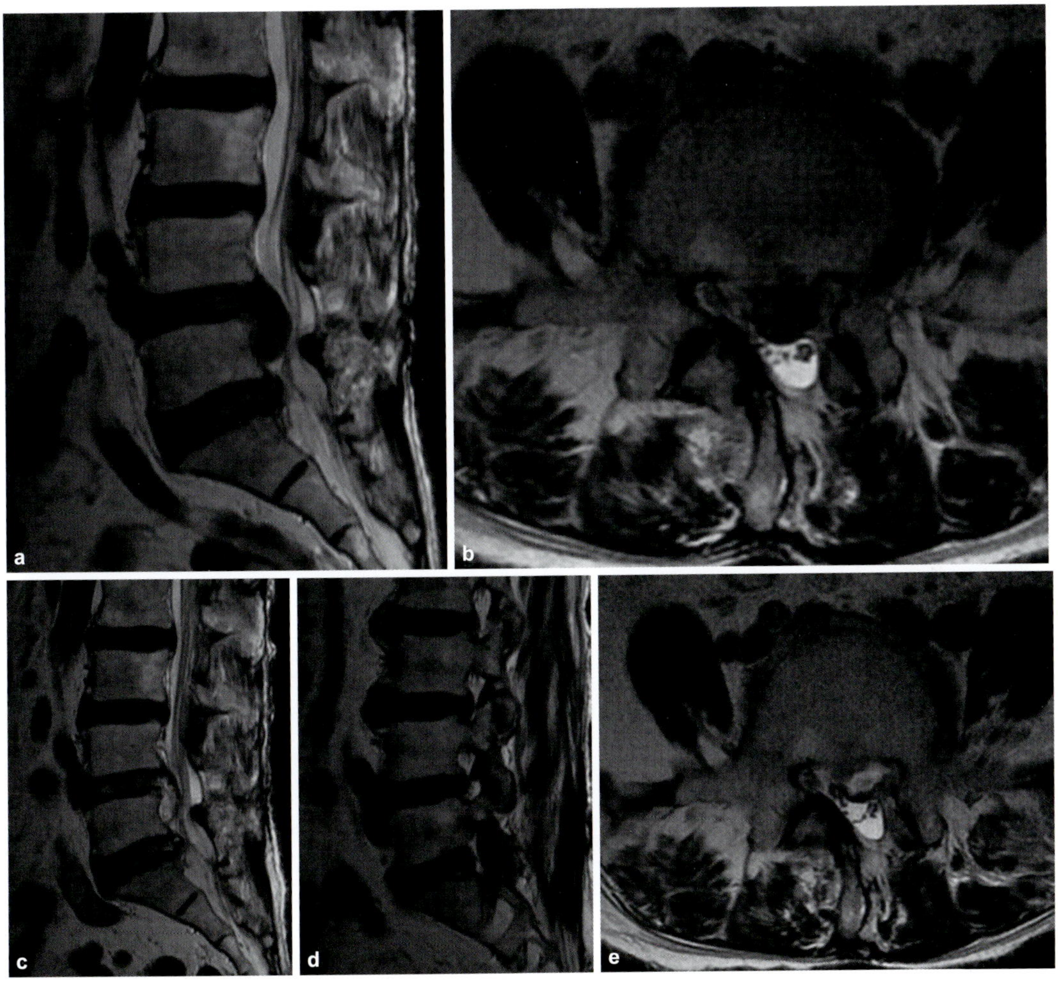

图 11-4 复发性椎间盘突出伴下脱垂（a）术前 MR 矢状面图像显示突出椎间盘在 L4-5 处向下脱垂，（b）MR 轴位图像，（c）术后 MR 矢状面图像显示完整切除突出椎间盘，（d）MR 矢状面图像显示在椎间孔区去除部分上关节突（SAP），（e）MR 轴位图像

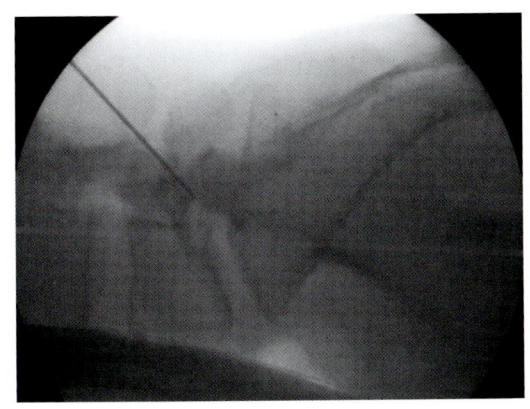

图 11-5 在 L5-S1 椎间盘突出中，穿刺针的头侧倾斜角度

中央型椎间盘突出

传统"自内而外技术（in-out）"的入路头颅角度约为 25°，使用咬钳切开纤维环后，利用产生的腔隙来放置工作套管。然而，这种技术在处理中央部位的突出时存在局限性。对于中央型椎间盘突出，需要在术中透视指导下，将工作套管放置到中线（正位像）和硬膜外间隙与纤维环之间（侧位像）。与旁中央型椎间盘突出相比，中央型椎间盘突出的入针点离中线更远，穿刺角度更小。当

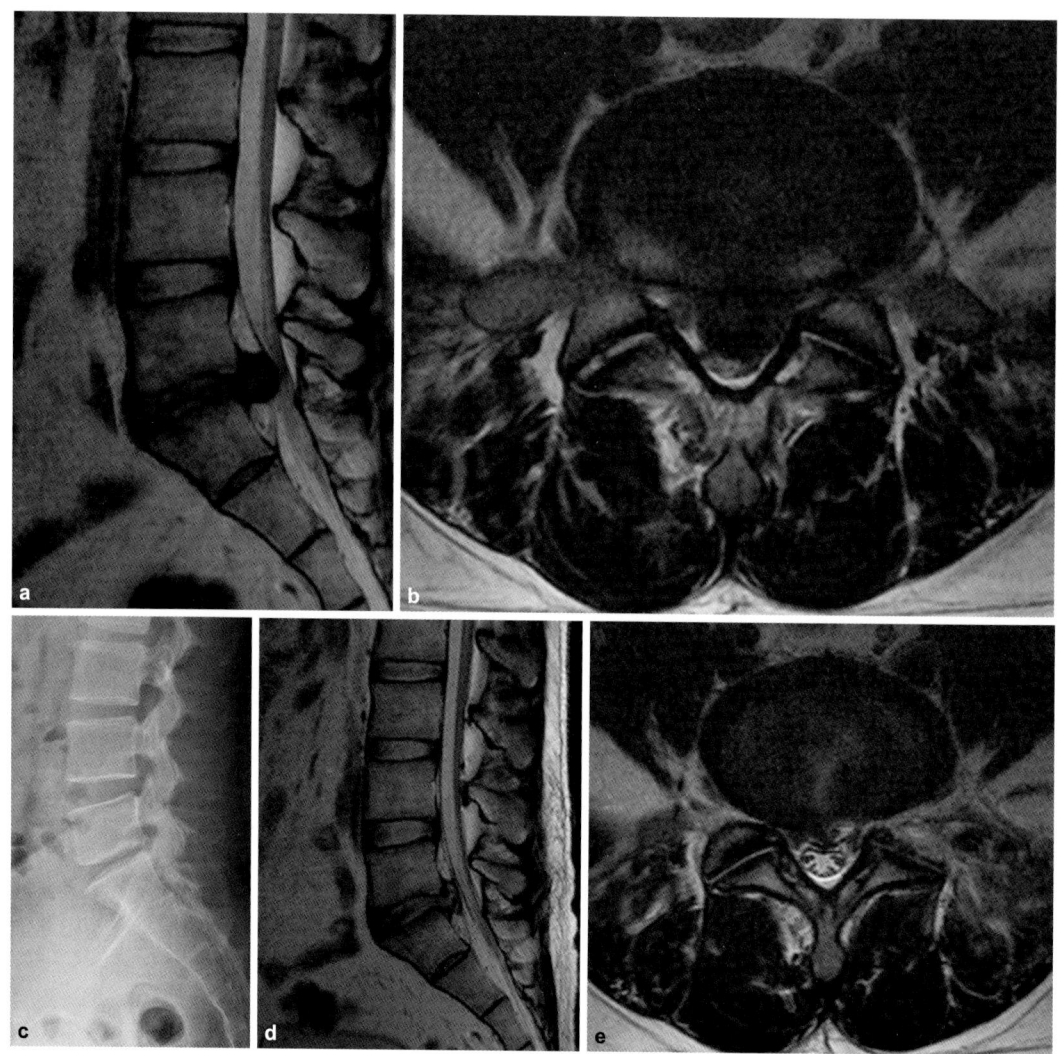

图 11-6　L5-S1 椎间盘突出（a）术前 MR 矢状面图像，（b）MR 轴位图像显示严重的椎间盘突出挤压硬膜囊和左侧 S1 神经根，（c）侧位片显示髂嵴与 L5-S1 的椎间孔重叠，（d）术后 MR 矢状面图像和（e）MR 轴向图像显示完全切除突出椎间盘，部分切除 SAP

中央型椎间盘突出伴有宽基底（＞100°）时，因为穿刺角度更大，工作套管距离突出的间盘更远（图 11-7a）[4]，切除部分上关节突（图 11-7b）可以减小穿刺角度，允许工作套管放置在突出椎间盘下方（图 11-7c）。

并发症及其处理

尽管一些术者在全麻下[6]也安全地进行了 PELD，但局麻下的 TELD 可以减少神经损伤的发生概率。在手术过程中，刺激出口根和背根神经节可导致严重的腿部疼痛，因此应注意保护出口神经根（exiting nerve root, ENR）。在这种情况下，如果出现刺激症状加重，外科医生应该尝试调整进针点和进针路线，若疼痛持续应停止手术。术后感觉障碍是严重影响生活质量的重要并发症之一。出于安全考虑，穿刺时应沿下位椎弓根

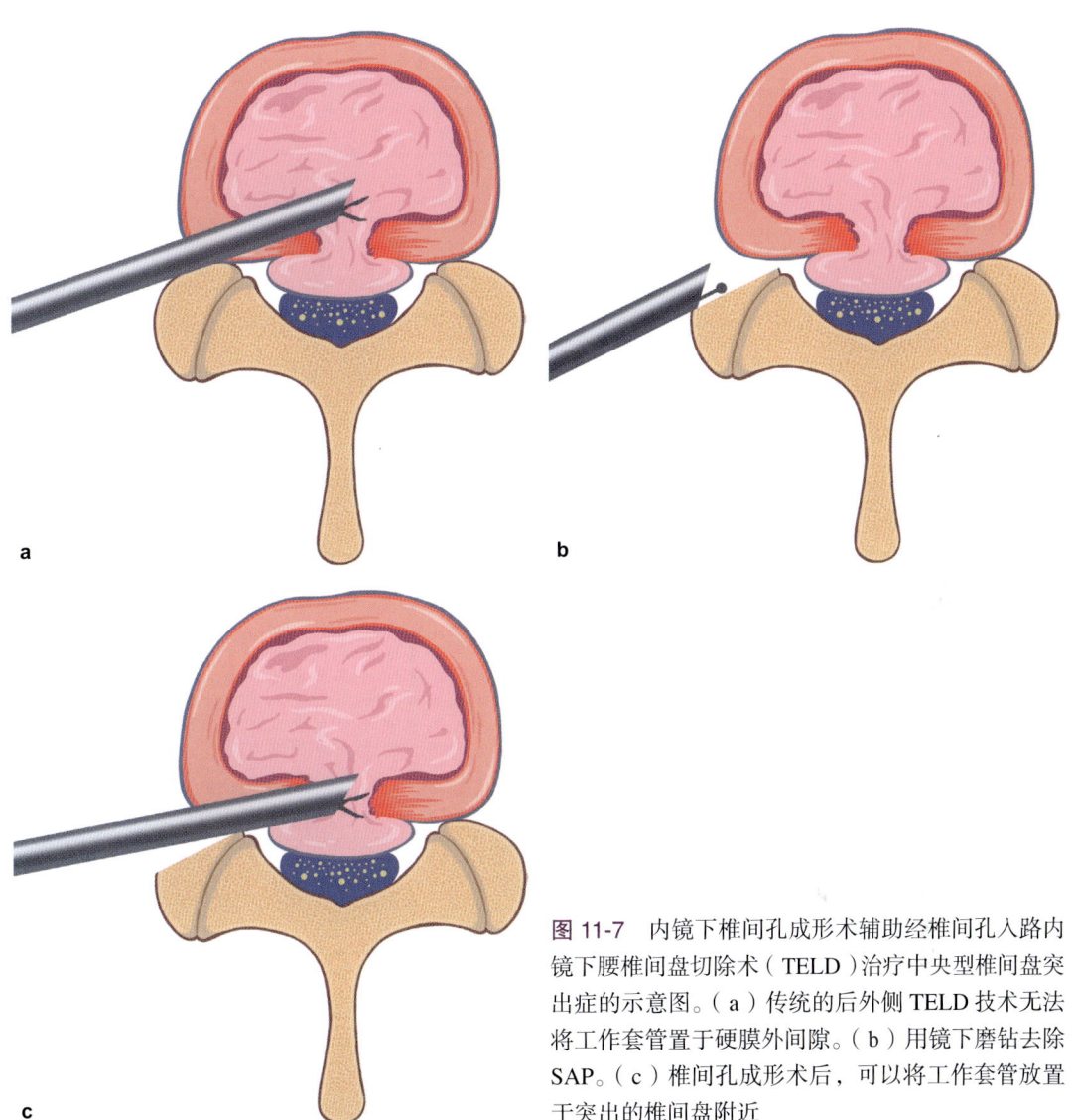

图 11-7　内镜下椎间孔成形术辅助经椎间孔入路内镜下腰椎间盘切除术（TELD）治疗中央型椎间盘突出症的示意图。（a）传统的后外侧 TELD 技术无法将工作套管置于硬膜外间隙。（b）用镜下磨钻去除 SAP。（c）椎间孔成形术后，可以将工作套管放置于突出的椎间盘附近

上缘的偏尾侧入路，远离出口根。循序渐进地逐级成形可以减少对出口神经根的损伤。在严重的椎间孔狭窄病例中，应用镜下磨钻从外向内扩大椎间孔也是安全有效的手段。如果椎间孔成形的路径角度太大，可能会直接侵犯并破坏椎间盘。必要时术中需进行侧位透视确定工作套管位置。

术后出现持续性疼痛通常是由于手术中椎间盘残留、并发侧隐窝狭窄、神经根损伤、硬膜外血肿和神经根水肿引起的。并发侧隐窝狭窄（图 11-8a）是预后不良的常见原因。侧隐窝骨性狭窄可进行单独的减压手术治疗。术中需部分切除 SAP 和黄韧带（图 11-8b）。

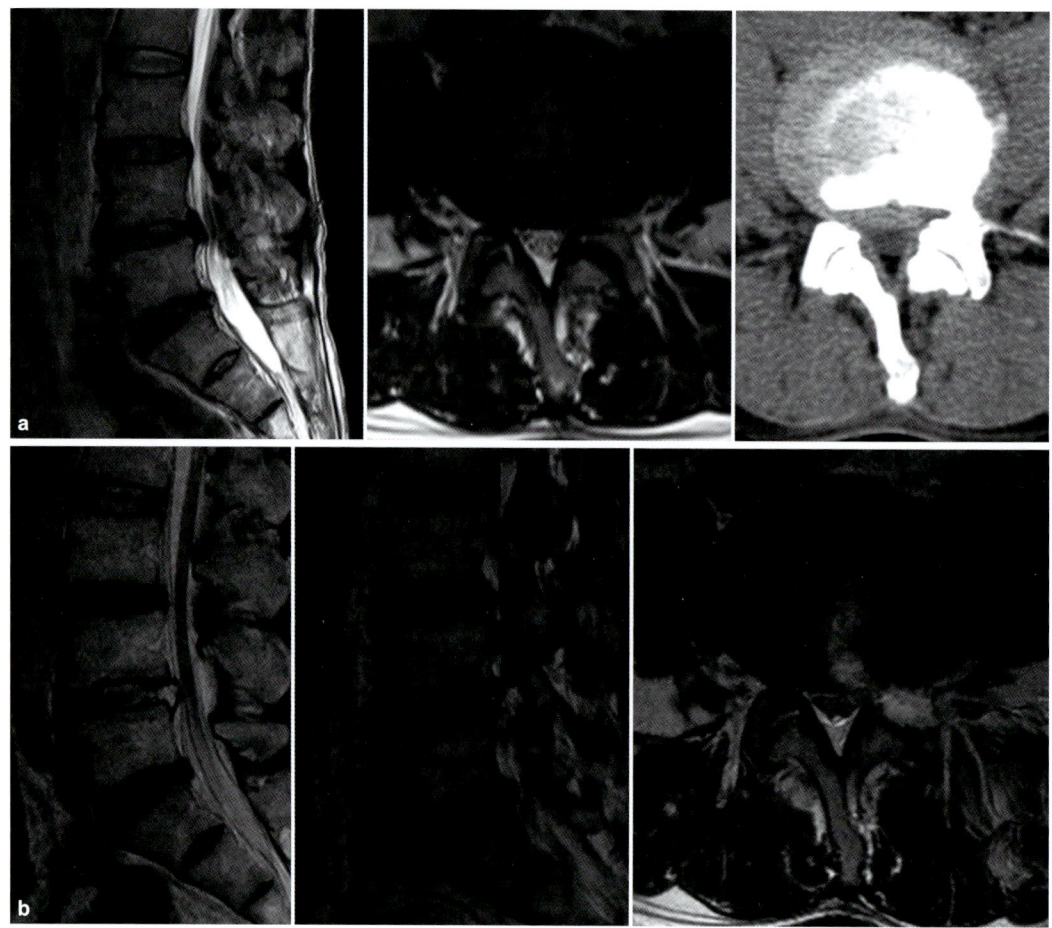

图 11-8 HD 伴侧隐窝狭窄（a）MR 图像和 CT 扫描显示 L4/5 椎间盘突出伴侧隐窝狭窄。（b）术后 MRI 显示去除 HD 和 SAP

手术技巧与提示

内镜下椎间孔成形术是由 Knight 等首先提出的[7]。使用 Holmium-Yag 侧刃激光，切割关节突关节，切除椎间盘，松解出口神经根和走行神经根，并可以进行骨赘去除。

这种椎间孔扩大技术，被称为"椎间孔成形术"，它帮助外科医生将工作套管置入硬膜外间隙，显露隐藏的椎间盘碎片，并对椎间孔或侧隐窝狭窄进行减压。该技术促进了内镜器械的发展，涌现出了镜下环锯、骨钻和镜下磨钻等工具（表 11-1）。例如，在 Choi 等[2]的研究中使用了内镜下的磨钻来切除上关节突，而 Schubert 和 Hoogland 则使用了透视引导下的环锯。Choi 和 Park 也使用环锯来扩大 L5/S1 椎间孔[5]。Ahn 等描述了一种被称为"内镜下椎间孔切开术"的技术，该技术使用镜下磨钻、射频电极和镜下椎板咬骨钳对椎间孔狭窄患者的出口神经根进行了充分减压。镜下环锯或镜下磨钻可扩大椎间孔[9]，且效率高，需配合术中透视。然而，连续成形可导致神经损伤和难以控制的骨面出血。Lee 等建议，为防止神经损伤，环锯的位置不应该超过椎弓根内侧缘[10]。此外，在去除较大的关节突或其大部分骨质时，环锯的应用存在限制。相比之

表 11-1　内镜下椎间孔成形术的临床结果

作者	患者数量	疾病	技术	工作目标	器械	成功率	并发症	发表年份
Knight et al.[7]	250	椎间孔狭窄	内镜下椎间孔成形术	出口根和走行根的减压	激光	73%	1例足下垂，复发率为5%	1998
Schubert and Hoogland[8]	558	椎间盘突出症	内镜下椎间孔成形术	椎间孔区的扩大	骨钻	95%	0.5% 短暂性感觉异常，复发率为3.6%	2005
Choi et al.[2]	59	脱垂的椎间盘突出症	内镜下椎间孔成形术	椎间孔区加宽及椎弓根部分切除	镜下磨钻	91%	复发率为8.5%	2008
Ahn et al.[9]	33	椎间孔狭窄	内镜下椎间孔成形术	出口根的减压	镜下磨钻，激光，微冲孔机	82%	6.1% 感觉异常，复发率为3%	2014
Choi and Park[5]	100	L5-S1椎间盘突出	内镜下椎间孔成形术	椎间孔区的扩大	骨钻	92%	复发率为2%	2016

下，镜下磨钻因为是在直视下操作，可减少神经损伤，并可以切除关节突关节的大量骨质。使用磨钻成形还可以减少出血，缺点就是效率较低，耗时较长。

椎间孔成形术的靶点（图 11-9）应针对不同情况而定。对于椎管内的 L5-S1 椎间盘突出，通过头倾斜向穿刺路径切除上关节突尖部有助于到达突出椎间盘。对于较大的中央型椎间盘突出和复发性椎间盘突出，通过在椎间盘间隙水平去除 SAP 的中部，可以减小入路轨迹的角度。对于向下脱垂的椎间盘，去除 SAP 的根部和部分去除椎弓根上缘可以更好地显露隐藏的椎间盘。

内镜下腰椎间孔成形术适用于椎间盘高度较低、重度脱垂、髓核游离、复发性椎间盘突出、L5-S1 椎间盘突出伴高髂嵴、宽基底的中央型椎间盘突出、椎间盘突出伴侧隐窝狭窄的病例，并且在临床应用中获得了良好的效果。

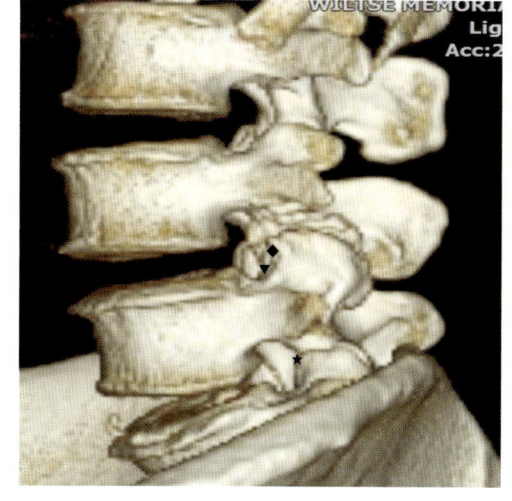

图 11-9　椎间孔成形术的靶点。对于 L5-S1 椎间盘突出，采用头倾斜向穿刺路径至 SAP 头侧尖端靶点（★）。对于大的中央型椎间盘突出和复发性椎间盘突出，靶点为椎间盘中间间隙水平 SAP 的中间部分（◆）。对于向下脱垂的椎间盘，去除 SAP 的根部（▼）并部分切除椎弓根上缘

（Kyung-Chul Choi, Hyeong-Ki Shim　著

周传利　译）

参考文献

1. Kambin P, Sampson S. Posterolateral percutaneous suction-excision of herniated lumbar intervertebral discs. Report of interim results. Clin Orhtop Relat Res. 1986;207:37–43.
2. Choi G, Lee SH, Lokhande P, et al. Percutaneous endoscopic approach for highly migrated intracanal disc herniations by foraminoplastic technique using rigid working channel endoscope. Spine (Phila Pa 1976). 2008;33:E508–15.
3. Choi KC, Lee DC, Shim HK, et al. A strategy of percutaneous endoscopic lumbar discectomy for migrated disc herniation. World Neurosurg. 2017;99:259–66.
4. Choi KC, Shim HK, Park CJ, et al. Usefulness of percutaneous endoscopic lumbar Foraminoplasty for lumbar disc herniation. World Neurosurg. 2017;106:484–92.
5. Choi KC, Park CK. Percutaneous endoscopic lumbar discectomy for L5-S1 disc herniation: consideration of the relation between the iliac crest and L5-S1 disc. Pain Physician. 2016;19:E301–8.
6. Ruetten S, Komp M, Merk H, et al. Full-endoscopic interlaminar and transforaminal lumbar discectomy versus conventional microsurgical technique: a prospective, randomized, controlled study. Spine (Phila Pa 1976). 2008;33:931–9.
7. Knight MT, Vajda A, Jakab GV, et al. Endoscopic laser foraminoplasty on the lumbar spine--early experience. Minim Invasive Neurosurg. 1998;41:5–9.
8. Schubert M, Hoogland T. Endoscopic transforaminal nucleotomy with foraminoplasty for lumbar disk herniation. Oper Orthop Traumatol. 2005;17:641–61.
9. Ahn Y, Oh HK, Kim H, et al. Percutaneous endoscopic lumbar foraminotomy: an advanced surgical technique and clinical outcomes. Neurosurgery. 2014;75:124–33. discussion 132-123
10. Lee CW, Yoon KJ, Ha SS, et al. Foraminoplastic superior vertebral notch approach with reamers in percutaneous endoscopic lumbar discectomy : technical note and clinical outcome in limited indications of percutaneous endoscopic lumbar discectomy. J Korean Neurosurg Soc. 2016;59:172–81.

第 12 章 经椎弓根入路全脊柱内镜手术

引言

目前脊柱内镜技术已经可以治疗几乎所有类型的腰椎间盘突出症。但是对于特殊类型的椎间盘突出，如椎间盘脱垂超过椎弓根上缘或者到达椎弓根内缘的重度椎间盘脱垂患者，即使对于经验丰富的脊柱外科医生也依然是一项巨大的挑战。脊柱内镜器械及技术的发展，特别是环锯、动力系统以及新技术的出现，可以帮助脊柱外科医生实现内镜下全部切除脱垂椎间盘。

文献报道有以下几种方法：

（1）经椎间孔入路椎间孔成形术：利用环锯或磨钻去除上关节腹侧以及下位椎弓根的上缘，扩大椎间孔[1]；

（2）经对侧椎间孔入路：通过对侧椎间孔到达硬膜囊下突出的椎间盘[2]；

（3）经椎板间入路：切除上下关节突内侧部分椎板扩大椎板间隙，显露硬膜囊及走行根，找到脱垂的椎间盘[3,4]。

但是这些技术并不完美：经椎间孔入路存在损伤出口根的可能；椎板间入路手术复杂，手术时间长，对走行根牵拉时间较长，容易造成走行根的损伤。为了更好地解决现存问题，Krzok 等介绍了经椎弓根入路进入椎弓根旁硬膜外间隙的技术[5-7]。手术通道远离出口根，避免了出口根的损伤，术中不需要牵拉走行根，避免了走行根的损伤。随后有不同医师采用相同的方法取得了满意的手术效果[8-9]。下面将对经椎弓根入路全脊柱内镜的操作进行详细讲解。

解剖学

不同节段的腰椎椎弓根解剖结构存在明显的差异。椎弓根横径和矢径决定了经椎弓根入路的可行性。尸体解剖研究发现，L5 椎弓根横径最大，平均为 17.1 ± 4.2 mm，L1 椎弓根横径最小，平均为 8.4 ± 1.8 mm；L2 椎弓根矢径最大，平均为 15.3 ± 2.2 mm；L4 矢径最小，平均为 13.8 ± 2.3 mm[10]。这些数据表明，L1 和 L2 椎弓根的表面积约为 L5 椎弓根表面积的一半。目前的工作套管直径通常为 7.0~7.5 mm。由于 L1、L2 横截面积相对较小，在 L1 和 L2 水平手术时存在医源性椎弓根骨折的风险。

适应证和禁忌证

适应证

- 脱垂的椎间盘位于走行根的肩部，经椎弓根内侧向下脱垂。
- 从椎弓根内侧发出的小关节突囊肿[6]。

禁忌证 / 相对禁忌证

- 术前影像学发现椎间盘突出钙化。
- 症状持续时间较长，超过 6 个月。
- 位于走行根腋下的椎间盘突出。
- 位于 L1 和 L2 节段的椎间盘脱垂（椎弓根直径小于 12 mm 时）。

- 严重的骨质疏松症。
- 中央型向下脱垂的椎间盘。
- 椎弓根发育畸形。
- 重度椎管狭窄，椎间盘脱垂明显并伴有神经功能的损害。
- 高髂嵴[7]。

手术器械[8]

- 内镜数据：镜头光学角度：25°，长度：207 mm，工作通道直径：4.1 mm，外径6.3 mm。（RIWOspine GmbH, Knittlingen, Germany）。
- 18 号穿刺针。
- 导丝：0.8 mm。
- 环锯或孔钻：3 mm，5 mm。
- 扩张导杆：6.5 mm。
- 工作套管：7 mm。
- 镜下磨钻：金刚砂钻（直径 3 mm 或 3.5 mm）。
- 镜下髓核钳：工作长度 320 mm，直径 3.5 mm。
- 射频消融器（Trigger-Flex, Elliquence, LLC, Baldwin, USA）。
- 解剖工具：神经剥离子，神经探钩。

手术技术[8, 9]

1. 体位
   患者俯卧于可透视的 Jackson 手术床上，保持髋关节及膝关节屈曲。
2. 进针点选择
   进针点通过术前影像（CT 和 MRI）来规划。进针点在 L5 椎弓根中线外侧约 12 cm，L4 椎弓根外侧约 11 cm，L3 椎弓根外侧约 10 cm。
3. 麻醉和入针
   采用局部麻醉结合镇静药物。可静脉注射咪达唑仑 0.05 mg/kg 和芬太尼 0.8 mg/kg 用于镇静，术中可重复使用。用 1% 利多卡因局部麻醉皮肤表面，25 cm 的 18 号穿刺针向前穿刺至椎弓根外侧壁，横突腹侧。椎弓根骨膜下注射 1% 利多卡因，以避免手术操作引起的疼痛。术中采用 C 臂透视，通过正侧位透视确认穿刺针的位置（图 12-1）。
4. 连接工作套管
   局部麻醉后，在穿刺针中插入导丝。通过导丝插入扩张导管，进行逐级扩张。手术切口通常为 8 mm，插入一个直径为 6.5 mm 的扩张导管。扩张导管的尖端应放置在椎弓根的侧壁上，在正位像上扩张导管的尖端应位于右侧椎弓根的 3 点钟方向、左侧椎弓根的 9 点钟方向（图 12-2）。拔出导丝后，将直径为 7 mm 的斜面工作套管通过扩张导管送入切口。
5. 经椎弓根入路建立工作通道
   将外径 6.3 mm、倾斜角 25° 的脊柱内镜插入工作套管，可以直接观察到椎弓根的外侧壁。根据手术医生的习惯，使用环锯创建一个直径 8 mm 的经椎弓根通道。建立的经椎弓根通道需到达椎弓根内侧壁，才能摘除椎弓根内侧的椎间盘碎片。在建立工作通道时，建议进行多次术中透视。经椎弓根钻孔后，用镜下椎板咬骨钳咬除椎弓根内侧壁的皮质骨。经过椎弓根通道，可以在镜下直接观察到突出的椎间盘（图 12-3）。在椎弓根钻孔过程中，通常会出现松质骨出血，可以用射频（RF）探头进行止血。在这一步骤中还有另一种使用环锯的技术。首先，选择一个直径 3 mm 环锯在椎弓根上钻孔，在透视下确保环锯不穿透椎弓根内侧壁。然后用一个直径为 5 mm 的

第 12 章 经椎弓根入路全脊柱内镜手术 103

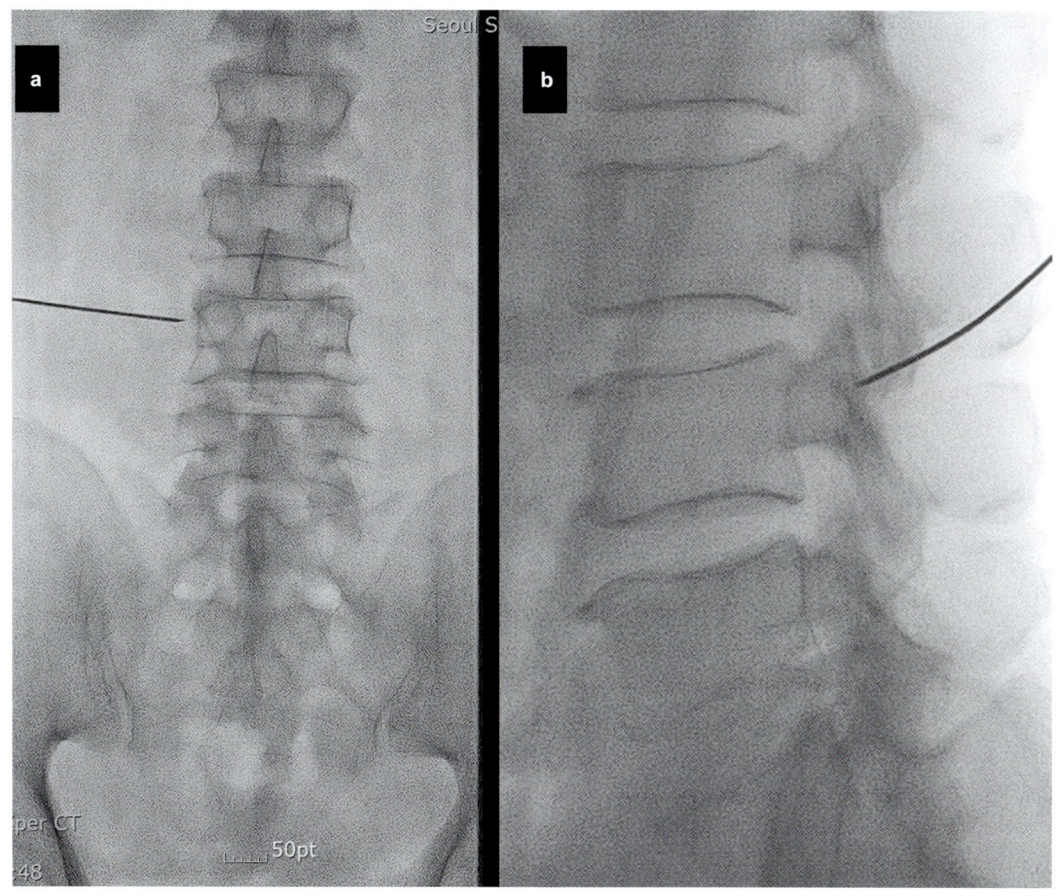

图 12-1 左侧椎弓根入路的理想探针放置位置。（a）在 AP 透视中，探针放置在椎弓根外侧壁的 9 点方向。（b）在侧位透视下，将探针放置在椎弓根横突后方的中心点

环锯进一步扩大通道。术者沿着相同的路径连接工作套管，在镜下用环锯去除椎弓根内侧壁进入椎管。

6. 椎间盘切除

观察到突出的椎间盘后，用射频探头电凝突出的髓核使其皱缩，便于用髓核钳取出（图 12-4）。然后，可以在内镜下使用神经钩探查椎旁腹侧硬膜外间隙寻找残余的椎间盘碎片。减压后的走行根松弛，可以看到搏动。硬膜外静脉出血可以用射频消融探头止血。最后，从患者身上取出内镜和工作套管，缝合皮肤切口。

如何避免并发症

1. 椎弓根骨折

椎弓根的直径决定了经椎弓根入路的可行性和医源性骨折的风险。术前在 CT 图像上测量椎弓根的横径和矢径。骨通道的直径通常不应超过 8 mm，以保留尽可能多的椎弓根，减少医源性骨折的风险。椎弓根骨折的风险会随着椎弓根骨性通道的愈合逐渐降低（图 12-5）。严重的骨质疏松症在理论上被认为是骨折的一个危险因素。当内镜在骨通道内时，

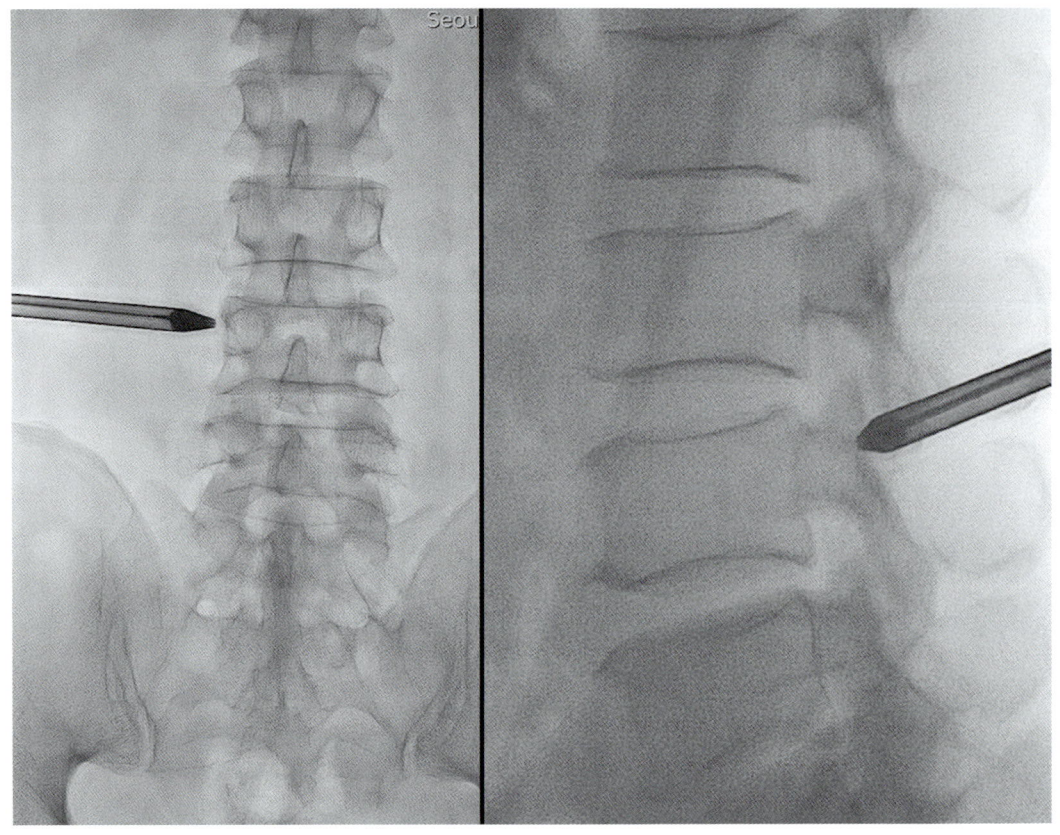

图 12-2　沿导丝插入一个锥形扩张导杆，位于椎弓根的侧壁，术中通过透视镜检查其位置（正位和侧位）

应沿着骨通道进行前后移动，而不是左右移动。

2. 硬膜外血肿

　　手术中的出血来源包括椎弓根松质骨和硬膜外静脉丛。虽然可以用环锯建立椎弓根入路的通道，但是更建议直接在内镜直视下使用镜下磨钻建立工作通道。使用环锯建立经椎弓根通道时松质骨出血有时会很严重，而且很难用射频探头止血。得益于磨钻的热效应，内镜下磨钻可以有效地减少骨出血。此外，增加术中生理盐水灌注的压力，术中使用明胶海绵或 Floseal 止血凝胶等止血材料也有助于减少术中出血，保持视野清晰。

切除突出的椎间盘后，硬膜外出血可使用双极射频消融探头止血，以避免硬膜外血肿。

3. 残留的碎片

　　当突出的椎间盘较大，碎片较多时，通过狭小的手术通道完全切除椎间盘非常困难。神经钩和神经剥离子可以帮助探查并取出突出的椎间盘碎片。硬膜囊的搏动是术中突出间盘被完全切除后的表现之一。此外，术中硬膜外造影也有助于评估残余碎片是否存在。

4. 神经根损伤

　　在经椎弓根入路时，肩部突出的椎间盘位于走行根和内镜之间。术中及时止血，

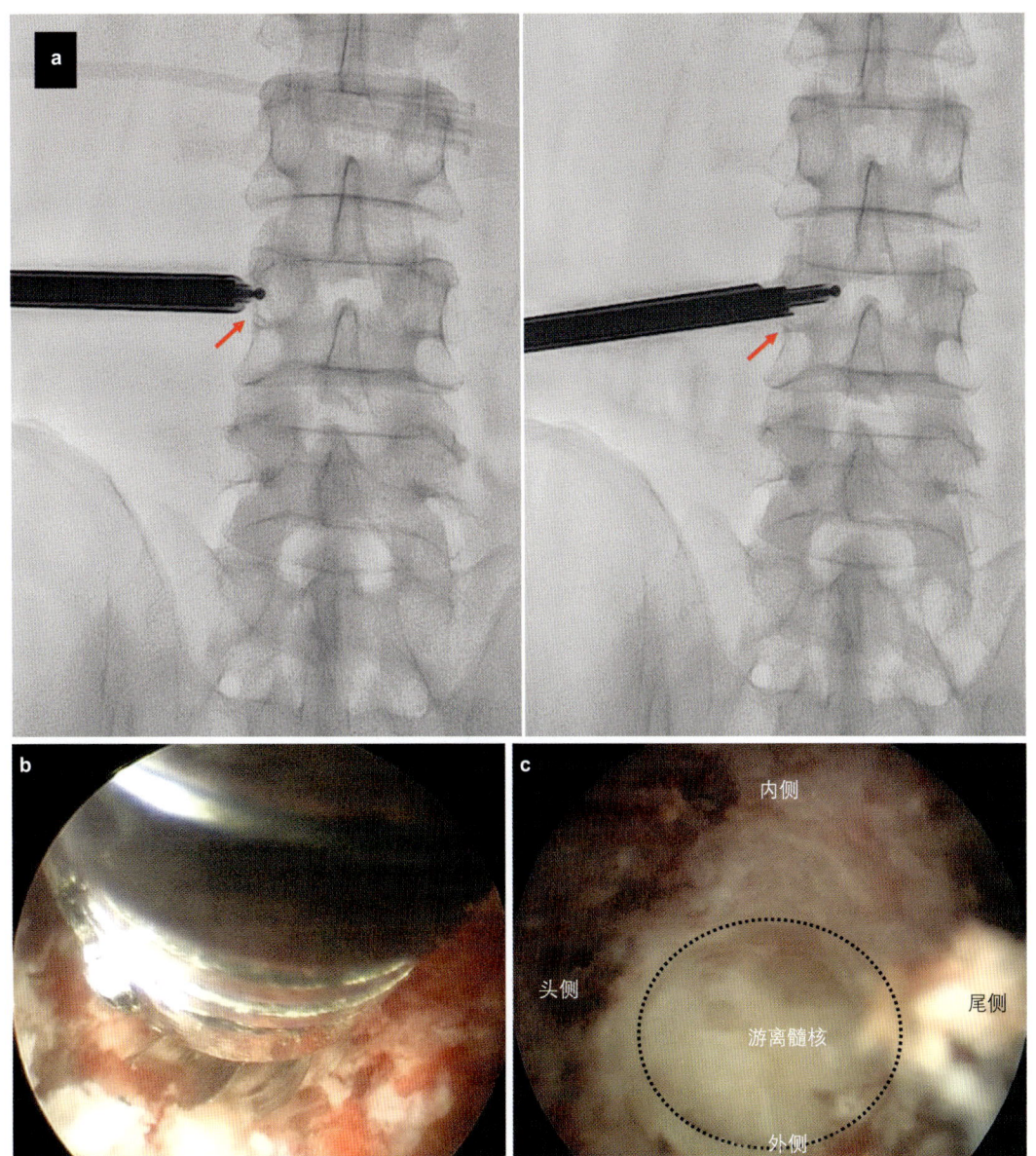

图 12-3　建立经椎弓根通道的术中透视和内镜视图。(a) 利用内镜钻头建立穿过椎弓根的通道,从外侧到内侧壁(红色箭头)。间断透视可以帮助并引导在建立骨通道时,确定环锯的位置和深度。(b) 用内镜环锯建立经椎弓根通道。(c) 内侧壁形成骨窗(虚线)。通过椎骨窗口可以对游离的椎间盘碎片进行识别

特别是骨面出血,可以保持清晰的内镜视野。术中操作时避免操作工具活动范围过大,尽量在可视的工作范围内操作。避免将钳子或钻头进入过深,损伤走行根及硬膜囊。由于患者在整个手术过程中意识清醒,外科医生在手术过程中,应关注可能出现的神经根刺激体征。

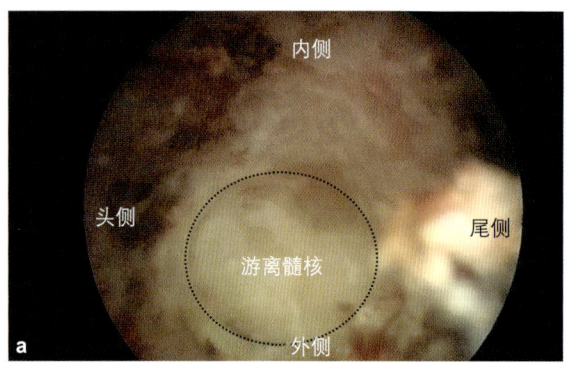
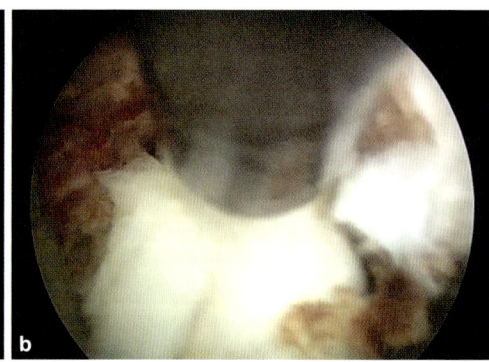

图 12-4 使用髓核钳移除位于椎弓根内侧的游离髓核

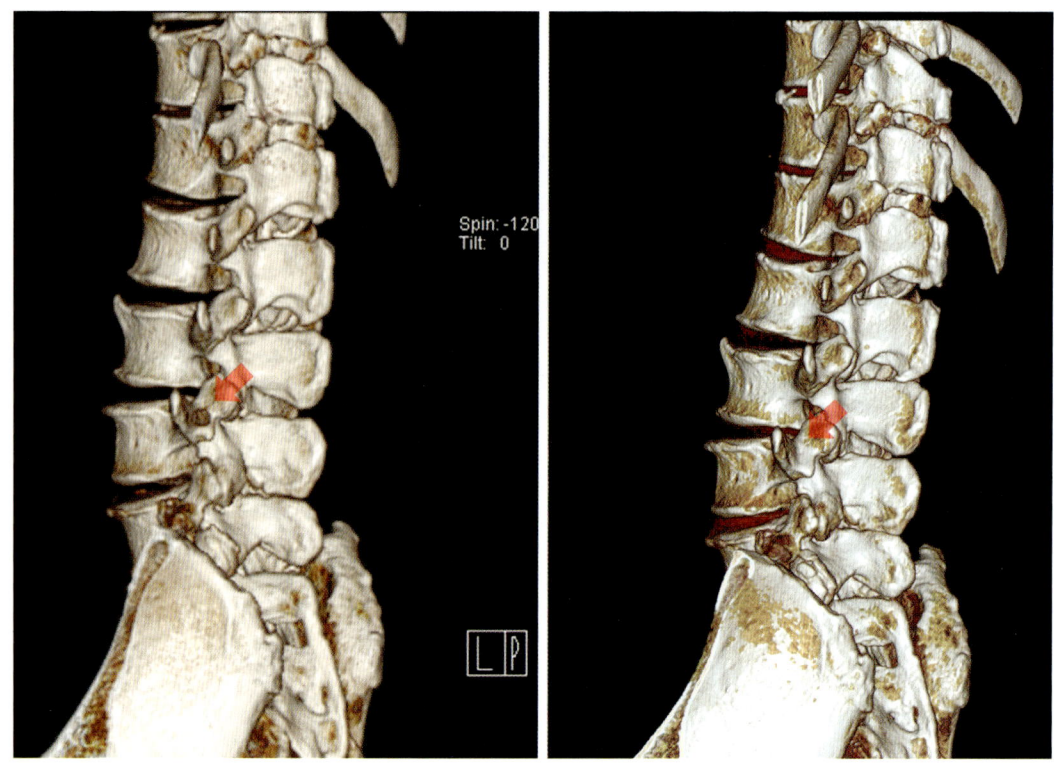

图 12-5 术后即刻（左）和术后 37 个月（右）随访 CT 重建图像显示经椎弓根骨通道的愈合程度（红色箭头）

总结

经椎弓根入路全内镜椎间盘切除术是治疗向下重度脱垂椎间盘突出的一种可行的治疗方案。与经椎间孔入路相比，它可以降低出口根损伤的风险，避免椎板间入路术中对走行根的牵拉。术前仔细阅读影像学资料选择合适的患者，术中透视明确环锯位置和术中精细操作至关重要。

（Jin-Sung Kim, Kuo-Tai Chen, Gun Choi 著
周传利 译）

参考文献

1. Choi G, et al. Percutaneous endoscopic approach for highly migrated intracanal disc herniations by foraminoplastic technique using rigid working channel endoscope. Spine (Phila Pa 1976). 2008;33(15):E508–15.
2. Yeom KS, Choi YS. Full endoscopic contralateral transforaminal discectomy for distally migrated lumbar disc herniation. J Orthop Sci. 2011;16(3):263–9.
3. Choi G, et al. Percutaneous endoscopic lumbar herniectomy for high-grade down-migrated L4-L5 disc through an L5-S1 interlaminar approach: a technical note. Minim Invasive Neurosurg. 2010;53(3):147–52.
4. Inomata Y, et al. Percutaneous endoscopic lumbar discectomy via adjacent interlaminar space for highly down-migrated lumbar disc herniation: a technical report. J Spine Surg. 2018;4(2):483–9.
5. Krzok G, et al. Transpedicular lumbar endoscopic surgery for highly migrated disk extrusions: preliminary series and surgical technique. World Neurosurg. 2016;95:299–303.
6. Krzok G, et al. Transpedicular endoscopic surgery for lumbar spinal synovial cyst-report of two cases. J Spine Surg. 2016;2(4):310–3.
7. Krzok G. Transpedicular endoscopic surgery for highly Downmigrated L5-S1 disc herniation. Case Rep Med. 2019;2019:5724342.
8. Uniyal P, Choi G, Khedkkar B. Percutaneous Transpedicular Lumbar Endoscopy: A Case Report. Int J Spine Surg. 2016;10:31.
9. Quillo-Olvera J, Akbary K, Kim JS. Percutaneous endoscopic transpedicular approach for high-grade down-migrated lumbar disc herniations. Acta Neurochir. 2018;160(8):1603–7.
10. Torun F, Tuna H, Buyukmumcu M, Caglar S, Baysefer A. The lumbar roots and pedicles: a morphometric analysis and anatomical features. J Clin Neurosci. 2008;15(8):895–9.

第 13 章　双通道入路脊柱内镜技术（双通道内镜下椎间盘切除术）

引言

对于保守治疗无效的腰椎间盘突出症，显微镜下椎间盘切除术是手术治疗的金标准。近年来，人们尝试了各种内镜入路治疗腰椎间盘突出症。其中，基于显微镜技术的双通道内镜下椎间盘切除术由于具有脊柱外科医生更熟悉的解剖路径和手术流程，成为重要的发展方向。

双通道内镜手术的两个通道分别为内镜通道和工作通道[1-3]。无论是内镜专用器械还是常规的脊柱手术器械均可通过工作通道操作使用，提高了手术的灵活性和兼容性。此外，双通道技术的学习曲线相对较短，更易于掌握，这是该技术的另一个优点。

适应证和禁忌证

双通道内镜手术的适应证与传统的腰椎显微外科手术非常相似。所有类型（突出型、脱出型、游离型）以及所有位置（中央型、旁中央型、双侧型）的腰椎间盘突出症（herniated lumbar disc, HLD），都是该术式的适应证，其中椎间孔型和椎间孔外型可通过椎间孔入路进行治疗。此外，复发、钙化型椎间盘突出和马尾综合征也可选择双通道内镜手术[1]。

麻醉和体位

双通道内镜手术的麻醉方式灵活多样，包括硬膜外麻醉、腰麻和全身麻醉，可以根据患者病情、术者习惯以及麻醉医师的意见综合选择，作者推荐侵入性较小的硬膜外麻醉。如果再配合轻度适宜的静脉镇静，患者可以获得类似全身麻醉的效果。

Wilson 架上的俯卧位是双通道内镜手术的标准体位（图 13-1）。Wilson 架能扩大椎间隙从而获得更好的手术视野。C 臂透视机和内镜显示器放置于手术医生的对侧（图 13-1）。

手术器械（图 13-2、图 13-3）

双通道内镜器械普遍短于单通道内镜器械（图 13-2），逐级扩张套管是构建通道的必要工具（图 13-2），0° 内镜是最常用的内镜镜头。双通道内镜手术可兼容多种射频电极（RF），作为术中止血的重要工具（图 13-3），当在暴露的硬膜和神经周围进行操作时，应注意降低射频电极的功率。使用防水金刚砂磨钻处理骨质可减少术中骨面出血（图 13-3）。所有的传统手术器械都可用于双通道内镜下的手术操作。

第 13 章 双通道入路脊柱内镜技术（双通道内镜下椎间盘切除术） 109

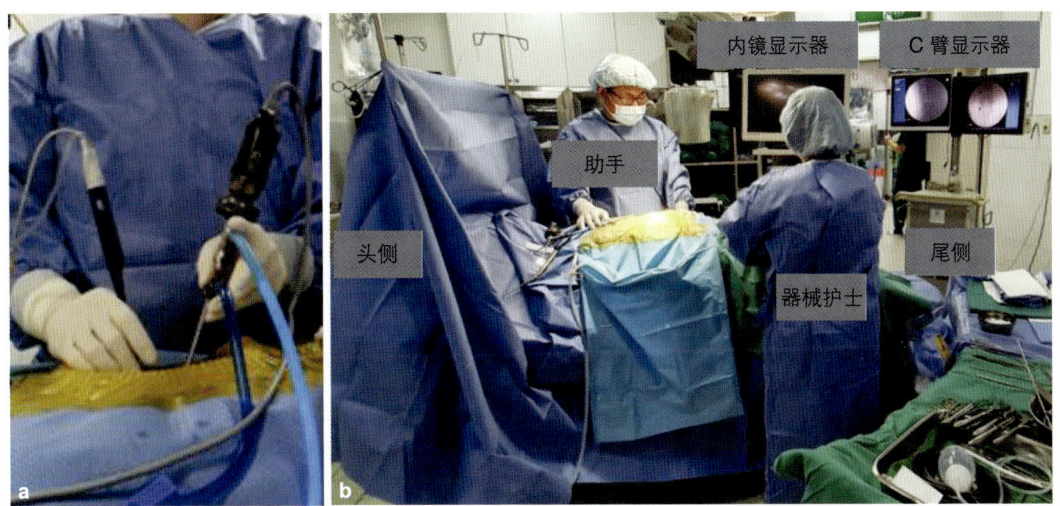

图 13-1　双通道内镜下腰椎间盘切除术（a）。左侧视角下手术室设置（b）

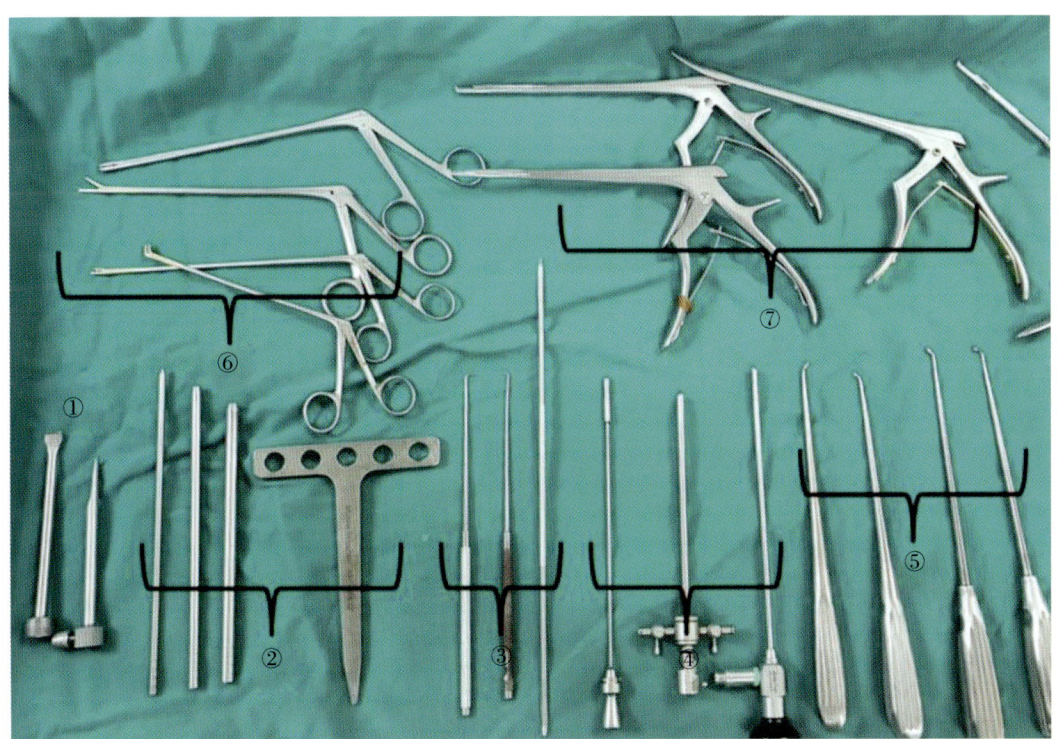

图 13-2　①内镜牵开器，②逐级扩张器和肌肉剥离器，③双头钝性剥离子，④内镜套管针和 0°内镜，⑤各种型号刮匙，⑥髓核钳，⑦各种型号镜下椎板咬骨钳

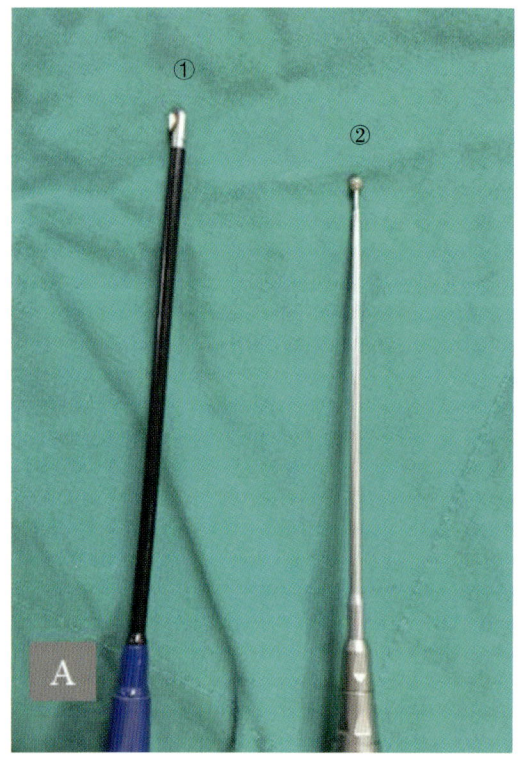

图 13-3　①射频消融电极，②小直径的磨钻钻头

手术步骤

1. 标记通道切口位置

    C 臂透视下获得清晰标准的正位图像至关重要（图 13-4a），切口位置参考两条垂直线及一条水平线：A 垂线为棘突正中线，B 水平线为椎间隙中线，C 垂线为上下椎弓根内缘连线。两个切口均位于 C 线上，内镜通道切口位于 B 线头侧 1 cm 处，工作通道切口位于 B 线尾侧 1 cm 处（图 13-4a, b）。C 臂透视侧位图像进行位置确认。

2. 建立"初始"工作空间

    确定切口位置后，使用 10 号刀片做 1 cm 皮肤切口，并进一步切开皮下筋膜。通常先建立器械通道，将初级扩张器插入至下位椎板边界头内侧的棘突椎板移行处（图 13-5）。C 臂透视确认后，钝性分离在椎板表面的肌肉附着点，同时探查椎板间隙，寻找椎板骨质之间的落差感。确认椎板间窗后，插入逐级扩张器或肌肉剥离器。随后使用扩张器或套管建立内镜通道，自皮肤切口进入后，以偏头偏内的方向到达与器械通道相同的目标靶点，使两通道末端在椎板上方相交（图 13-5a, b）。最后连接 0° 内镜，打开水流灌注，如果在镜下清晰辨别出肌肉剥离后的椎板表面，表示工作通道初步建立完成。

3. 建立"真正"的工作空间

    使用电动高速磨钻、椎板咬骨钳或骨钻切除部分椎板，扩大操作空间。作者更倾向于细轴的高速磨钻，这样术中磨除的骨屑和碎片可随水流同时排出。骨性减压自棘突椎板连接处开始，切除椎板的下段（图 13-6a），向内暴露至中线的黄韧带（图 13-6b），向外延伸至头侧下关节突与尾侧上关节突的交汇点。骨性减压可以为后面的椎间盘切除提供充足的操作空间（图 13-6c）。

4. 切除同侧黄韧带

    黄韧带由浅层和深层组成，两层的移行部附着于尾侧椎板的上缘。为了实现一侧黄韧带的完整切除，术中必须首先显露黄韧带的远端止点（图 13-6c），然后按头侧至尾侧、内侧至外侧的顺序进行切除。远端的深层黄韧带附着于尾侧椎板的前上缘，此处建议使用上弯刮匙轻扫椎板边缘以实现该部分的安全剥离。因此，常规的手术器械如弯钩、椎板咬骨钳和垂体钳可以在黄韧带切除中发挥重要作用。一侧黄韧带完整切除后，可以清楚地显露出硬膜外空间，包括硬膜外脂肪组织和硬膜囊（图 13-6d）。

5. 硬膜外空间的探查

    虽然硬膜外脂肪组织可以预防术后组织粘连，应尽量保存，但是在持续的水流

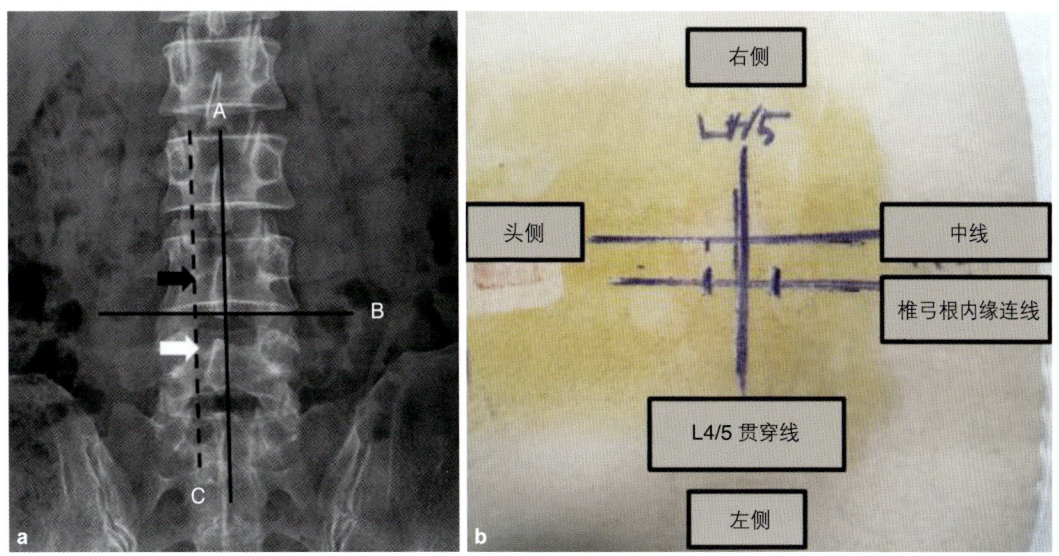

图 13-4 术前透视正位图（a）和手术切口标记（b）。A：棘突正中垂直线；B：L4/5 椎间隙中线；C：椎弓根内缘连线。黑色箭头：头侧内镜入口（B 线头端向上 1 cm）。白色箭头：尾侧器械工作入口（B 线尾侧向下 1 cm）

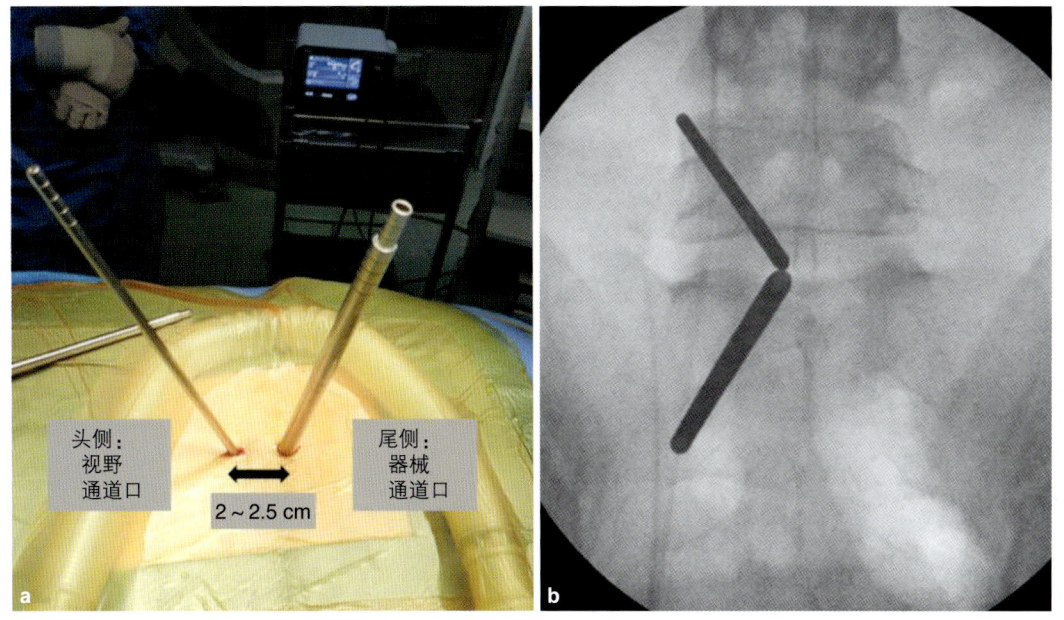

图 13-5 （a）插入两个扩张器以建立双通道入口。（b）两个扩张器的远端相交于棘突连接部

灌注下，脂肪组织可能会干扰双通道内镜手术的视野，因此可根据情况进行切除。正确使用射频电极可以有效控制硬膜外血管出血，保持视野清晰，这是准确辨识神经根的重要条件。在牵拉硬膜囊之前，应使用钝性探钩探查椎弓根内侧壁和硬膜囊外侧边界，也可以使用钝性探钩或剥离器在内侧牵拉神经根（图

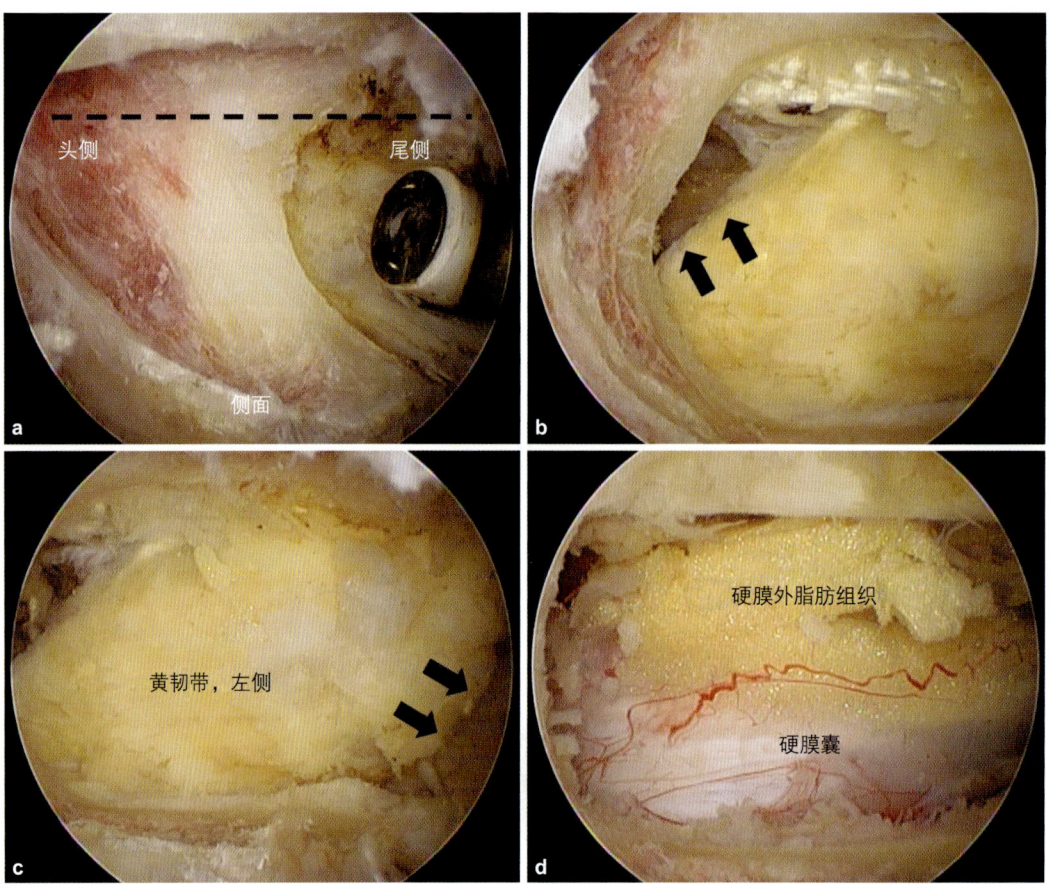

图 13-6 （a）左侧入路视野图，左侧部分椎板切除。（b）头端椎板切除的终点。黑色箭头指示黄韧带的头端止点。（c）一侧黄韧带的整体区域。黑色箭头指示黄韧带的远端止点。（d）黄韧带完全切除后可见硬膜外脂肪组织和硬膜囊，硬膜外血管也清晰可见

13-7a，b）。

6. 椎间盘切除

为了实现椎间盘的安全切除，作者建议使用神经剥离子保护神经根，这点对于初学者尤其重要。向内侧牵拉神经根后，可以清晰地看到挤压或脱出的椎间盘组织（图 13-7d）。此时使用钝钩或垂体钳可以很容易地将其切除，然后继续使用射频电极清扫变薄的纤维环可进一步清理韧带下方的髓核碎片。在完成初步减压后，由于张力得到释放，因此可以更轻松地向内侧牵拉神经根直至中线位置的后纵韧带，为椎间盘切除提供充足的操作空间。此时，手术医师可以把控椎间盘切除的范围，必要时可以使用 15 号刀片或椎板咬骨钳实现椎间盘的广泛切除。出于安全角度考虑，作者更建议使用后者，因为可以降低硬膜损伤的风险。

7. 手术结束

在完成椎间盘切除后，术者应仔细检查手术区域，清理残留的椎间盘组织。使用钝性探钩探查神经根肩部和腋部，确保神经周围空间宽敞无压迫（图 13-8）。

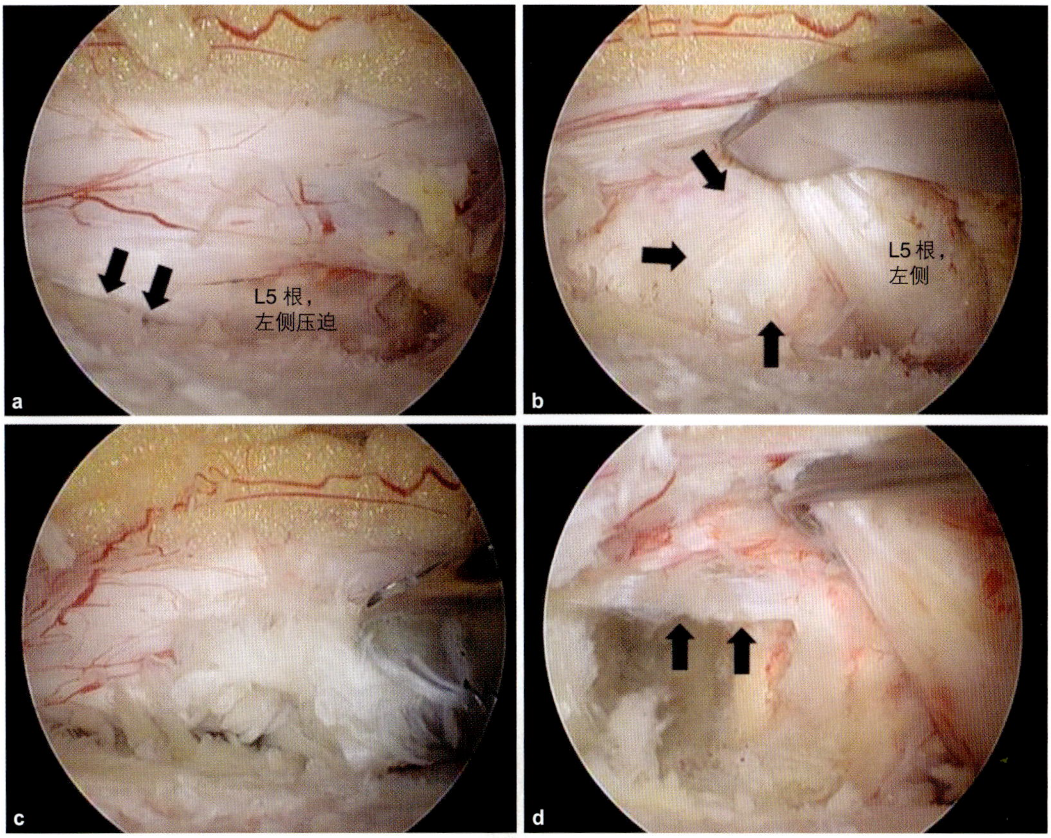

第 13 章 双通道入路脊柱内镜技术（双通道内镜下椎间盘切除术） 113

图 13-7 （a）受压的 L5 神经根，黑色箭头指示神经根的肩部。（b）向内牵拉神经根后，确定突出椎间盘位置（黑色箭头）。（c）髓核钳夹除突出椎间盘。（d）切除椎间盘后，可见后纵韧带（黑色箭头）

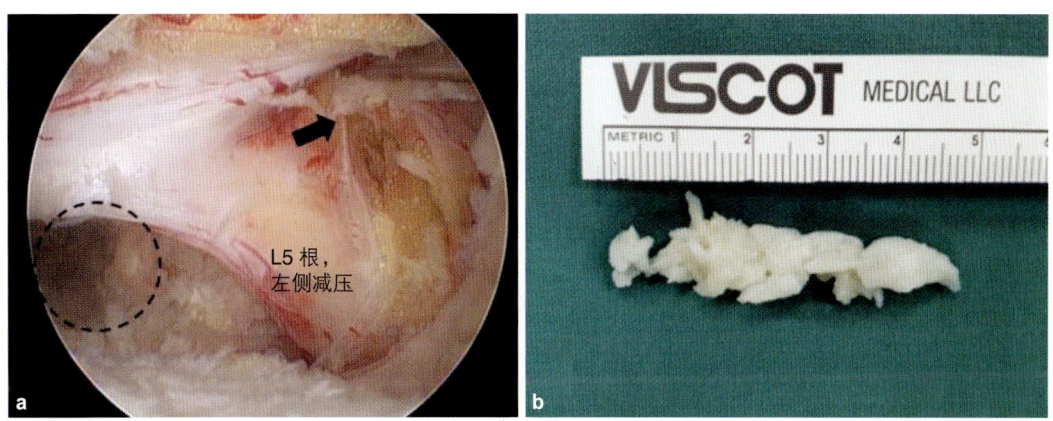

图 13-8 （a）椎间盘彻底切除后，分别从肩部和腋部探查神经根（虚线圈：椎间盘切除部位，黑色箭头：神经根的腋部）。（b）切除的椎间盘体积

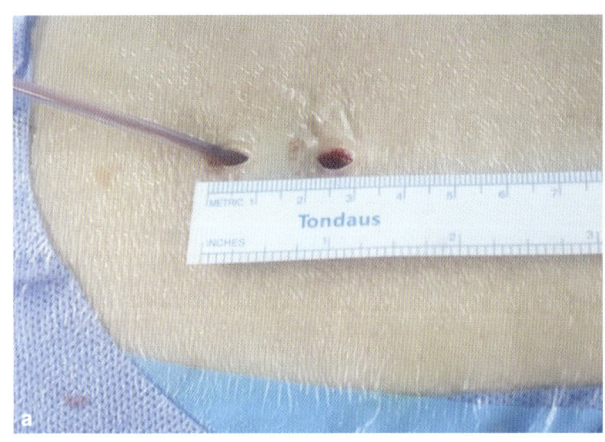
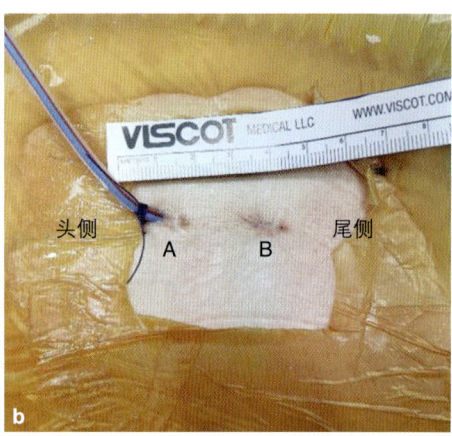

图 13-9 两个皮肤切口大小。(a)镜头通道入口。(b)工作通道入口。放置伤口引流管

术野止血后,于硬膜囊表面放置伤口引流管(图 13-9),以防止术后隐性的硬膜外出血和肌肉出血。使用可吸收缝线逐层闭合筋膜和皮下(图 13-9),消毒胶带封闭皮肤。

典型病例

病例 1

42 岁男性患者,主诉为严重的腰痛伴左下肢放射痛。术前腰椎 MRI 显示 L4/5 左侧椎间盘突出(HLD),L5 神经根受压明显(图 13-10a, b)。患者行左侧入路的双通道内镜下椎间盘切除术。

术后第一天复查腰椎 MRI 显示 L4/5 椎间盘减压充分,术后无血肿或明显的椎旁肌肉损伤(图 13-11a, b)。

病例 2(成人 L5/S1 极外侧椎间盘突出,右侧)

54 岁女性患者,主诉为严重的右侧臀区疼痛伴下肢放射痛,症状范围为右侧 L5 神经根支配区。

术前腰椎 MRI 显示 L5/S1 右侧极外侧椎间盘突出压迫了 L5 背根神经节(DRG)(图 13-12a, b)。术者选择了右侧椎旁入路的双通道脊柱内镜下椎间盘切除术(图 13-13)。术后第一天复查腰椎 MRI 显示 L5/S1 极外侧突出的椎间盘完全切除(图 13-12c, d)。

病例 3(L2/3 下脱垂型椎间盘突出,左侧)

62 岁男性患者,主诉为严重的左大腿前侧疼痛。腰椎 MRI 显示左侧 L2/3 椎间盘脱出,髓核组织脱垂游离至 L3 椎弓根水平(图 13-14a, b)。术者选择了左侧中线旁入路的双通道脊柱内镜下椎间盘切除术(图 13-15)。术后第一天复查腰椎 MRI 提示脱垂游离的髓核组织完全取出(图 13-14c, d)。

并发症及其处理

硬膜损伤是双通道脊柱内镜最常见的并发症,尤其是在学习的初期阶段[2]。最常见的损伤部位是硬膜囊的外侧及走行根的

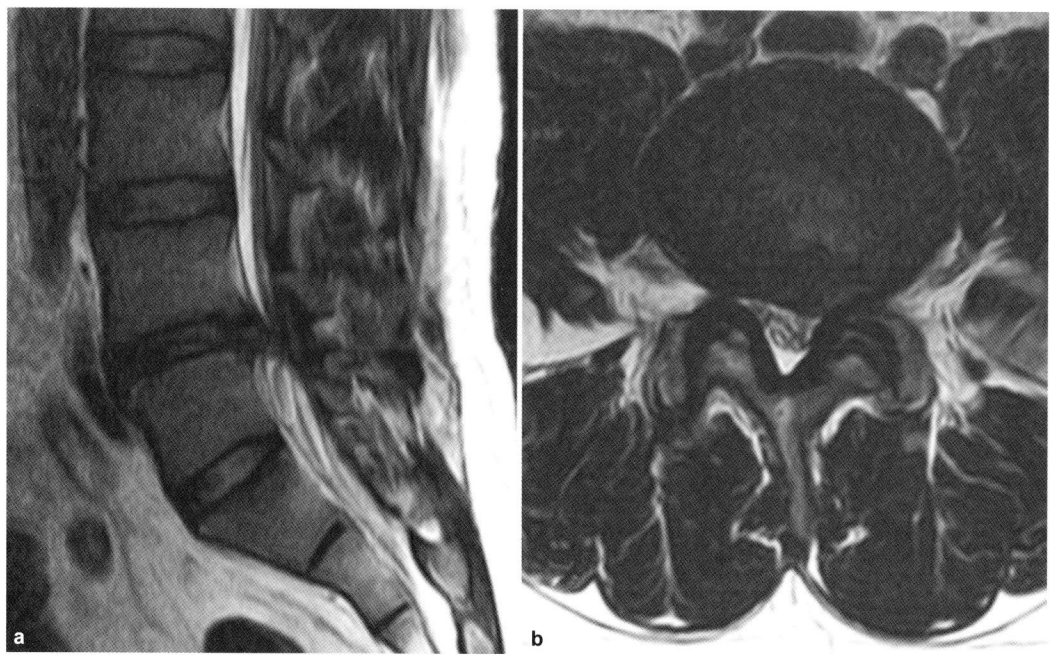

图 13-10 （a）术前 MRI 显示 L4/5 椎间盘突出（矢状面视图）。（b）MRI 横断面显示 L4/5 椎间盘中央偏左突出

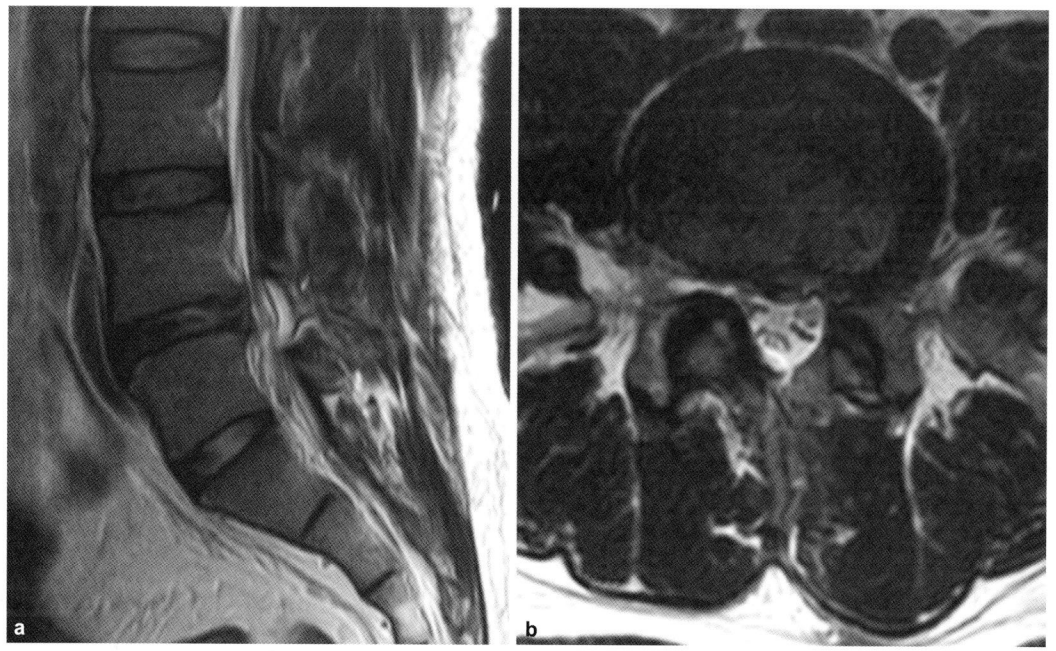

图 13-11 （a）术后 MRI 显示 L4/5 减压后的状态（矢状面）。（b）横断面显示 L4/5 病变部位减压良好，椎旁肌信号无明显变化

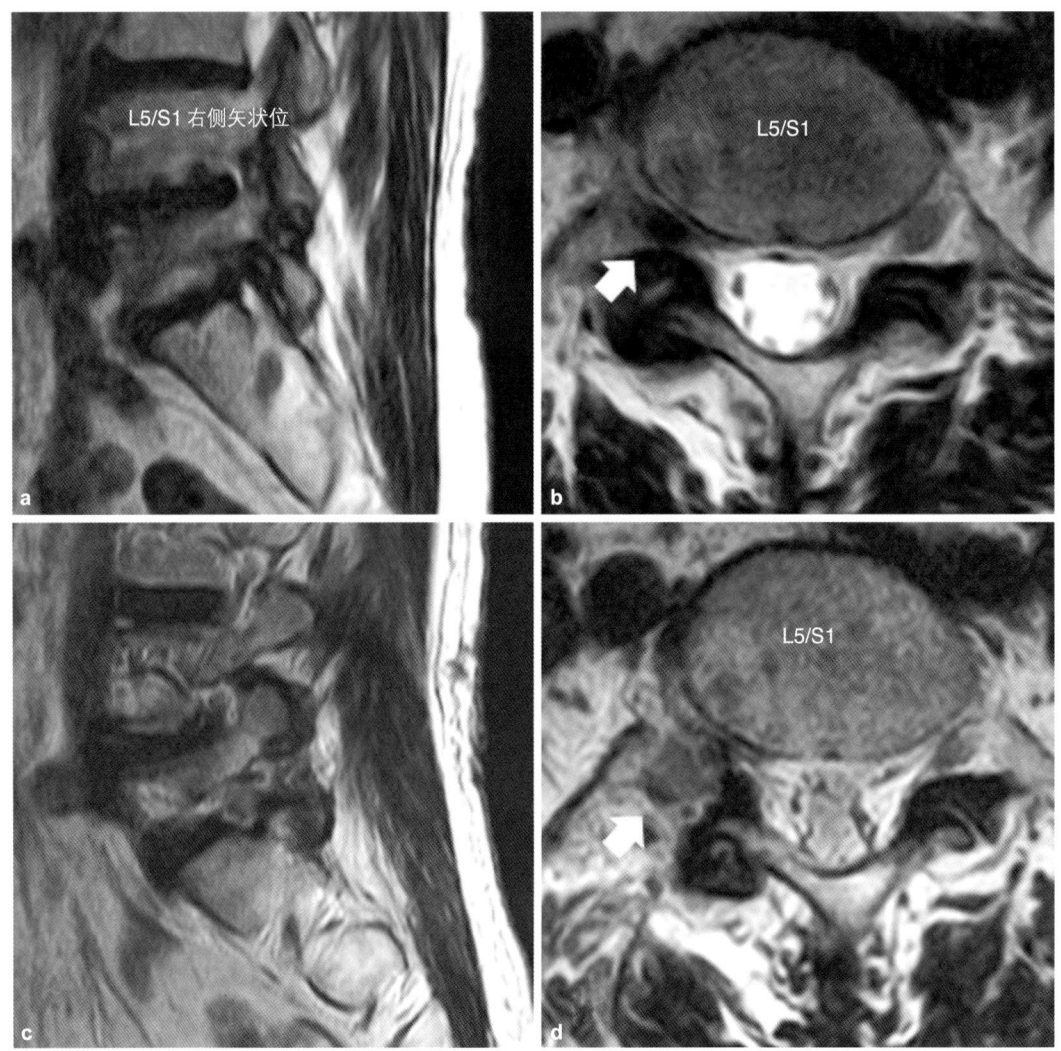

图 13-12　术前 MRI 显示 L5/S1 右侧极外侧椎间盘突出（a、b）。术后 MRI 显示突出椎间盘已完全切除（c,d）

肩部[2]。由于黄韧带和硬脊膜之间没有足够的空隙，在使用椎板咬骨钳切除黄韧带时应避免卡住黄韧带下方的硬膜囊。重度狭窄、翻修手术以及硬膜囊周围粘连会增加损伤的风险。因此，建议术中使用钝钩或剥离子确认黄韧带已与硬膜囊完全分离后再予以切除。对于已经损伤的硬膜囊，如果缺损面积较小，则需调整患者至头低脚高位，并加快手术进度，避免发生类脊髓高压，结束时覆盖并包裹缺损处即可。如果损伤严重，且难以处理，则应考虑转为开放手术。

术后硬膜外血肿是后路内镜手术的另一个并发症。术前要注意患者的凝血功能和抗凝药物使用情况；术中使用氨甲环酸及肾上腺素等止血药物，并且及时止血；术后放置伤口引流管，均是预防硬膜外血肿的有效措施。

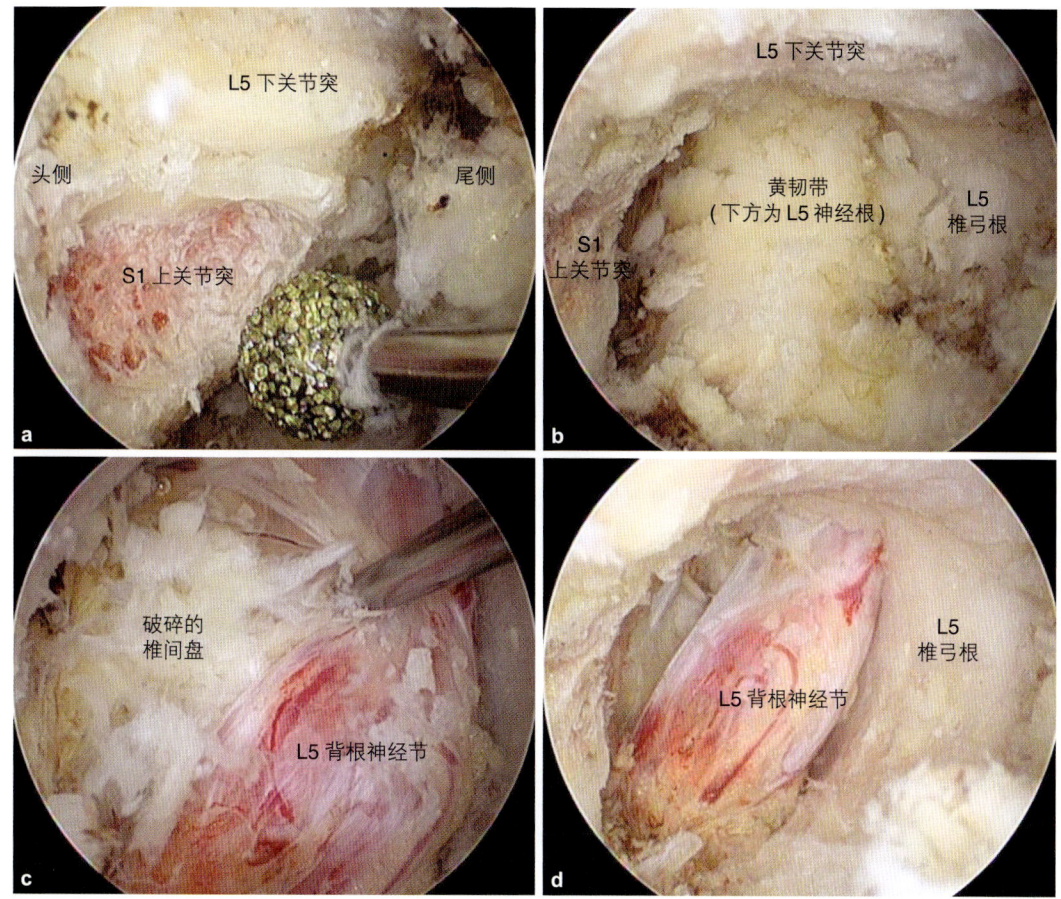

图 13-13 椎间孔减压的系列操作图像。(a)切除 S1 上关节突是椎间孔入路的第一步,同时可清晰辨识 L5 下关节突。(b)覆盖于 L5 神经根表面的黄韧带。(c)黄韧带切除后,可见 L5 神经根受压以及破裂的椎间盘组织。(d)减压完成后的视野,显示神经根减压充分而无张力

手术经验与提示

在开展双通道内镜手术之前,外科医生需要有丰富的显微镜下脊柱手术经验。双通道内镜技术最显著的优势是可以应用于所有类型的腰椎间盘突出症[4]。术中快速建立工作管道、确定镜下操作空间是手术成功的关键。初学者往往因为该环节处理不当而无法获得理想的操作空间和镜下视野,最终导致手术失败或转为开放手术。连接水流灌注后,椎板表面的骨质立即显露出来,则标志通道建立成功,后面可以按照传统的椎板切除流程进行减压操作[5,6]。

在手术过程中,持续的水流灌注是保持视野清晰的最重要因素。作者通常保持灌注水压在 30 mmHg 水平,如果手术区域出血较多,可以暂时增加水压,然后将内镜镜头靠近出血部位加强止血。可灵活运用 Gelfoam® 海绵、Floseal® 或骨蜡等止血材料。待出血控制后,需将水压恢复到正常水平,避免水压过高进入椎管,压迫硬脑膜。同时应确保术中排水通畅,否则椎旁肌渗水会导致手术部位皮肤肿胀。

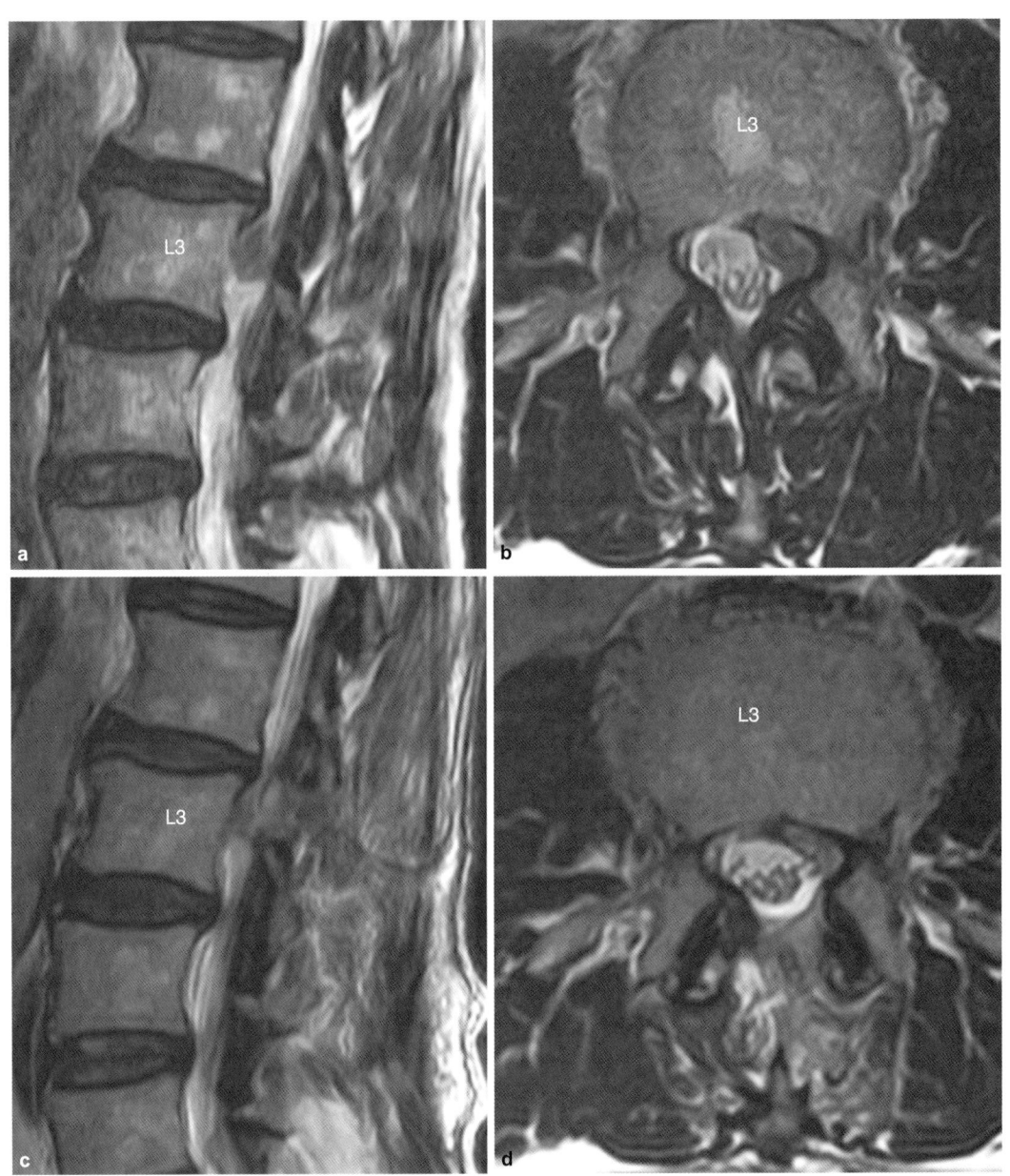

图 13-14 术前 MRI 显示 L2/3 椎间盘脱垂并向远端游离（a, b）。术后 MRI 显示脱垂的椎间盘组织已完全切除（c, d）

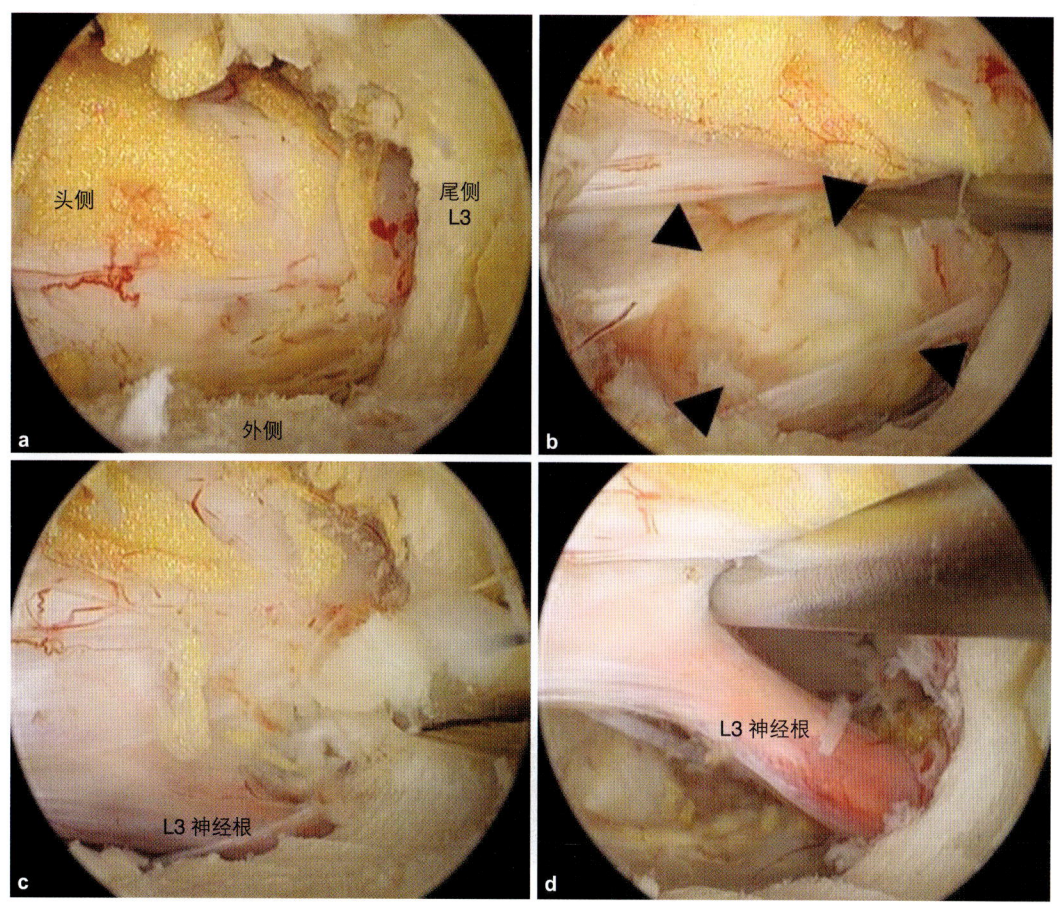

图 13-15 L2/3 术中减压的系列图像。(a) 切除黄韧带后,显露硬膜外脂肪组织和硬膜囊。(b) 向内牵拉 L3 神经根,探查远端脱垂的髓核组织(黑色箭头)。(c) 用髓核钳取出游离椎间盘。(d) 减压完成后的视野,L3 神经根松弛无张力

准确识别镜下结构也是保证手术成功的重要因素。由于内镜视野局部放大而总体范围更小,与直视视野有很大区别,因此如何避免术中迷路对初学者而言还是很有挑战性的。为此,作者建议不要在术中旋转内镜,而是始终保持镜下视野为头-尾和内-外的方向。如果发生方向迷失,应立即透视协助定位,避免损伤目标区域以外的正常解剖结构。

最后,术者身高要适应内镜手术需求。如果内镜操作区过高,会增加肩关节压力造成疲劳损伤。因此,必要情况下应调整内镜操作区的高度,保持术中双肩舒适。

对于传统脊柱内镜相对棘手的治疗领域,如腰椎管狭窄或腰椎不稳,双通道脊柱内镜已经取得了良好的临床疗效[7-9]。

(Nam Lee, Dong Hwa Heo, Choon Keun Park 著 周传利 译)

参考文献

1. Choi D-J, Jung J-T, Lee S-J, Kim Y-S, Jang H-J, Yoo B. Biportal endoscopic spinal surgery for recurrent lumbar disc herniations. Clin Orthop Surg. 2016;8:325–9.
2. Choi D-J, Choi C-M, Jung J-T, Lee S-J, Kim Y-S. Learning curve associated with complications in biportal endoscopic spinal surgery: challenges and strategies. Asian Spine J. 2016;10:624.
3. Heo DH, Lee DC, Park CK. Comparative analysis of three types of minimally invasive decompressive surgery for lumbar central stenosis: biportal endoscopy, uniportal endoscopy, and microsurgery. Neurosurg Focus. 2019;46:E9.
4. Heo DH, Kim JS, Park CW, Quillo-Olvera J, Park CK. Contralateral sublaminar endoscopic approach for removal of lumbar juxtafacet cysts using percutaneous biportal endoscopic surgery: technical report and preliminary results. World Neurosurg. 2019;122:474–9.
5. Eum JH, Heo DH, Son SK, Park CK. Percutaneous biportal endoscopic decompression for lumbar spinal stenosis: a technical note and preliminary clinical results. J Neurosurg: Spine. 2016;24:602–7.
6. Heo DH, Lee N, Park CW, Kim HS, Chung HJ. Endoscopic unilateral laminotomy with bilateral discectomy using biportal endoscopic approach: technical report and preliminary clinical results. World Neurosurg. 2020;137:31–7. https://doi.org/10.1016/j.wneu.2020.01.190.
7. Kim J-E, Choi D-J. Biportal Endoscopic transforaminal lumbar interbody fusion with arthroscopy. Clin Orthop Surg. 2018;10:248–52.
8. Ahn J-S, Lee H-J, Choi D-J, K-y L, S-j H. Extraforaminal approach of biportal endoscopic spinal surgery: a new endoscopic technique for transforaminal decompression and discectomy. J Neurosurg: Spine. 2018;28:492–8.
9. Heo DH, Quillo-Olvera J, Park CK. Can percutaneous biportal endoscopic surgery achieve enough canal decompression for degenerative lumbar stenosis? Prospective case–control study. World Neurosurg. 2018;120:e684–9.

第五篇
内镜下腰椎椎间融合术

第 14 章 内镜辅助下斜外侧腰椎椎间融合术

方法介绍（要点和目的）

腰椎椎间融合术是临床上普遍认可的外科手术干预方式之一，几乎适用于所有的症状性腰椎疾患，包括退行性腰椎椎间盘疾病、椎间盘炎、假关节形成及退行性脊柱畸形等。随着脊柱外科技术的发展，一些改良的融合技术方法不断衍生，目的在于减少并发症的发生、提高临床预后疗效。

近来人们对脊柱外科微创诊疗理念愈发青睐，在不影响临床疗效的前提下，利用人体自然间隙、减少手术创伤的改良手术入路方式成为大家关注的焦点。经前方、后方或侧方的手术入路方式均可抵达腰椎椎间隙，但每种入路方式均有各自的优缺点。侧方腰椎椎间融合术（lateral lumbar interbody fusion, LLIF）包括经腰大肌和经腰大肌前方入路方式。经腰大肌入路也称为直接外侧椎间融合术（direct lateral interbody fusion, DLIF）或极外侧腰椎椎间融合术（extreme lumbar interbody fusion, XLIF），经腰大肌前方入路方式称为斜外侧椎间融合术（oblique lateral interbody fusion, OLIF）。微创（MI）LLIF 因其出血少、软组织剥离少、椎间融合器植骨面积大，并能够增加椎体间移植骨承重负荷能力，从而有利于恢复腰椎前凸曲度和提高植骨融合率。

OLIF 是 LLIF 术式之一，其入路方式经腹部大血管和腰大肌前缘间的自然间隙抵达椎间隙，是一种保留骨性结构和肌肉组织的微创技术，能够最大限度地降低入路相关并发症的发生率（图 14-1）[3, 4]。文献报道，OLIF 入路方式较 DLIF 更能降低神经损伤的发生率，已成为脊柱外科医生的常规手术入路方式[5]。另外，OLIF 也可以作为前方腰椎椎间融合术的替代方式，后者易损伤髂血管和腹膜[6-8]。OLIF 术式是近些年才开始流行的手术方式，早在 1992 年 Fraser 等首次报道了沿腹外侧斜肌肌纤维、钝性分离腹内斜肌和腹横肌、经腹膜后入路抵达腰椎中段和腰骶段[4]。1997 年，Mayer 对该术式进行了一些改良和标准化，进而形成目前被许多学者团队所认可并采用的现代 OLIF 术式[9]。2012 年，Silvestre 等对其命名为 OLIF[10]。Hynes 采用通道系统对 Mayer 的 OLIF 术式进行了改良[11, 12]。无论术式如何变化，其目

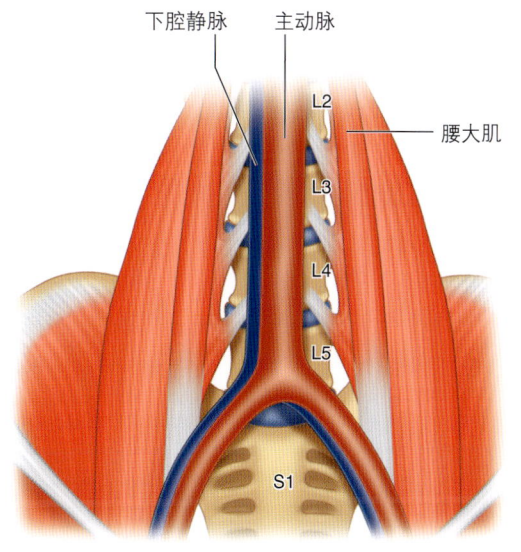

图 14-1 经腰大肌前方手术入路的示意图。右侧为下腔静脉，左侧为腰大肌。椎间隙描绘为黄色（由 Anthony M. DiGiorgio, DO, MHA, New Orleans, LA 提供）

的均是获得充分的神经减压和良好的椎间融合。OLIF 通过较大的椎间融合器撑开作用实现对椎管的间接减压[11, 13]。尽管 OLIF 利用椎间融合器起到椎管间接减压效果，但能否直接解除中央型或椎间孔型椎间盘突出造成的神经压迫，仍受到业内质疑。对于仅依靠椎管或椎间孔的间接减压不足，需要对神经结构压迫直接减压的患者，可以借助于内镜辅助完成 OLIF 手术。利用内镜经原来或改良 OLIF 入路方式能够精准抵达椎管内或对侧椎间孔，从而实现直接减压[14, 16]。内镜辅助技术适用于 T12 至 S1 节段，在头尾两端仍需借助专门器械和撑开系统完成其他技术操作，如肋骨切除和血管结扎，但无须额外的后方手术固定[15]。内镜便于手术视野的可视化操作，避免损伤神经和血管结构，从而提高了手术成功率[16]，甚至能够在内镜直视下完成终板处理，同时实现直接和间接减压的目的。

适应证

1. 节段不稳 / 椎管狭窄伴椎间盘破裂碎块向上或向下移位。
2. 腰椎节段不稳伴中央型腰椎间盘突出造成硬脊膜受压。
3. 退行性腰椎滑脱伴右侧椎间孔型或中央型椎间盘突出。
4. 中央型椎管狭窄伴右侧椎间孔型或中央型椎间盘突出。
5. 邻近节段椎间盘退变、突出。

内镜可处理的突出髓核（HNP）类型

- 包容型 HNP
- 移位型 HNP
- 复发型 HNP
- 高位腰椎 HNP。中央型和椎间孔型 HNP

禁忌证

1. 内脏疾病：影响手术入路。
2. 既往腹膜后手术史。
3. 腹主动脉疾病。
4. 严重的小关节增生及侧隐窝狭窄（3 级）。

麻醉与体位

首选全身麻醉，患者先取侧卧位在可透射线的手术床上完成椎间隙内操作，然后再转为俯卧位进行经皮椎弓根螺钉固定。

1. 侧卧于可透射线的手术床上（图 14-2）。
   - 选择左侧卧位还是右侧卧位取决于术者的偏好、手术部位及脊柱侧凸方向。
   - 如左侧腰大肌与髂血管之间的间隙较大，患者首选右侧卧位[13]。
   - 右侧腹腔内有肝脏组织，增加手术入路难度，且对术者而言，处理椎旁左侧的主动脉比右侧管壁脆弱的下腔静脉相对容易[13]。
   - 有时更倾向于脊柱侧凸的凹侧入路，能够减少手术切口个数[13]。
2. 头部需要衬垫支撑或放置头环。
3. 采用带衬垫的肘托进行手臂固定和支撑或手臂悬吊或手托固定。
4. 患者腰部下方放置滚轮或软垫，腋下沿胸壁支撑脊柱，防止臂丛神经损伤。
5. 臀部位于手术床端接口下方。
6. 膝关节和腿之间放置软枕。
7. 肩部和腰部进行适度捆扎。
8. 术侧下肢屈曲（取决于左 / 右侧卧位——术侧下肢屈曲能够松弛同侧腰肌和腰丛，从而减少手术过程中的牵拉对抗阻力）。
9. 患者体位摆放完毕后，调整手术床呈反 Trendelenburg 位，术中保持脊柱与地面平行。

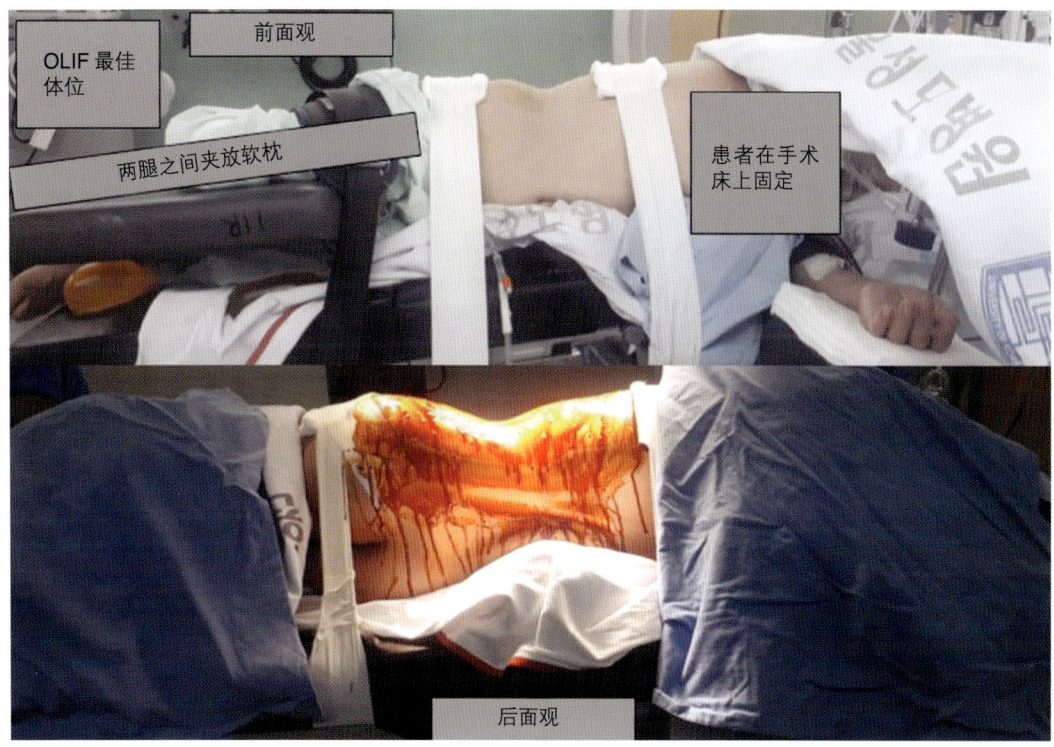

图 14-2　患者体位

手术器械

- OLIF 撑开系统。
- 内镜设备：带斜口的工作鞘管，30°内镜，7 mm 工作鞘管。
- 射频刀头（图 14-3a）。
- 45°/直钳（图 14-3b）。
- 带角度的神经钩（图 14-3c）。
- 末端可屈式磨钻（图 14-3d）。
- 另需配置全内镜下腰椎间盘切除术所用的内镜系统，该系统包含有 1 个工作通道、2 个灌洗通道。

手术步骤

患者在手术床上取侧卧位且固定后，手术操作步骤如下。

1. 皮肤切口（图 14-4）
   (1) 患者摆放体位完毕后，先行前后位和侧面透视。
   (2) X 线透视下标记目标节段椎体前缘和椎间隙。
   (3) 沿目标节段水平距前中线 5cm 处做一长 3~4 cm 的斜行切口或横行切口。
   (4) 手术医生位于患者腹侧。
2. 肌肉分离
   (1) 切开皮肤及皮下筋膜，显露腹外斜肌筋膜。
   (2) 首先，电刀切开肌纤维表面筋膜，然后沿肌纤维的方向劈开肌肉组织。
   (3) 依次切开腹壁肌肉（腹外斜肌、腹内斜肌和腹横肌）。
   (4) 腹内斜肌下方有髂腹下神经或髂腹股

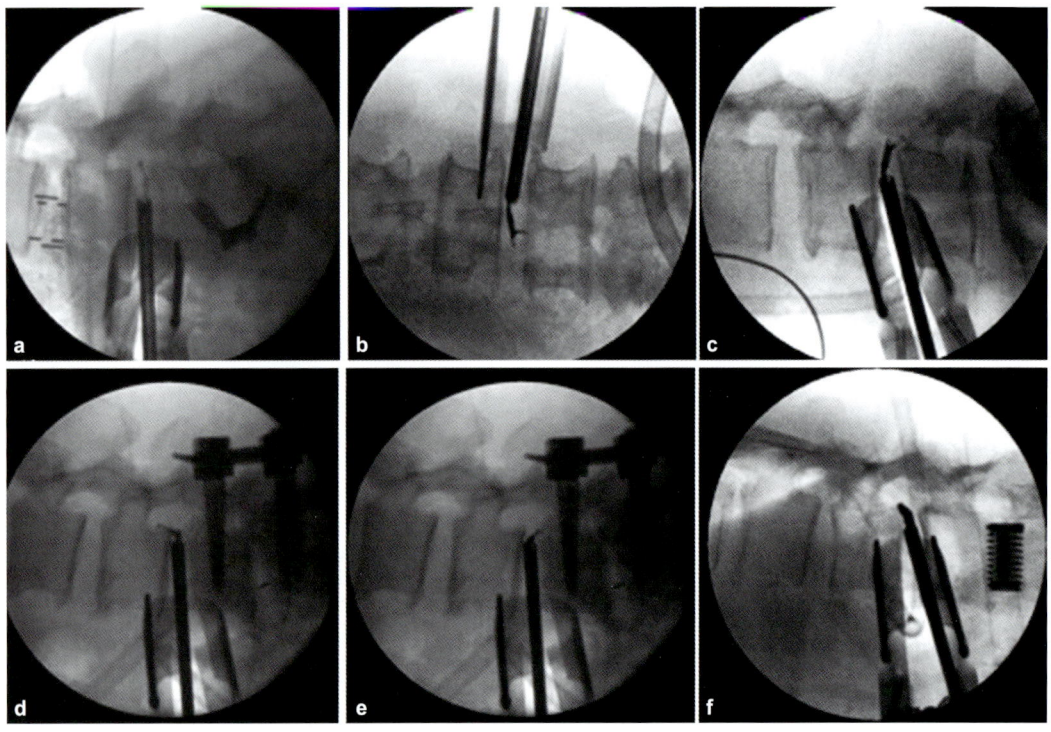

图 14-3 内镜 OLIF 手术器械。(a) 射频刀头,(b、c) 45°/ 直钳,(d、e) 带角度的神经钩,(f) 末端可屈式磨钻

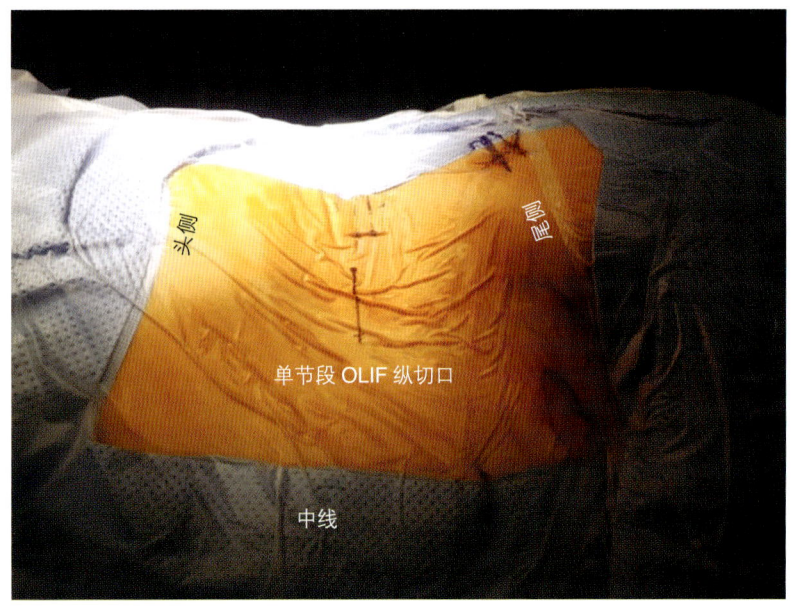

图 14-4 单节段 OLIF 手术切口标记

沟神经穿过，需要仔细剥离和松解予以辨别和保护。
(5) 显露腹横筋膜（位于腹横肌内面和浅层腹膜之间的腱膜）后，用示指斜向后方或侧后方的髂嵴和脊柱方向滑移，防止进入腹膜腔。
(6) 钝性切开腹横筋膜，当进入腹膜后间隙时有落空感。
(7) 如果计划有2个手术节段，可经同一切口且不同的入路途径，也可以在2个节段采用同一入路途径（根据术者的经验）。

3. 显露腹膜后间隙
(1) 切开腹横筋膜后，用示指直接滑动筋膜，接触到腹膜后脂肪。
(2) 筋膜下可直接观察到腹膜后脂肪，呈淡黄色海绵状结构，用示指向各个方向进行腹膜钝性分离，以确保腹膜不与周围筋膜仍存在粘连。
(3) 通常将输尿管与腹膜后脂肪一起牵拉。
(4) 示指沿着腰方肌向中线方向可触摸横突。
(5) 示指向下滑至腰大肌。

4. 辨别和分离腰大肌边界
(1) 建议利用示指钝性显露和游离腹膜后脂肪组织和腹膜。
(2) 下一步靠示指触感辨别腰大肌前缘。
(3) 向头侧、尾侧、腹侧和背侧（前后和上下运动）各个方向轻柔游离腹膜，向前充分推开腹膜组织后，包括松散连接至腹膜的输尿管和腹膜后脂肪，示指可触及腰大肌前缘和椎间隙（图14-5）。

5. 显露椎间隙及游离腰大肌
(1) 理论上非经腰大肌手术入路能够最大限度地降低腰大肌内神经丛及腰大肌自身损伤的发生率。
(2) 尸体研究证实腰大肌后1/3部位往往存在下肢运动神经[17]。
(3) 如有需要，在上腰椎节段可将腰大肌向前腹侧游离，在L4-L5节段有节段动脉直接穿过椎间盘表面，OLIF术中需要将其分离结扎[18]。

6. 插入初级穿刺针
(1) 初级导丝置入椎间盘前1/3至1/2部分[13]。
(2) 穿刺针尖应在示指腹侧保护下经OLIF入路途径插入椎间隙，避免损伤血管结构（图14-6）。
(3) 透视下确认手术节段和穿刺位置后，再进行逐级扩张。

7. 显露椎间盘
(1) X线透视确认导丝位置后，就可以进行逐级扩张。沿终极扩张导杆置入一个直径22 mm、长度适当的撑开器叶片，固定于手术床安装臂，需确保牢固。
(2) 在L1-L2和L2-L3下椎体的上缘或L3-L4和L4-L5上椎体的下缘，安全地插入固定针[18]。
(3) 以椎间盘前1/2为中心打开撑开器叶片，显露椎间盘；叶片应与椎间隙平行，利于切除椎间盘和处理终板。
(4) 避免撑开器叶片损伤腰大肌。

8. 纤维环切开和椎间盘切除
(1) 矩形纤维环切开。
(2) 纤维环切开长度至少18 mm或满足椎间融合器尺寸的长度[19]。
(3) 采用髓核钳、咬骨钳、铰刀和刮匙完成椎间盘切除。
(4) 插入骨膜剥离器，并通过旋转动作有助于松解对侧纤维环；骨膜剥离器末端应不超过椎体对侧外缘3~4 mm[19]。
(5) 上述步骤应在透视引导下完成。

9. 终板处理
(1) C臂透视引导下采用刮匙、铰刀和髓

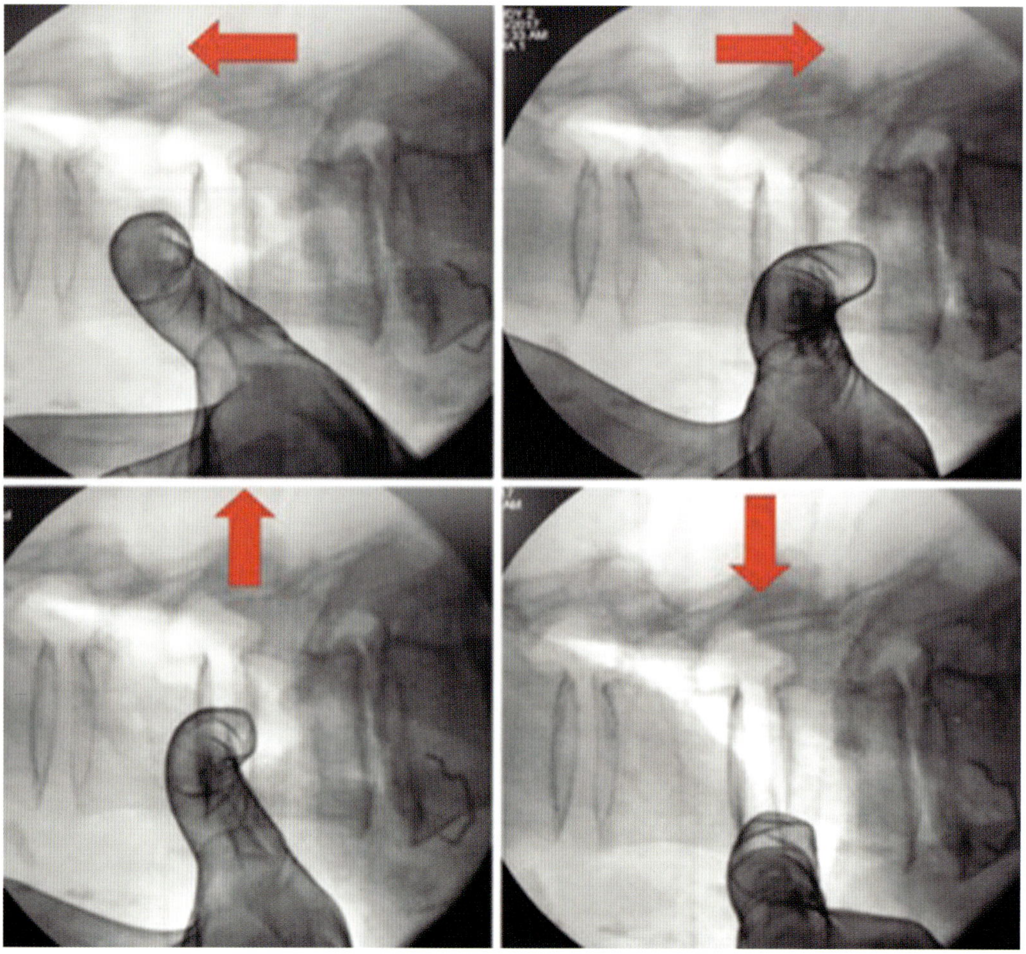

图 14-5　术中透视图像显示利用示指向后方推移腰大肌的前腹侧部分。红色箭头表示推移方向

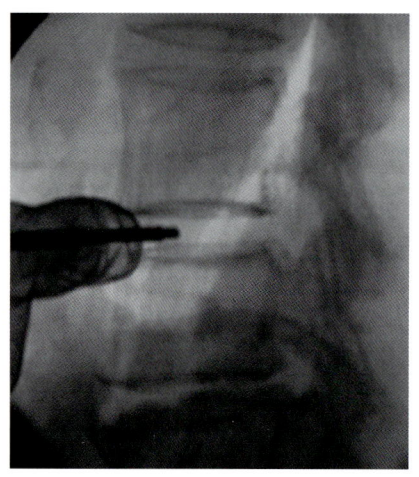

图 14-6　侧位透视图显示在示指保护下插入初级穿刺针

核钳处理终板。我们利用向椎间隙注入造影剂的方法，验证终板处理是否充分（图 14-7）。

(2) 内镜下观察进一步确认终板是否处理充分。

(3) 正交操作，指所用器械操作时应保证与椎体矢状面垂直呈 90° 角[20]。尤其在置入椎间融合器时非常必要。

10. 额外的椎间盘（突出的髓核组织）切除

根据手术节段或椎间盘突出的位置，可经同一撑开器通道或旁开另一约 1 cm 切口插入内镜系统（图 14-8 和图 14-9）。

(1) 利用内镜可以观察有无椎间盘组织残

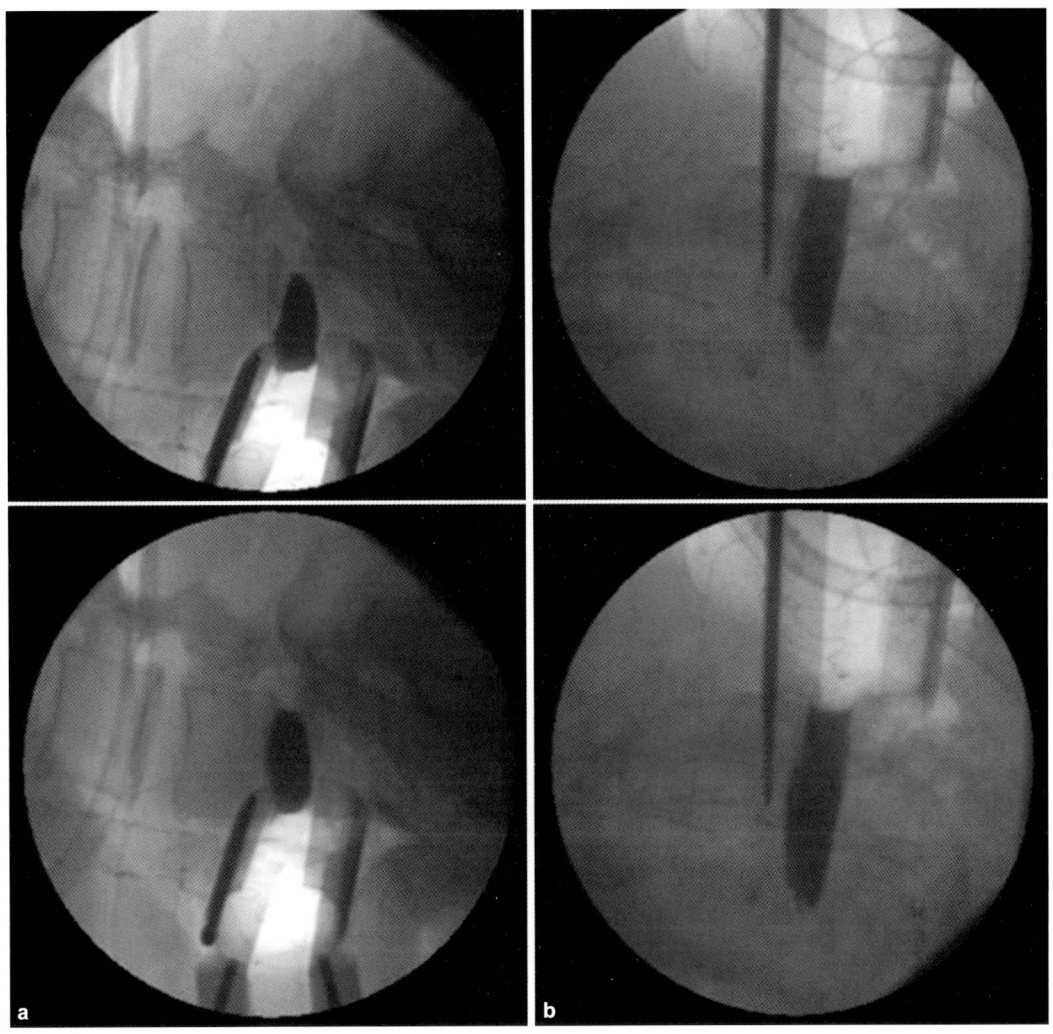

图 14-7 影像图显示注射造影剂后的终板形态。（a）终板处理不足，（b）终板处理充分

留和评估终板处理情况。内镜直视下，还可以用刮匙和铰刀刮除软骨终板（图 14-10）。

(2) 在内镜直视下，利用带角度的半限制钳撬拨的方法可以取出旁中央型突出的椎间盘组织（图 14-11）。

(3) 残留或遗漏的椎间盘髓核组织——少数情况下可能遗漏向左后方突出的椎间盘髓核组织。借助内镜和其他相关器械，可经内镜下取出残留或遗漏的椎间盘髓核组织。硬膜囊随 Valsalva 动作能够出现明显的搏动，有助于辨别腹侧硬膜囊，也表明神经结构减压充分。手术医生也可以据此评估腹侧椎间盘是否充分切除[15]。

(4) 移位的椎间盘髓核组织——借助特殊的角状探钩或末端可屈式磨钻切除移位的椎间盘髓核组织（图 14-12a）。从纤维环切口用角状探钩或内镜髓核钳抓取移位的椎间盘髓核组织（图 14-12b, c）[15]。

(5) 对侧椎间孔——如有需要，可以显露

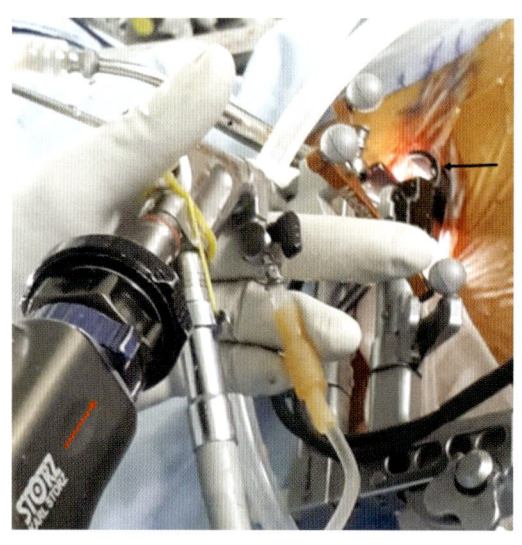 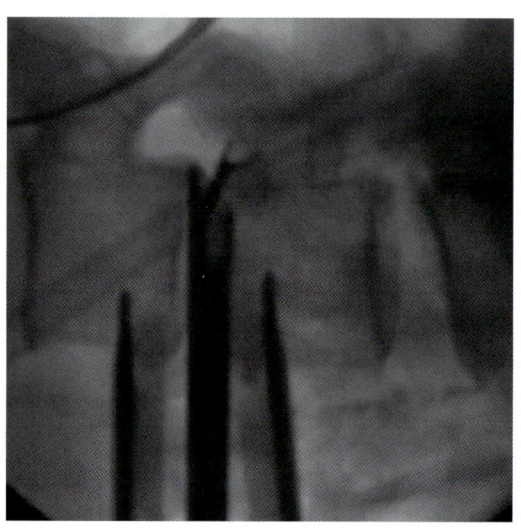

图 14-8　术中图片显示内镜系统（红色箭头）置入管状 OLIF 撑开器（黑色箭头）内

图 14-9　内镜置入 OLIF 撑开器

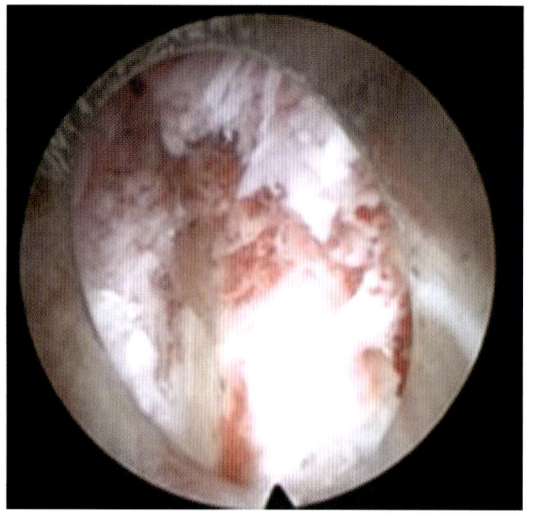 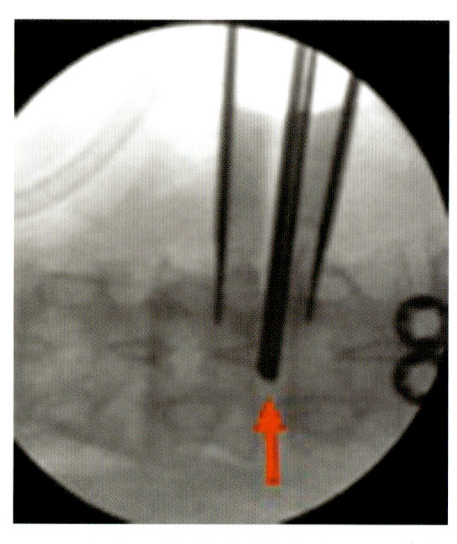

图 14-10　术中内镜观察初步终板处理后残留的椎间盘

图 14-11　术中 C 臂透视侧位片见经 OLIF 管状撑开器置入内镜系统，内镜的末端位于右侧旁中央区域（红色箭头）

对侧椎间孔区域和切除椎间孔内突出的椎间盘组织或后纵韧带（PLL）以便探查硬膜外间隙[21]。

（6）中央型椎间盘突出——内镜直视下，利用半限制的内镜髓核钳可以切除中央型突出的椎间盘组织进行减压，直至显露 PLL 或硬膜囊腹侧[22]。

（7）椎间孔型突出——利用内镜和带角度

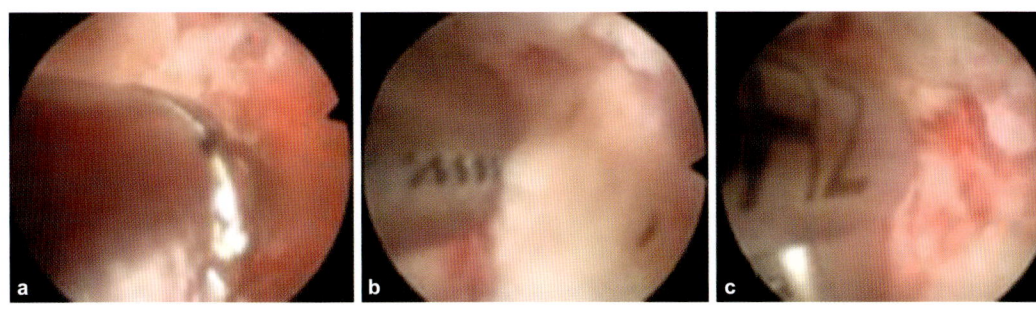

图 14-12 镜下图像。(a)利用末端可屈式磨钻切除椎体骨后缘,然后(b,c)采用内镜髓核钳和角状探钩取出向上移位的椎间盘髓核组织

的器械探查椎间孔,并在可视下取出破碎的椎间盘组织[22]。一旦完成椎间盘切除术,可以采用射频电刀进行纤维环成形。在生理盐水灌注下做Valsalva 动作时,可以看到硬膜囊腹侧随之有规律地搏动,则说明内镜下硬膜囊腹侧已经充分减压。

11. 试模并植入融合器

充分的椎间盘切除和终板处理后,由小到大依次置入试模垫片撑开和扩大椎间隙,直至椎间隙和椎间孔恢复正常高度,并行透视确认。在透视引导下,术者选择适当尺寸大小的椎间融合器,垂直插入椎间隙并贯穿椎体皮质骨全长(皮质骨到皮质骨)以重建腰椎前凸(图 14-13)。侧位透视中,椎间融合器应位于椎间隙的前 1/3 与中 1/3 之间,正位透视其位置应居中[27]。内镜 OLIF 的优点在于不需要额外的后路减压,但是前柱重建往往需要行后路椎弓根螺钉加固稳定。MI-OLIF 可以在无神经电生理监测的情况下安全地完成[11]。

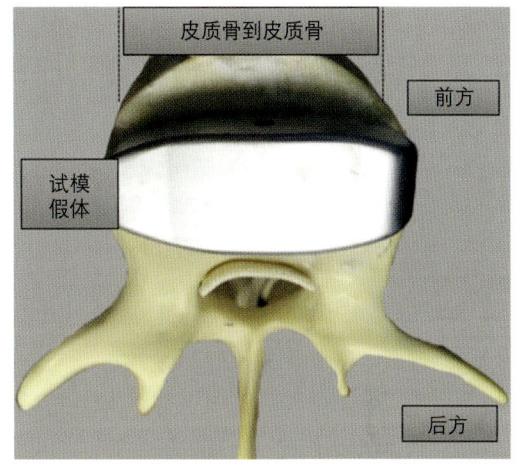

图 14-13 三维重建图片显示置入椎间融合器的理想位置(皮质骨到皮质骨,位于椎间隙的前 1/3)

典型病例

女性,53 岁,主诉下肢乏力进行性加重,同时合并排便困难及鞍区麻木。入院时需靠轮椅代步,既往有 L3-L4 和 L5-L6 的开放性腰椎融合手术史。查体:双下肢髋关节屈曲肌力 3 级(0~5 级),膝关节背伸肌力 3 级,踝关节背伸肌力 3 级,踇趾背伸肌力 2 级,踝关节跖屈肌力 4 级,双下肢皮肤触觉减退约 50%。

影像学资料显示 L3-L4 和 L5-L6 节段椎间已融合,L2-L3 节段椎间盘退变并左侧旁中央型巨大椎间盘组织突出明显压迫硬膜囊和神经根。行 L2-L3 OLIF 手术,内镜辅助下切除左侧旁中央突出的椎间盘组织，加以后路椎弓根螺钉固定，无须额外的后路减压（图14-14和图14-15）。

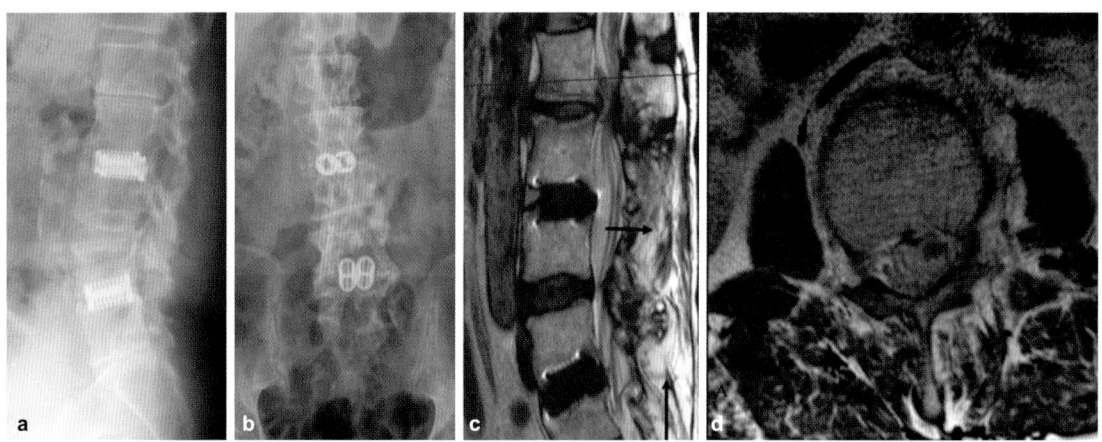

图14-14　术前正/侧位X线片（a，b）显示L3-L4和L5-L6节段椎间隙内融合器征象，L2-L3节段椎间隙高度减低并存在轻度退行性脊柱侧凸。矢状位MRI T2加权像（c）显示脊柱旁肌萎缩（黑色箭头），L2-L3椎间盘突出并向上移位（红色箭头）。轴位T2加权像（d）显示巨大的左侧旁中央型椎间盘突出压迫硬膜囊和神经根

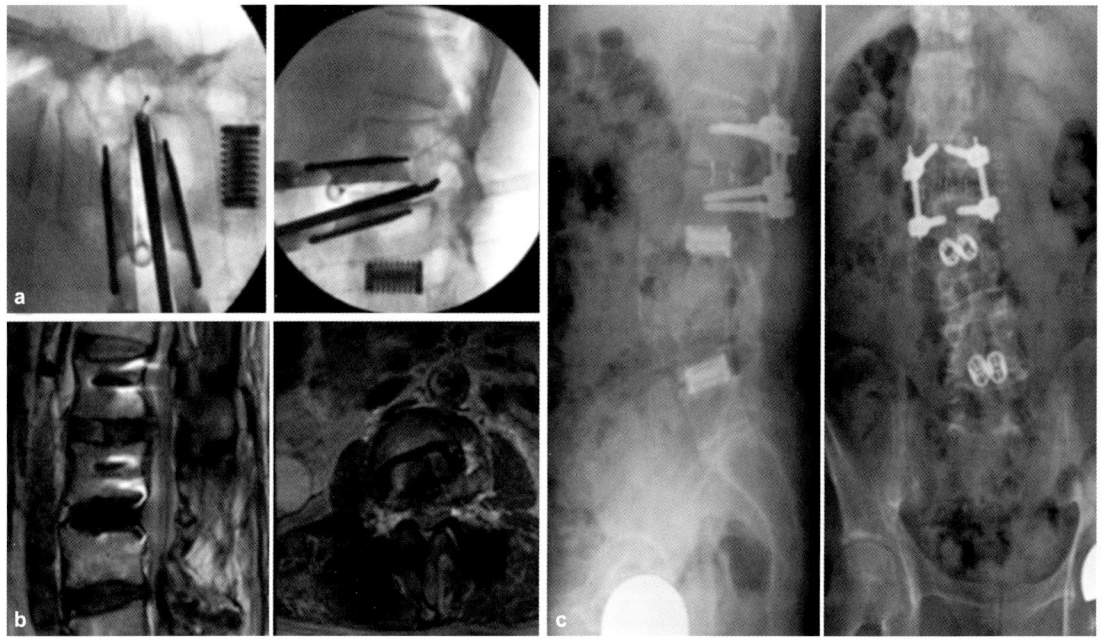

图14-15　（a）术中透视图像显示内镜下采用半限制性髓核钳切除旁中央型突出的椎间盘组织。（b）术后矢状位和轴位MRI显示L2-L3存在椎间融合器，恢复椎间隙高度。（c）术后即刻正/侧位X线片显示L2-L3椎间融合器和L2、L3椎弓根螺钉，L3-L4和L5-L6"stand-alone"椎间融合器

并发症及处理

内镜下 OLIF 手术并发症包括腰丛神经损伤导致术后感觉或/和运动障碍、血管并发症、硬膜撕裂、输尿管损伤，以及融合器移位和伤口感染等相关并发症。其中，切口疼痛发生率 2.2%，交感神经及血管损伤发生率 1.7%[10]，血管和硬膜撕裂发生率 3.9%，短暂性出血、腹膜后血肿、尿路感染、伤口感染和神经根性痛加重发生率 17.6%[22]。

一项大规模临床数据结果列举了 OLIF 的数种并发症，包括感觉神经损伤、腰大肌无力、椎体骨折、运动神经损伤、前纵韧带断裂、手术部位感染、胸膜撕裂、节段性动脉损伤、腹膜撕裂、融合器移位、腹膜后血肿、输尿管损伤、腹壁疝、肠梗阻、大血管损伤和中转后路开放手术[23]。

外科手术需要制订详尽的手术计划以防止并发症的发生。防止并发症的策略可以分为术前计划和术中规避技术。

选择正确的手术策略

1. 术前计划
   (1) 影像学
       - MRI 和 CT 是首选的影像学检查，检查时最好取右侧卧位，保证与手术体位精准一致[23]。
       - 完善腹部血管影像学检查，确定腹主动脉和静脉的位置与走行，以及向后方和对侧的牵拉空间[24]。
       - 术前影像学评估血管与手术节段的位置关系，腰大肌形态、厚度及与周围神经结构的位置关系，左侧腰大肌前缘与大血管左外侧缘之间的手术入路，手术入路取决于节段水平（主动脉和髂动脉）。
   (2) 体位
       - 理想的手术体位应为右侧卧位，手术入路从左侧进入。
       - 用绑带将患者固定在手术床上，防止患者在术中发生体位变动。
       - 左髋关节稍屈曲可以松弛腰大肌[26]。
       - 由于患者侧卧位越过折叠处，该区域受压时间与术后神经性麻痹的发生率成正比，因此应将手术床在此处稍折曲[23]。
       - 透视图像应保证上、下终板平行并棘突居中。
       - 透视图像不准确可造成切口位置错误或需要延长切口而影响美观[20]。

2. 术中计划
   (1) 分离肌肉。
   (2) 沿肌束方向进行肌肉切开[20]。
       - 肌肉分离时尽量少用双极电凝。
       - 避免过度肌肉切开，仔细闭合腹壁肌肉能够预防术后腹壁感觉和运动障碍[26, 27]。
   (3) 规范和安全的腹膜后剥离有助于暴露椎间隙，防止腹膜后结构损伤和误切开腹膜。
   (4) 游离腰大肌。
       - 为避免损伤生殖股神经（腰大肌前外侧表面）、腰丛和腰大肌，应谨慎地剥离腰大肌前腹侧，不超过正中冠状面[26, 28-30]。
       - 减少将腰大肌向横突牵拉的时间，长时间牵拉可能会损伤腰大肌内的腰丛[29, 30]。
   (5) 应在直视下装置撑开叶片，避免损伤输尿管、交感神经链或血管结构的潜在风险[26]。
   (6) 避免血管损伤。
       - 向前方游离大血管或置入撑开器

的固定针的时候，易发生血管损伤。
- 通过详细的术前血管成像评估和减少血管向中线过度显露，能够避免游离血管时发生损伤[25]。
- 如同上文中手术方法的介绍，撑开器固定针的位置应靠近椎体终板[20]。
- 在L4-L5节段置入管状撑开器时应格外小心，尽量避免在L5椎体插入固定针，防止髂腰静脉撕裂[18]。
- 利用术前MRI可以预估血管的位置[20]。

(7) 避免输尿管损伤。

下述步骤能够将最大限度地减少输尿管损伤：
- 充分分离和牵开腹膜后脂肪组织后，再进行椎间盘切除[31]。
- 通过管状撑开器观察椎间盘[31]。
- 钝性和软性剥离把输尿管向前方游离[31]。
- 术后出现发热、腹痛和腹胀、呕吐或外周血白细胞计数升高，应考虑可能发生了输尿管损伤的术中不良事件[32,33]。

(8) 交感神经损伤。
- 交感神经链位于椎体前1/3处，将管状撑开器放置于交感神经链后方，减少撑开器的过度牵拉以避免损伤[20]。

(9) 终板和对侧神经根损伤
- 避免过度的终板处理；其可能导致融合器沉降。
- 应用Cobb试模做对侧松解时需要非常谨慎，所有步骤都应在透视下利用钝性手术工具完成，避免对侧腰大肌和腰丛神经损伤[12]。

(10) 椎管损伤
- OLIF能够间接减压，并不推荐采用常规的椎间盘切除方法进行直接减压，因其存在椎管损伤的风险[14,15]。

(11) 避免硬膜撕裂。
- 手术医生需要根据影像学资料和解剖学结构充分掌握OLIF手术入路和融合器倾斜角度，避免损伤硬膜囊和对侧神经根[34]。
- 术中应尽量多行C臂机X线透视，尤其在进行对侧纤维环状松解的时候[34]。

(12) 生理盐水冲洗
- 内镜辅助手术中需要液体介质持续灌洗。常规使用生理盐水。生理盐水灌洗不仅能够保证手术视野清晰，而且持续的液体灌洗能够降低术后感染的发生率。考虑到生理盐水灌洗可能导致术中的液体残留在腹膜后间隙，新一代全内镜系统有液体流入和流出两个通道，能够防止椎管内压力过高超过的临界值，并减少液体在腹膜后间隙残留（图14-16）[35,36]。

评述

内镜下OLIF的优势

内镜辅助下OLIF可以显露椎管腹侧、硬膜外间隙和中央椎管，并能够切除椎间孔内突出的椎间盘组织，也可以直视终板处理情况[15]，同时实现直接和间接减压。尽管ALIF能够实现直接和间接减压，但在初始学习曲线期需要血管外科医生协助显露手术视野，避免入路相关并发症，以及其他并发

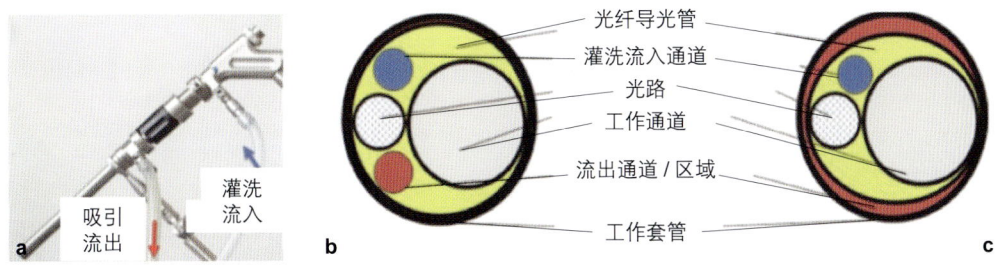

图 14-16 （a）内镜有流入和流出灌洗通道。不同内镜通道的全内镜系统（b）内镜中的流入和流出通道，（c）镜头中有流入通道，流出靠镜头和工作套管之间的新月形间隙

症，如腹部内脏损伤、逆行射精和血管损伤等。后方入路融合术可以通过关节突切除、椎板切除和椎间盘切除实现神经直接减压，但有出血多、硬膜外粘连、后方肌肉和韧带损伤导致术后腰痛，以及置入融合器尺寸较小等缺点。另一方面，LLIF（包括 DLIF 和 OLIF）能够保留韧带结构和后方附件（包括椎板、小关节和脊椎旁肌）。内镜辅助 OLIF 的另一个优点是相较于后路融合术能够减少出血量[14]。然而，内镜辅助 OLIF 也有一定的局限性；外科医生通常习惯于后方入路处理突出的椎间盘；受手术条件限制，患者采取侧卧位时椎管和椎间孔的位置和方向也发生相应的变化，外科医生在内镜辅助 OLIF 术中应予以重视。其他限制因素还包括对侧椎间孔操作空间有限[37]和切除椎体骨赘、移位或钙化椎间盘时难度较大。但随着脊柱内镜设备的更新和进展，上述缺陷可以逐一克服[14]。

综上，作为一种相对安全的手术方法，OLIF 能够通过椎间撑开获得可靠的间接减压效果，更好地恢复塌陷的椎间隙高度，而且椎间融合器植骨面积大，对后方肌肉、小关节和后纵韧带结构未造成损伤，可以获得良好的腰椎前凸曲度和融合率。在内镜辅助下，OLIF 能够切除突出的椎间盘组织实现直接减压，并有经同一切口处理对侧突出的椎间盘等优点，但同侧突出的椎间盘由于需要调整工作通道角度和操作受限，而往往需要另行切口完成，甚至可以使用内镜磨钻切除椎体边缘的骨刺。内镜辅助 OLIF 在无须额外的椎板切除的情况下即可实现椎管 360°环形减压与融合。

（Jin-Sung Kim, Yadhu Kasetti Lokanath 著

李亚伟 译）

参考文献

1. Pimenta L, Turner AWL, Dooley ZA, Parikh RD, Peterson MD. Biomechanics of lateral interbody spacers: Going wider for going stiffer. Sci World J. 2012; https://doi.org/10.1100/2012/38181.
2. Castro L, Oliveira R, Amaral L. Marchi, and L. Pimenta. Is the lateral transpsoas approach feasible for the treatment of adult degenerative scoliosis? Clin Orthop Relat Res. 2014;472(6):1776–83.
3. Wolfla CE, Maiman DJ, Coufal FJ, Wallace JR. Retroperitoneal lateral lumbar interbody fusion with titanium threaded fusion cages. J Neurosurg Spine. 2002;96:50–5.
4. Fraser RD, Gogan WJ. A modified muscle- splitting approach to the lumbosacral spine. Spine (Phila Pa 1976). 1992;17:943–8.
5. Jeffrey Katzell MD. Endoscopic foraminal decompression preceding oblique lateral lumbar interbody fusion to decrease the incidence of post-operative dysaesthesia. Int J Spine Surg. 2014;8:Article 19. doi: 10.14444/1019
6. Phan K, Thayaparan GK, Mobbs RJ. Anterior lumbar interbody fusion versus transforaminal lumbar interbody fusion – systematic review and meta-analysis. Br J Neurosurg. 2015;29:705–11.
7. Rao PJ, Ghent F, Phan K, et al. Stand-alone anterior lumbar interbody fusion for treatment of degenerative spondylolisthesis. J Clin Neurosci. 2015;22:1619–24.
8. Rao PJ, Loganathan A, Yeung V, et al. Outcomes of anterior lumbar interbody fusion surgery based

on indication: a prospective study. Neurosurgery. 2015;76:7–23. [discussion 23–4]
9. Mayer HM. A new microsurgical technique for minimally invasive anterior lumbar interbody fusion. Spine (Phila Pa 1976). 1997;22:691–9. [discussion 700]
10. Silvestre C, Mac-Thiong JM, Hilmi R, et al. Complications and morbidities of mini-open anterior retroperitoneal lumbar interbody fusion: oblique lumbar interbody fusion in 179 patients. Asian Spine J. 2012;6:89–97.
11. Hynes RA, Otsuki B, Kimura H, Takemoto M, Matsuda S. Effect of indirect neural decompression through oblique lateral interbody fusion for degenerative lumbar disease. Spine. 2015;40(3):E175–82.
12. Abe K, Orita S, Mannoji C, Motegi H, Aramomi M, Ishikawa T, Kotani T, Akazawa T, et al. Perioperative complications in 155 patients who underwent oblique lateral interbody fusion surgery: perspectives and indications from a retrospective, multicenter survey. Spine (Phila Pa 1976). 2017;42(1):55–62. https://doi.org/10.1097/BRS.0000000000001650.
13. Sardhara J, Singh S, et al. Neuro-navigation assisted pre-psoas minimally invasive oblique lumbar interbody fusion (MI-OLIF): New roads and impediments. Neurol India. 2019;67:803 012.
14. Heo DH, Kim JS, et al. Clinical and radiological outcomes of spinal endoscopic discectomy–assisted oblique lumbar interbody fusion: preliminary results. Neurosurg Focus. 2017;43(2):E13.
15. Kim J-S, Seong J-H, et al. Endoscope-assisted oblique lumbar interbody fusion for the treatment of cauda equina syndrome: a technical note : Eur Spine J. Ann Transl Med. 2018;6(6):101. https://doi.org/10.1007/s00586-016-4902-9.
16. Kyoh Y. Minimally invasive endoscopic-assisted lateral lumbar interbody fusion: technical report and preliminary results. Neurospine. 2019;16(1):72–81. https://doi.org/10.14245/ns.1938024.012.
17. Moro T, Kikuchi S, Konno S, et al. An anatomic study of the lumbar plexus with respect to retroperitoneal endoscopic surgery. Spine (Phila Pa 1976). 2003;28(5):423–8. discussion 427-8
18. Orita SB, Inage K, Sainoh T, et al. Lower lumbar segmental arteries can intersect over the intervertebral disc in the oblique lateral interbody fusion approach with a risk for arterial injury: Radiological analysis of lumbar segmental arteries by using magnetic resonance imaging. Spine (Phila Pa 1976). 2017;42(3):135–42. https://doi.org/10.1097/BRS.0000000000001700.
19. Orita S, Inage K, Furuya T, Koda M, Aoki Y. Oblique Lateral Interbody Fusion (OLIF): Indications and techniques :operative technique in orthopaedics. 2017:1048–6666. https://doi.org/10.1053/j.oto.2017.09.004.
20. Quillo-Olvera J, Lin GX, Jo HJ, Kim JS. Complications on minimally invasive oblique lumbar fusion at L2-L5 levels: a review of the literature and surgical strategies. Ann Transl Med. 2018;6(6):101. https://doi.org/10.21037/atm.2018.01.22.
21. Seong J-H, Kim J-SL. Endoscopic Spine Surgery:Chapter 26. In: Laparoscope- and Endoscope-Assisted Oblique Lumbar Interbody Fusion. 2nd ed. (ISBN 978-1-62623-264-8).
22. Kaiser MG, Haid RW Jr, Subach BR, et al. Comparison of the mini-open versus laparoscopic approach for anterior lumbar interbody fusion: a retrospective review. Neurosurgery. 2002;51:97–103. discussion 103-5
23. Molinares DM, Davis TT, Fung DA. Retroperitoneal oblique corridor to the L2-S1 intervertebral discs: an MRI study. J Neurosurg Spine. 2016;24(2):248–55. https://doi.org/10.3171/2015.3.
24. Regev GJ, Kim CW. Safety and the anatomy of the retroperitoneal lateral corridor with respect to the minimally invasive lateral lumbar intervertebral fusion approach. Neurosurg Clin N Am. 2014;25:211–8.
25. Hynes RA. Oblique lateral approach to the lumbar spine (L2-L5). In: Watkins III RG, Watkins IV RG, editors. Surgical approaches to the spine. New York: Springer; 2015. p. 223–34.
26. Liu L, Liang Y, Zhang H, et al. Imaging anatomical research on the operative windows of oblique lumbar interbody fusion. PLoS One. 2016;11:e0163452.
27. Korenkov M, Rixen D, Paul A, et al. Combined abdominal wall paresis and incisional hernia after laparoscopic cholecystectomy. Surg Endosc. 1999;13:268–9.
28. Mehren C, Mayer HM, Zandanell C, et al. The oblique anterolateral approach to the lumbar spine provides access to the lumbar spine with few early complications. Clin Orthop Relat Res. 2016;474:2020–7.
29. Gragnaniello C, Seex K. Anterior to psoas (ATP) fusion of the lumbar spine: evolution of a technique facilitated by changes in equipment. J Spine Surg. 2016;2:256–65.
30. Gragnaniello C, Seex KA. Anterior to psoas fusion of the lumbar spine. Neurosurg Focus. 2013;35:Video 13.
31. Kanno K, Ohtori S, Orita S, Yamauchi K, Eguchi Y, Aoki Y, et al. Miniopen oblique lateral L5-S1 interbody fusion: a report of 2 cases. Case Rep Orthop. 2014:603531. https://doi.org/10.1155/2014/603531. PMID: 25400963
32. Fujibayashi S, Otsuki B, Kimura H, et al. Preoperative assessment of the ureter with dual-phase contrast- enhanced computed tomography for lateral lumbar interbody fusion procedures. J Orthop Sci. 2017;22:420–4.
33. Lee HJ, Kim JS, Ryu KS, et al. Ureter injury as a complication of oblique lumbar interbody fusion. World Neurosurg. 2017, 102:693.e7–693.e14.
34. Chang JC, Kim J-S, Jo H. Ventral Dural Injury After Oblique Lumbar Interbody Fusion. World Neurosurg. 2016; https://doi.org/10.1016/j.wneu.2016.11.028.
35. Richard Wolf GmbH. Endoscopic spine work unit. s.l.:s.n. 2017
36. Richard Wolf GmbH. Several product pictures. s.l.:s.n. 2017
37. Heo DH, Choi WS, Park CK, Kim JS. Minimally invasive oblique lumbar interbody fusion with spinal endoscope assistance: technical note. World Neurosurg. 2016;96:530–6.

第15章　内镜 LIF（单通道）、内镜 TLIF 和 FELIF（全内镜腰椎椎间融合术）

方法介绍（要点和目的）

腰椎椎间融合术（lumbar interbody fusion, LIF）涵盖了数种脊柱融合技术，包括开放式 ALIF、PLIF、TLIF、DLIF 和 OLIF。随着脊柱内镜技术的发展，学者们陆续报道了经皮内镜椎间融合术[1,2]。然而，这些内镜融合技术也存在一定的局限性，尤其经狭长工作通道置入传统的硬性椎间融合器，仍是一种挑战。因此，笔者对一些内镜操作工具进行了改良，如铰刀、融合器杆状把持器、植骨漏斗，从而能够内镜直视下完成所有的操作[3]。这些内镜融合技术均基于开放式 TLIF 技术。

适应证和禁忌证

适应证

1. 腰椎间孔狭窄伴节段不稳。
2. 腰椎间盘突出症伴节段不稳。
3. 轻度腰椎滑脱（Meyerding Ⅱ级以内）。

禁忌证

1. 严重的椎间隙狭窄：受限于内镜技术自身特点。
2. 重度脊椎滑脱（Meyerding Ⅲ级以上）：受限于滑脱复位能力。
3. 存在严重骨质疏松或其他影响骨代谢而无法进行融合手术的疾患。

麻醉和体位

通常认为完成内镜 TLIF 需要对患者进在全身麻醉或硬膜外麻醉。然而，在局部麻醉下也可以开展内镜 TLIF。在局部麻醉状态下，术者能够接受到患者术中的实时反馈，也可以降低与全身麻醉相关的风险。因此，内镜 TLIF 非常适用于老年人或身体虚弱而不能耐受全身麻醉的患者。

术前 30 min 肌内注射咪达唑仑（0.05 mg/kg）作为清醒镇静的前置药物。术中静脉滴入右美托咪定（10 分钟内负荷剂量为 1 μg/kg，维持剂量为每小时 0.2 ~ 0.7 μg/kg）。患者取俯卧位于可透射线的手术床上。皮肤进针点位于椎旁肌外侧缘（距中线 8 ~ 13 cm，依患者体型而定）。

手术器械

在内镜 TLIF 中，一些特殊定制的操作器械不可或缺，因为传统的开放式椎间盘切除术所用铰刀无法通过内镜工作通道。我们设计了铰刀手柄连接装置（图 15-1），并对工作通进行了改良（直径 16 ~ 20 mm）（图 15-2）。先将融合器杆状把持器插入工作通道，再把 PEEK 材料的 TLIF 融合器（高度为 11 ~ 14 mm，长度为 38 mm，子弹头形）固定在把持器上（图 15-3a, b）。通过植骨漏

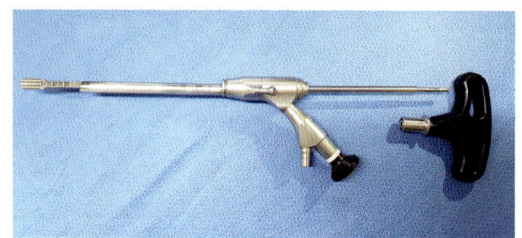

图 15-1 改良的铰刀把持器手柄设计

斗装置将同种异体移植骨置入前方的椎间隙（图 15-4）。

手术步骤

腰椎单侧椎间孔狭窄和节段不稳定是内镜 TLIF（FELIF）的最佳适应证。部分患者同时合并椎间孔狭窄和中央型腰椎管狭窄。此时，需要联合实施内镜 TLIF 与后路椎管减压术。

1. 上关节突（SAP）行内镜下部分小关节切除术（EPF）

首先，在腰椎小关节表面设置穿刺的初始目标点。沿导丝置入铅笔头导杆，置入的方向目标是小关节，而不是椎间孔；该操作能够避免直接触碰出口神经根而造成神经根损伤。置入工作鞘和内镜后，术者可以在内镜下直视观察到小关节表面。镜下确认小关节解剖结构，对 SAP 上半部分进行切除。SAP 的部分切除是完成内镜 TLIF 的必要步骤，由此可以为下面的步骤提供充分的操作空间并能够清晰观察到椎管内的神经结构（图 15-5a，b）。

2. 处理终板

镜下完成部分 SAP 切除、减压后，利用 C 臂机透视定位，经内镜工作通道把内镜下专用铰刀插入椎间盘间隙（图 15-6a～c）。内镜直视下旋转铰刀并逐级

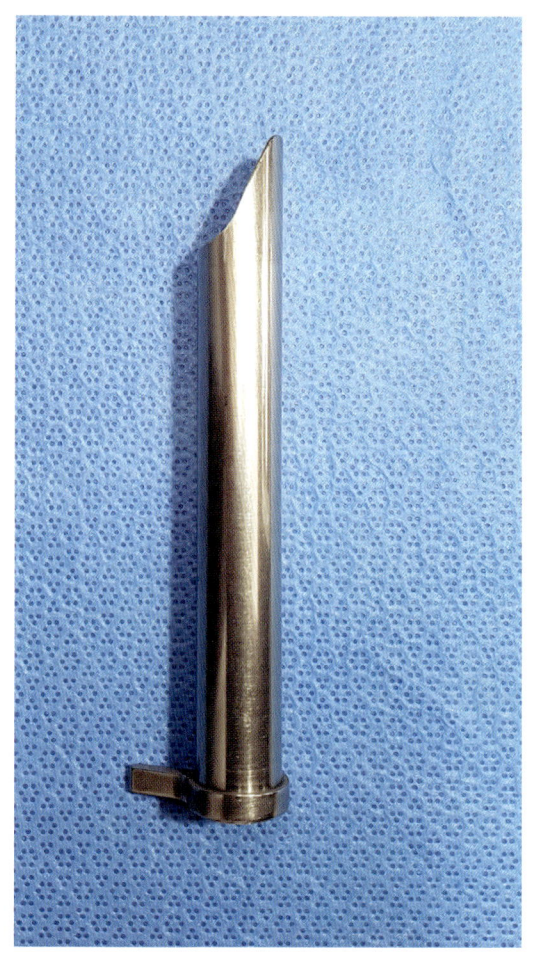

图 15-2 能够通过刚性的子弹头型融合器的定制工作鞘

扩大椎间隙清除空间。术中需要去除椎间隙内的椎间盘和终板下软骨结构。传统的小号内镜镜头能够进入椎间隙，从而在内镜下从软骨下骨上切除椎间盘和终板下软骨组织。由此可见，利用内镜观察和引导能够提高处理终板的准确性（图 15-7）。

3. 植骨、融合器置入及经皮螺钉固定

完成处理椎间隙终板，将同种异体骨材料经植骨漏斗置入到椎间隙的前半部分。在 C 臂机透视下，借助融合器把持器将 PEEK 材料的 TLIF 融合器经内镜通道置入椎间隙。然后，再在 C 臂

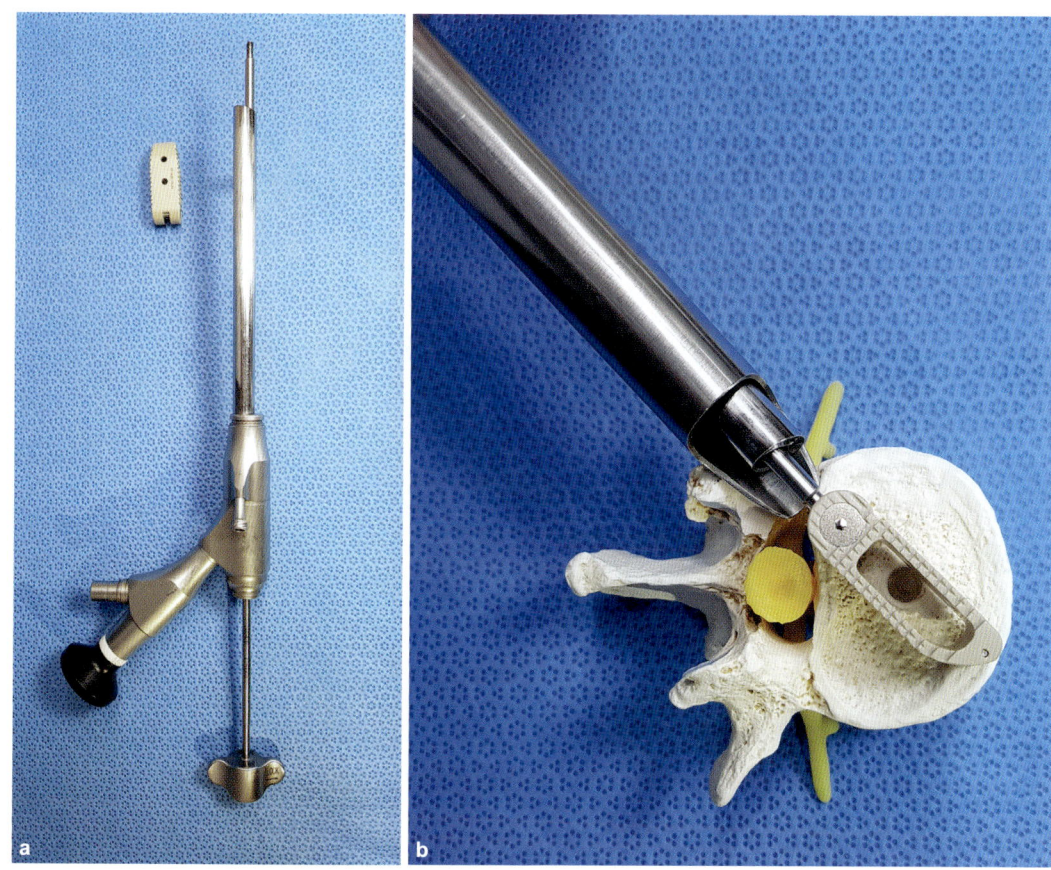

图 15-3 利用 C 臂透视引导，在全内镜观察下置入 PEEK 融合器

机前后透视下沿 Jamshidi 针置入经皮椎弓根螺钉。在 4 个螺钉之间的肌肉韧带束中经皮皮下注射 20 ml 的布比卡因（Exparel，稀释 1∶2，总量 40 ml）逐层浸润肌肉组织，尤其适用于局部麻醉完成该手术。

典型病例

女性，65 岁，主诉双下肢放射性疼痛 1 年。既往 7 年前曾行 L4/5/S1 融合手术史（图 15-8a～c）。6 个月前下肢疼痛症状加重且保守治疗不佳。MRI 显示双侧侧隐窝严重狭窄（图 15-9a, b）。采用内镜下减压和椎间融合器置入手术（图 15-10a～c）。取出原椎弓根螺钉后，经皮置入新的椎弓根螺钉完成固定（图 15-11a, b）。

局限性、并发症及处理

（一）神经组织损伤

置入工作鞘或椎间融合器时，可能损伤出口神经根或硬膜。因此，手术一开始就应把小关节作为穿刺手术靶点。另外，在置入椎间融合器时，保持内镜下手术视野清晰、正确放置工作鞘对于防止神经组织损伤同样至关重要。

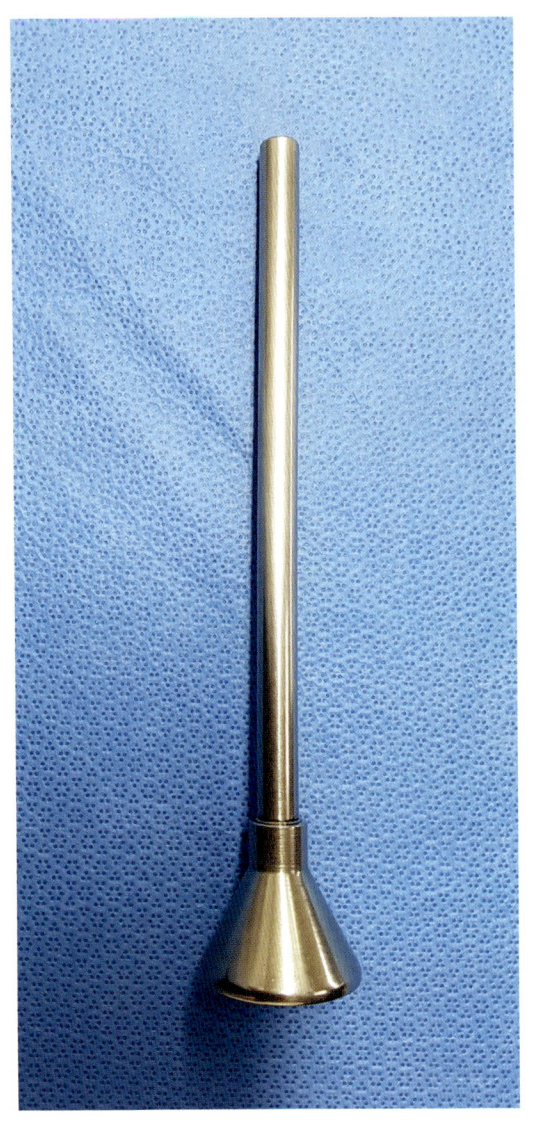

图 15-4 定制的植骨漏斗

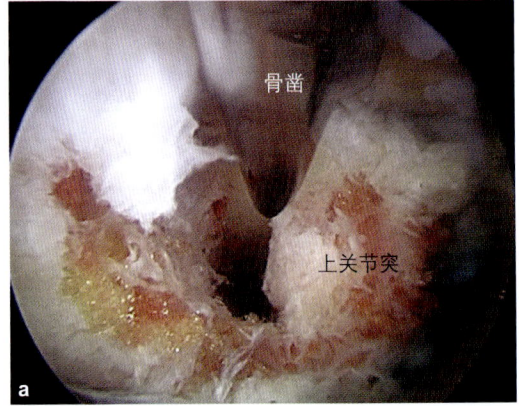

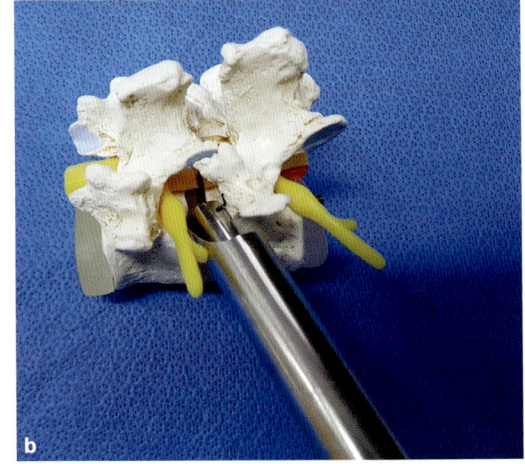

图 15-5 （a）内镜下辨识小关节后，利用镜下骨凿进行上关节突截骨；（b）上关节突部分切除

（二）硬膜撕裂

置入椎间融合器时也可能发生硬膜撕裂。对于小的硬膜裂口，可以采用一些密封剂填充或镜下直接修补。而在多数情况下，需要行开放性手术来修补硬膜撕裂。

（三）适应证问题

作为一种微创技术，内镜 TLIF 的手术入路方式与开放 TLIF 手术相同，需要经单侧小关节切除完成椎间融合。对于存在高度滑脱患者，由于仍保留对侧小关节的完整性，仅通过术侧减压、关节切除完成滑脱复位几乎不可能。对于椎间隙变窄或 Kambin 三角较狭小的患者，也很难获得充足的空间而安全地置入椎间融合器。

（四）椎间融合问题

在骨融合方面，内镜 TLIF 的植骨融合率尚未明确或业内达成共识。清晰的手术视野和精准的终板处理，有潜在的促进植骨融

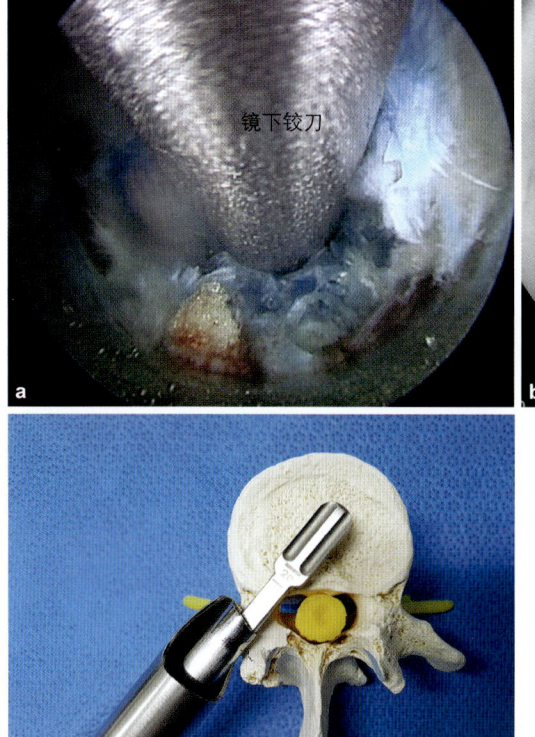
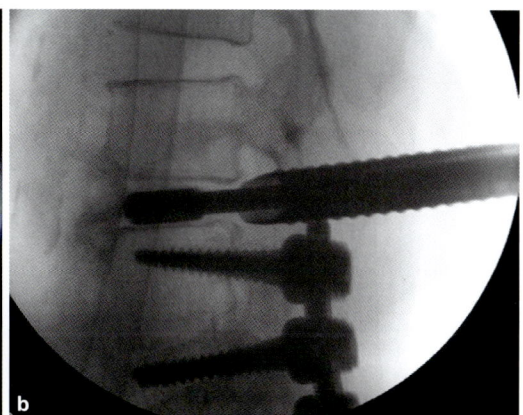

图 15-6 （a, b）置入特制的内镜下铰刀，在内镜和透视引导下插入椎间隙；（c）上关节突部分切除后的横断面图像

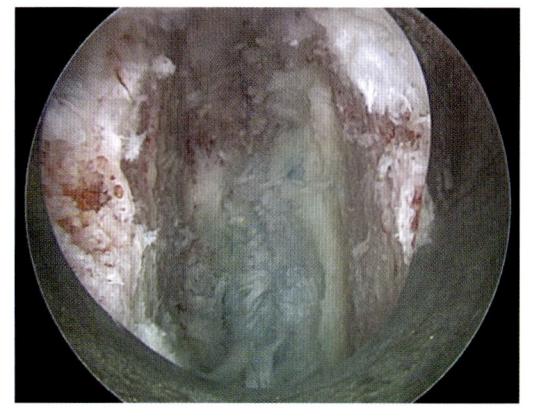

图 15-7 椎间融合终板处理准备后，内镜显示完整的软骨下骨

合的可能性。但是，自体骨植骨量不足或受限于工作鞘而置入的椎间融合器尺寸过小，可能最终影响椎间融合效果。

手术技巧与提示

经椎间孔腰椎椎间融合术（TLIF）被认为是一种标准的腰椎椎间融合技术，既可有效减压神经组织，也能够避免神经损伤[4-6]。随着内镜设备和技术的进步，目前内镜TLIF技术已在临床上广泛应用。然而，内镜TLIF与常规的MIS-TLIF技术之间也存在一些差异[7]。

1. 尽管内镜 TLIF 的皮肤切口较小，但尚无证据表明其对肌肉创伤少于 MIS-TLIF。
2. 内镜 TLIF 也可以采用局麻方式在清醒镇静下完成，这是其独特的优势。
3. 通常在开放性椎间盘切除术中，利用铰刀和刮匙处理终板均在盲视下凭借器械

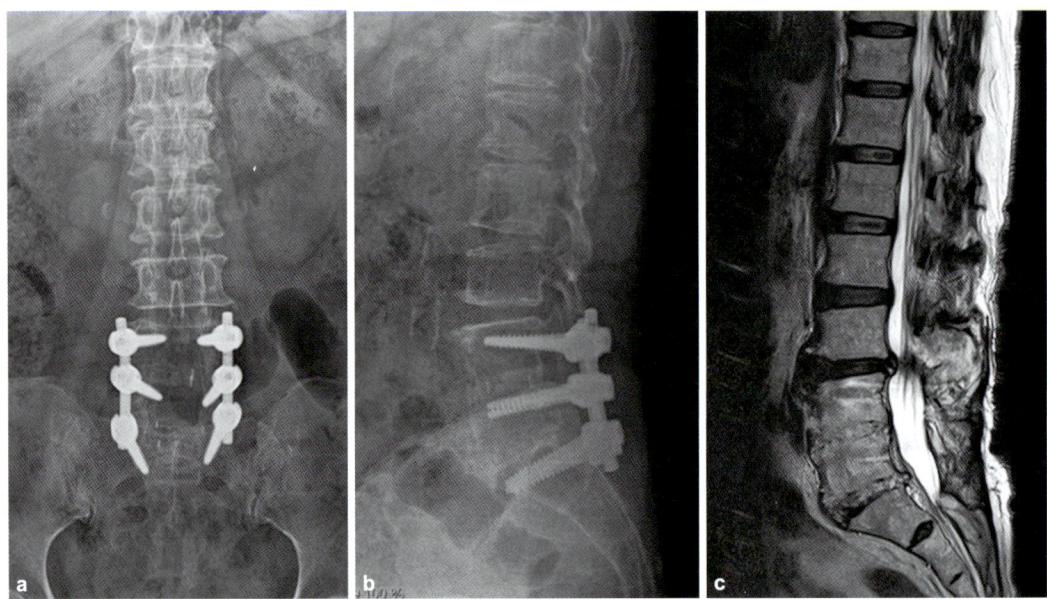

图 15-8　65 岁女性，既往有 L4/5/S1 融合手术史。X 线片显示在 L4/5/S1 节段呈现良好的融合状态。MRI 显示 L3/4 节段狭窄病变

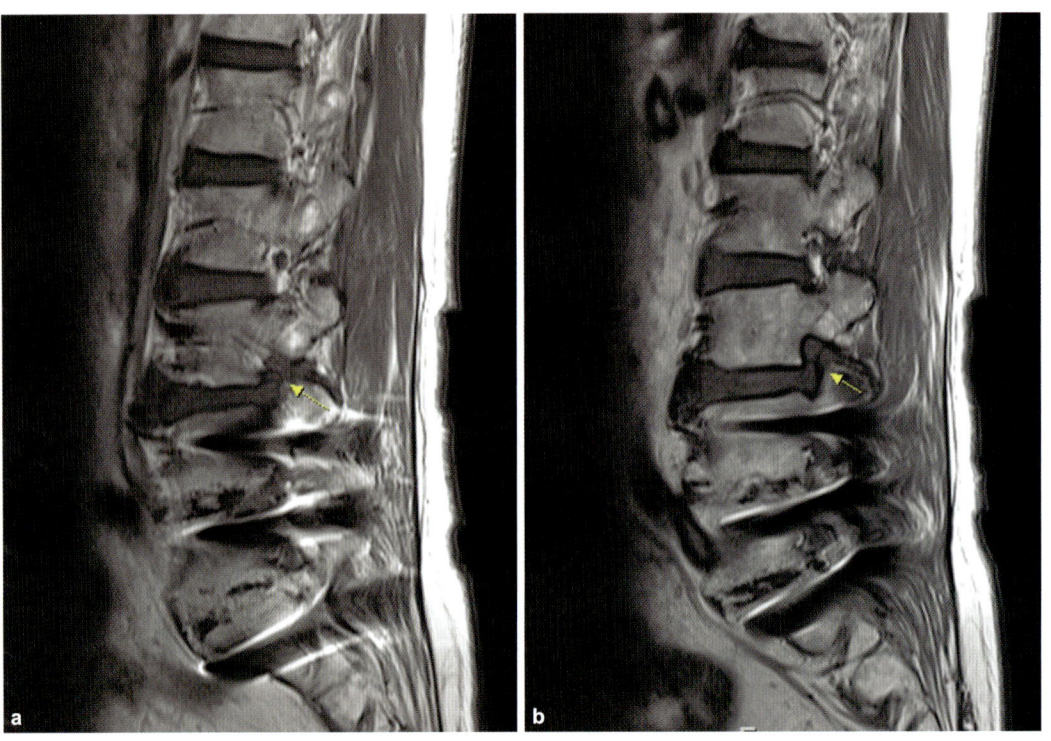

图 15-9　MRI 显示双侧椎间孔严重狭窄，无脂肪信号。内镜 TLIF 在椎间孔狭窄病例中具有特殊优势

第 15 章 内镜 LIF（单通道）、内镜 TLIF 和 FELIF（全内镜腰椎椎间融合术） 143

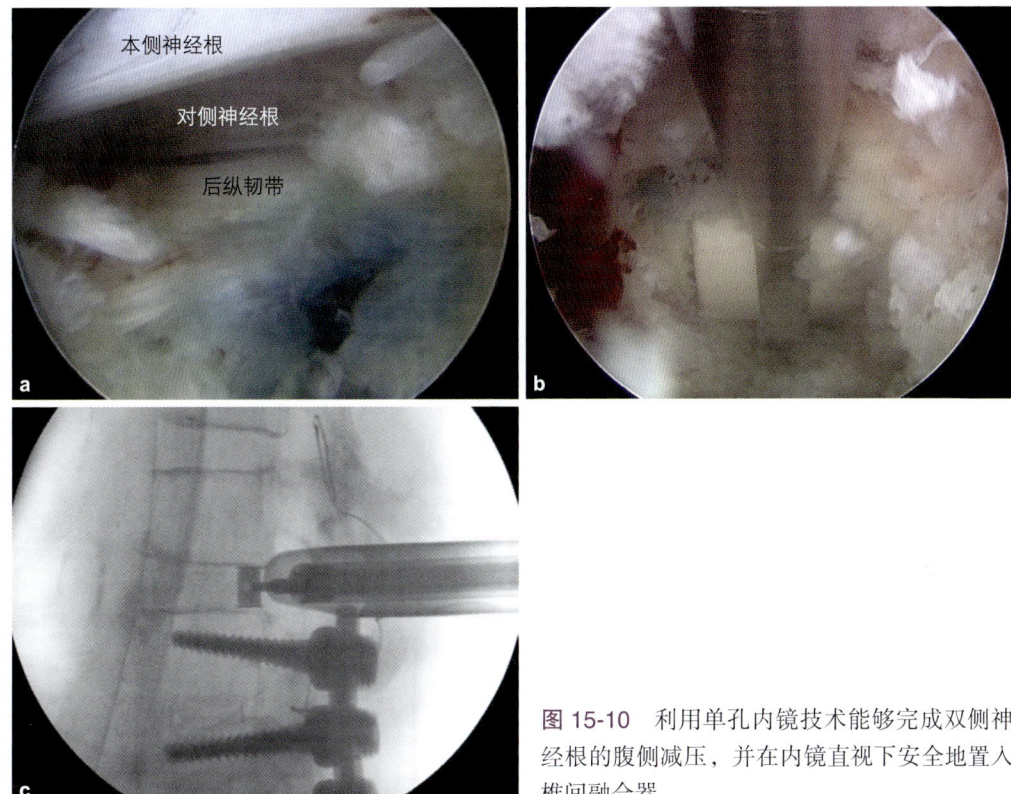

图 15-10 利用单孔内镜技术能够完成双侧神经根的腹侧减压，并在内镜直视下安全地置入椎间融合器

图 15-11 术后 X 线片：原椎弓根螺钉已取出，经皮置入新的螺钉

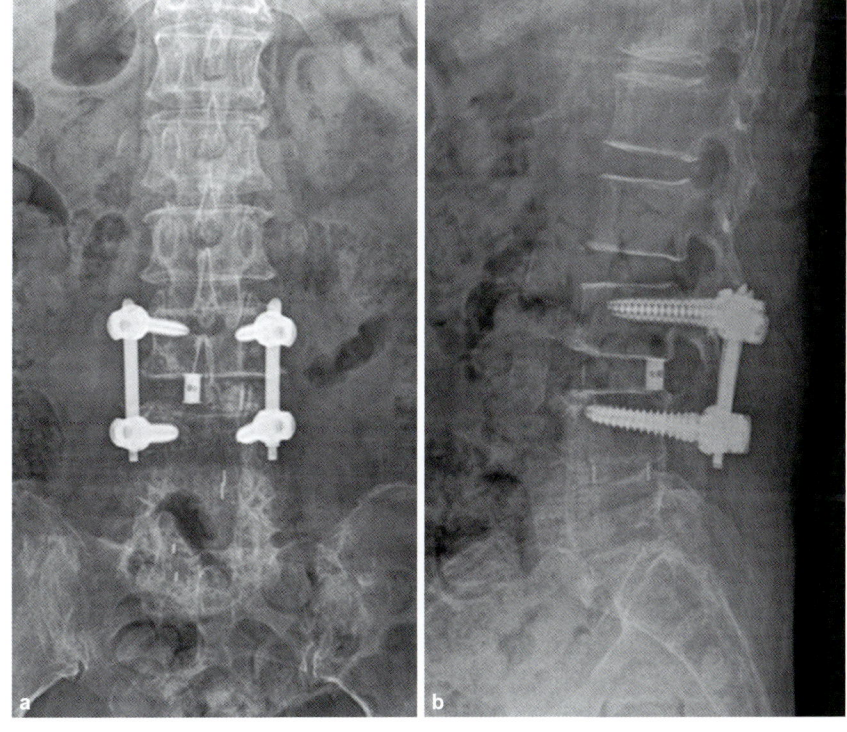

手感完成。因此,在该步骤中可能造成软骨下骨损坏。可能导致椎间融合器在后续随访中发生沉降。内镜 TLIF 术中终板处理具有可视化特点,而不是仅靠器械手感完成。

4. 为获得牢固的椎体节段融合或稳定,内镜 TLIF 中最佳的固定器械和技术也仍未达成业内共识。

(Myung Soo Youn 著　李亚伟 译)

参考文献

1. Osman SG. Endoscopic transforaminal decompression, interbody fusion, and percutaneous screw implantation of the lumbar spine: a case series report. Int J Spine Sur. 2012;1(6):157–66.
2. Wang MY, Grossman J. Endoscopic minimally invasive transforaminal interbody fusion without general anesthesia: initial clinical experience with 1-year follow-up. Neurosurg Focus. 2016;40(2):E13.
3. Youn MS, Shin JK, Goh TS, et al. Full endoscopic lumbar interbody fusion (FELIF): technical note. Eur Spine J. 2018;27(8):1949–55.
4. Rosenberg WS, Mummaneni PV. Transforaminal lumbar interbody fusion: technique, complications, and early results. Neurosurgery. 2001;48(3):569–74. discussion 574-575.
5. Hee HT, Castro FP Jr, Majd ME, et al. Anterior/posterior lumbar fusion versus transforaminal lumbar interbody fusion: analysis of complications and predictive factors. J Spinal Disord. 2001;14(6):533–40.
6. Moskowitz A. Transforaminal lumbar interbody fusion. Orthop Clin North Am. 2002;33(2):359–66.
7. Ahn Y, Youn MS, Heo DH. Endoscopic transforaminal lumbar interbody fusion: a comprehensive review. Expert Rev Med Devices. 2019;16(5):373–80.

第 16 章　双通道内镜下经椎间孔腰椎椎间融合术

引言

腰椎微创融合术已应用于各种腰椎退行性疾病，诸如腰椎不稳、腰椎峡部裂及腰椎滑脱症。腰椎微创融合手术具有能够保留正常结构和利于术后康复等优点[1-3]。

近来，内镜腰椎椎间融合术也开始用于腰椎退行性疾病的外科治疗[1]。尤其双通道内镜腰椎椎体间融合术能够进行中央型腰椎管或椎间孔狭窄处神经的直接减压（图16-1a）[3-5]，同时在高倍放大镜头下处理终板[2,6]。理论上，双通道内镜经椎间孔腰椎椎间融合术（TLIF）与采用扩张通道系统的 MIS-TLIF 技术操作基本相同。与传统或 MIS-TLIF 相比，双通道内镜 TLIF 在终板处理和减轻术后伤口疼痛等方面具有优势[2,6]。

适应证与禁忌证

理论上，双通道 TLIF 和采用扩张通道系统的 MIS-TLIF 在适应证方面基本一致[2,6]。

适应证

—腰椎不稳
—退行性腰椎滑脱
—峡部裂型腰椎滑脱
—腰椎椎间盘切除术后复发
—中央型腰椎管和椎间孔狭窄

相对禁忌证

—高度腰椎滑脱

禁忌证

—感染性脊椎疾病
—肿瘤

麻醉与体位

气管插管全身麻醉仍是首选。单节段融合术可选择硬膜外麻醉联合持续镇静药物。

置入椎间融合器，以及后续经皮椎弓根螺钉固定，通常需要在俯卧位下完成。

手术器械

双通道 TLIF 需要专用的特殊器械套件。内镜下利用多角度咬骨钳及 Penfield 钳处理植骨终板，特制角度的刮匙能够刮除对侧终板上软骨，射频电刀剥离肌肉软组织和止血，以及置入椎间融合器专用的神经拉钩（图 16-1a, b）。在双通道内镜 TLIF 中，通常置入单个长的、子弹头形 TLIF 融合器，也可以经单侧双通道置入两个短的 TLIF 融合器。

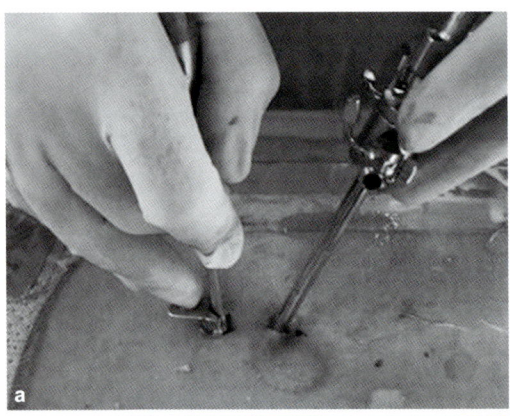
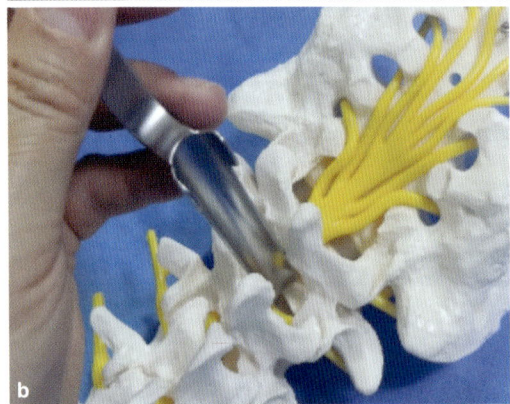
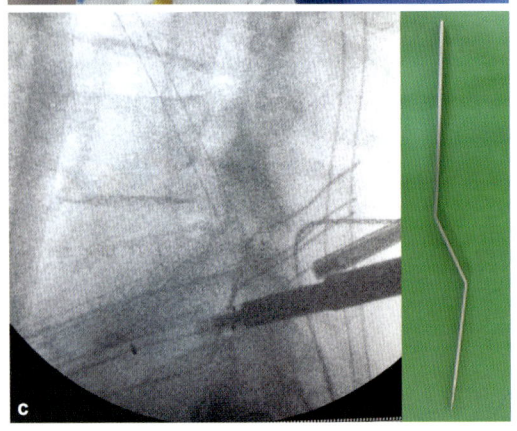

图 16-1 双通道内镜腰椎椎间融合术示意图（a）。特制的硬膜囊拉钩（b, c）。置入 TLIF 椎间融合器过程中采用的特殊的硬膜囊拉钩

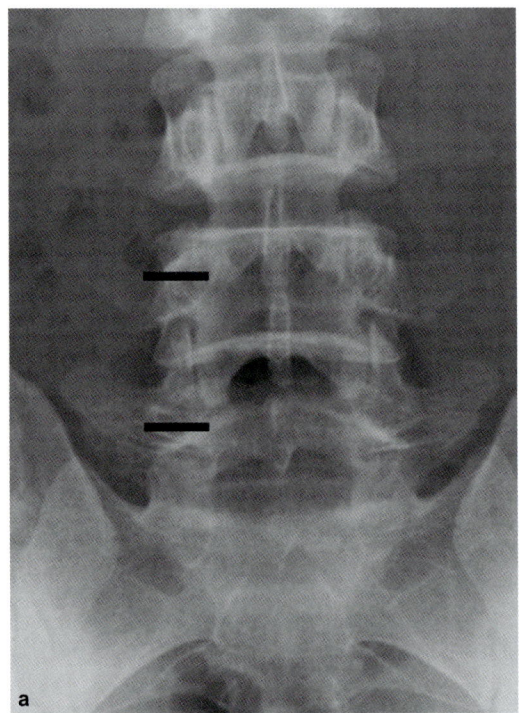
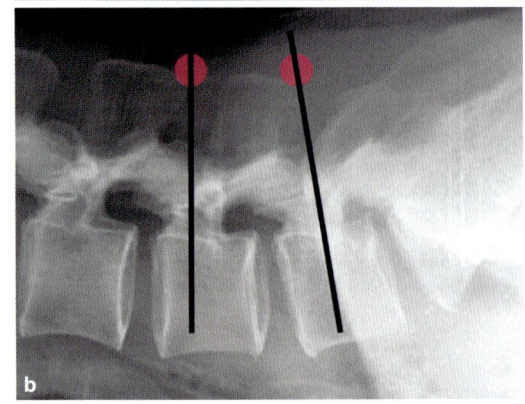

图 16-2 双通道内镜 TLIF 两个通道入口的皮肤切口位置。一般在同侧椎弓根区域上建立两个通道，同时两个切口也可用于置入经皮椎弓根螺钉。正位（a）；侧位（b）

手术步骤

1. 两个切口设计

常规消毒、铺置防水手术巾。通常，沿同侧椎弓根区域切开两个皮肤切口。例如行 L4-5 融合术，则需在 L4、L5 同侧椎弓根区域切开两个横切口，减除神经结构压迫并置入椎间融合器（图 16-2）。术侧选择患者的根性症状侧，逐级扩张导杆建立器

械工作通道，同样另一切口置入内镜工作鞘，用于手术区域液体灌洗。

2. 神经结构减压

首先，借助射频电刀显露术侧椎板及小关节囊。利用镜下椎板咬骨钳、高速磨钻对骨性椎板窗的上、下椎板进行扩大切除，并切除术侧下关节突。处理骨性结构时，尽量选用椎板咬骨钳或骨凿，以利于获得足够自体植骨量。骨性结构切除后，术侧黄韧带即可轻易切除。充分扩大减压侧隐窝内走行神经根后，可以在内镜下切除对侧黄韧带。若患者合并中央型腰椎管狭窄和双侧神经根性疼痛，需要彻底切除对侧黄韧带，直至对侧走行神经根完全减压。沿上关节突的内侧缘行部分关节突切除，进而获得足够空间便于置入大尺寸的椎间融合器。若患者合并椎间孔狭窄或椎间孔内椎间盘突出，则需要行上关节突彻底切除，减压出口神经根。切除的椎板及关节突骨性结构可以用于自体骨植骨填充材料。

3. 椎间盘切除与终板处理

用射频电刀或骨凿切开纤维环，利用不同尺寸直的髓核钳或带弧度的髓核钳夹取髓核组织。我们习惯采用终板处理铰刀或内镜下铰刀刮除终板软骨。在内镜放大可视下，软骨终板可以从骨性终板上完全剥离，并不会损伤骨性终板（图16-3）。

4. 置入融合骨材料和融合器

在置入椎间融合器前，先用植骨漏斗置入自体骨或同种异体骨混合骨材料（图16-4）。C臂机透视引导下，沿植骨漏斗向椎间隙内置入足量融合骨材料。特殊的神经拉钩牵开硬膜囊，然后置入一个大尺寸的常规TLIF椎间融合器。在C臂透视和内镜直视下，利用融合器冲击器重新调整置入的椎间融合器的位置。最后置入引流管预防术后硬膜外血肿。

5. 置入经皮椎弓根螺钉

置入椎间融合器后，在C臂透视引导下经皮置入椎弓根螺钉。切口同侧椎弓根螺钉可以经两个通道皮肤切口置入。对侧椎弓根螺钉需行额外的皮肤切口置入。

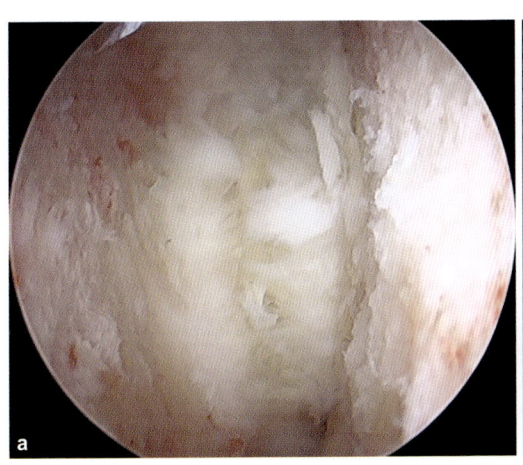 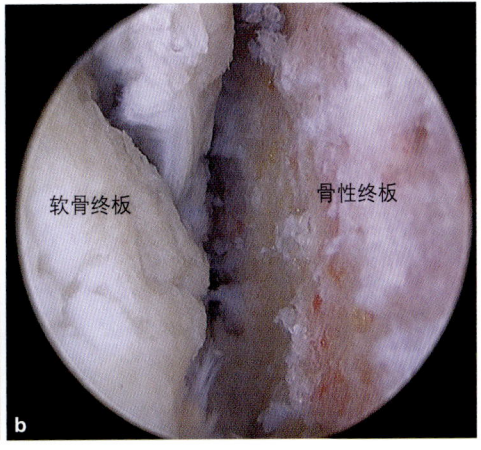

图16-3 内镜下处理终板的手术视野。（a）软骨终板与骨性终板完全剥离。（b）终板处理后最终内镜图片

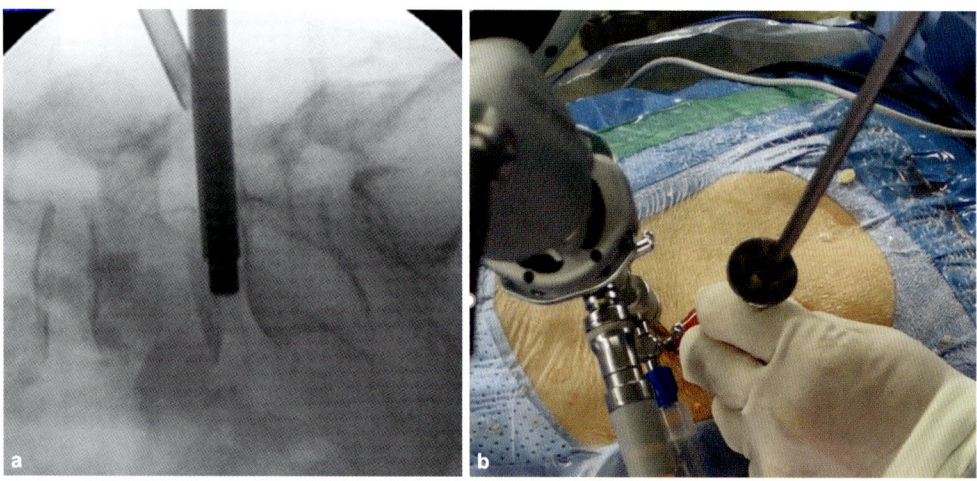

图 16-4 采用植骨漏斗向椎间隙置入植骨材料。(a) C 臂机透视图像和 (b) 采用特殊的漏斗置入植骨材料的大体图片

典型病例

病例 1

女性，57 岁，主诉左侧臀部及左下肢放射性疼痛伴神经源性间歇跛行。X 线片显示 L5-S1 椎间隙变窄。术前 MRI 提示 L5-S1 节段左侧侧隐窝狭窄伴椎间孔狭窄。行左侧双通道内镜 TLIF（图 16-5a~c）。术中图像显示左侧 L5 和 S1 神经根彻底减压。切除软骨终板，未损伤骨性终板（图 16-5d, e）。术后 MRI T2 加权像显示 L5-S1 左侧侧隐窝和椎间孔区减压良好（图 16-5f~j）。患者术后症状获得明显改善。

病例 2

男性，76 岁，主诉双下肢放射性疼痛伴神经源性间歇跛行。X 线片和 MRI 显示 L4-5 节段退行性腰椎滑脱并椎管狭窄（图 16-6a~d）。行 L4-5 节段双通道内镜 TLIF 和经皮椎弓根螺钉内固定术。术后 X 线片和 MRI 显示腰椎滑脱复位良好，L4-5 节段神经结构充分减压（图 16-6e~h）。患者术后神经根性疼痛症状消失。

并发症及处理

尽管该微创手术出血量较为微小，一旦发现明显出血点术中仍需要积极止血。术中出血会造成内镜下手术视野模糊，有时可能因弥漫性出血影响手术视野而终止内镜手术并转为开放显微手术。

同显微手术一样，术中也可能发生硬脊膜撕裂。较小的硬膜撕裂破口可采用 TachoSil 填补，较大的硬膜缺损应在显微镜下进行缝合。射频电刀设置功率过大也可能损伤神经结构外膜。因此，显露硬膜后应降低射频电刀的功率并避免持续使用。

手术时间的延长还可能会增加术中冲洗液对硬膜外的压力及全麻相关并发症的发病率。内镜下融合手术应在有丰富的内镜椎间盘切除术和减压手术经验后循序渐进地开展。

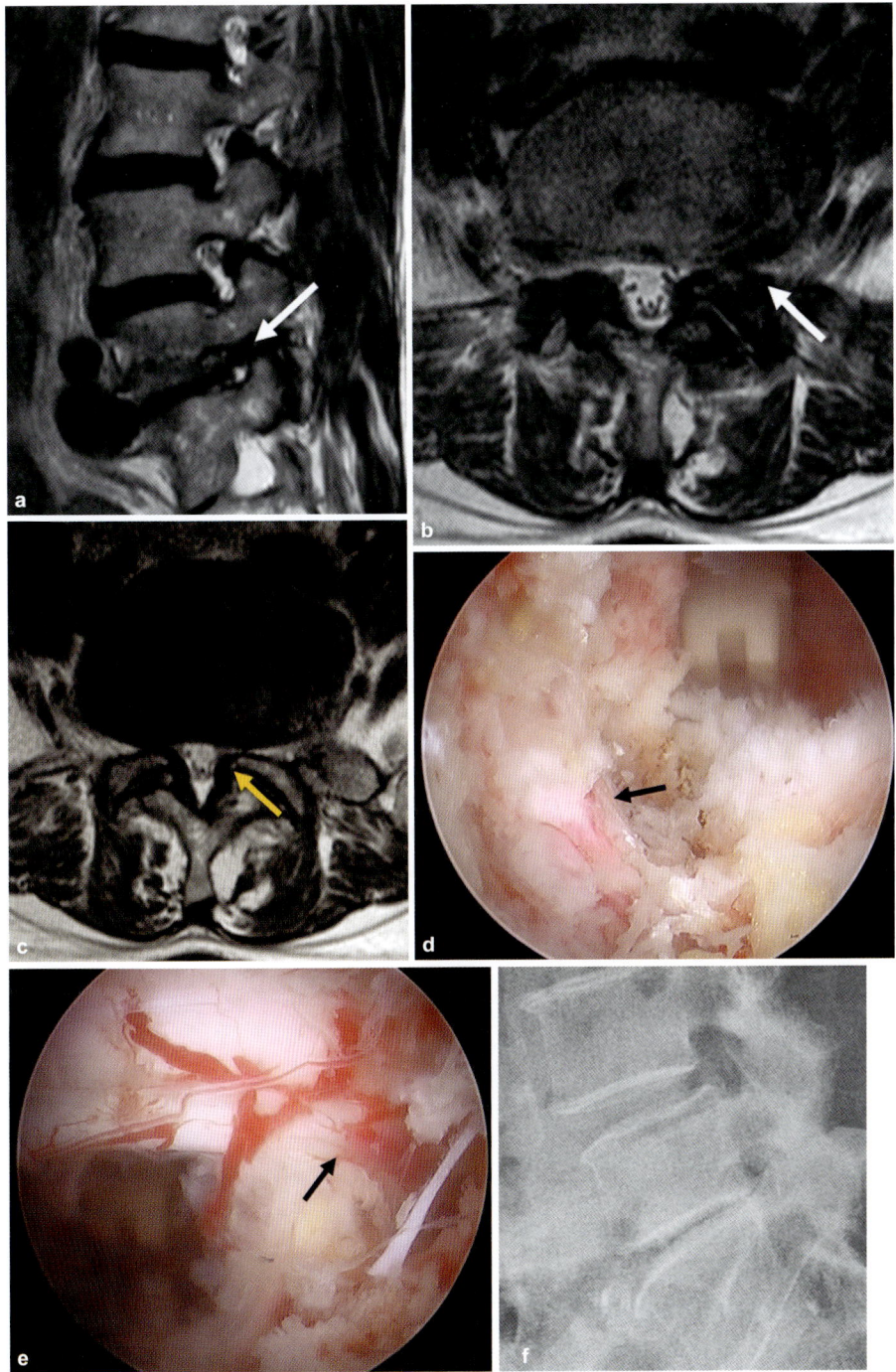

图 16-5 57 岁女性患者，主诉左侧下肢放射性疼痛伴间歇跛行。术前 MRI 提示左侧椎间孔狭窄（a 和 b，箭头）伴侧隐窝狭窄（c，黄色箭头）。术中内镜图像显示左侧 L5 出口神经根（d）和 S1 下行神经根（e）彻底减压。双通道内镜 TLIF 术后，L5-S1 塌陷的椎间隙高度增加（f, g）。术后 MRI 显示左侧 L5-S1 椎间孔狭窄和侧隐窝狭窄均获得良好减压（h~j）

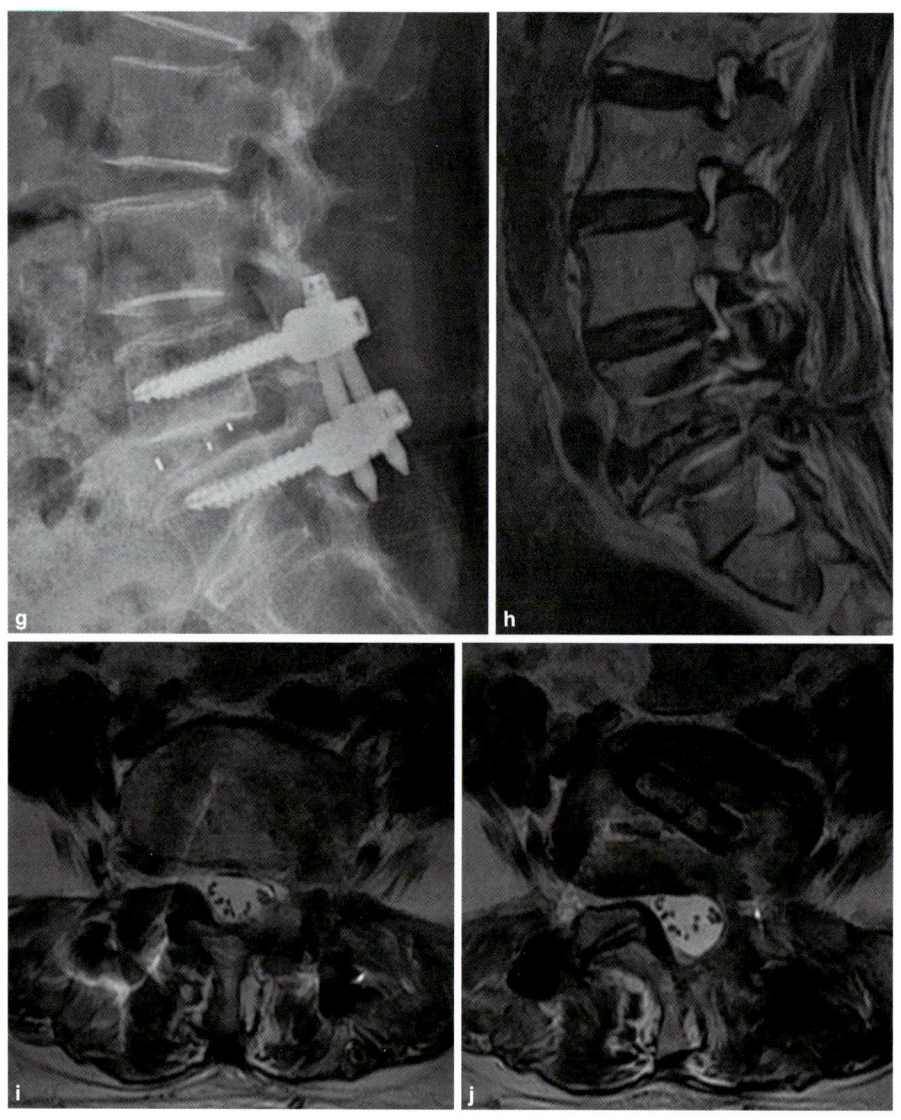

图 16-5（续）

手术技巧与提示

总体而言，内镜 TLIF 技术与采用扩张通道系统的 MIS-TLIF 技术特点基本一致。因此，内镜 TLIF 同样可以直接减压中央椎管内神经及出口神经根和走行神经根[5,7]。内镜下终板处理是双通道内镜腰椎椎间融合手术的另一大优势[3,6,7]。处理终板时，不损伤骨性终板对促进骨性融合和预防椎间融合

器沉降具有重要意义。双通道内镜下终板处理能够避免骨性终板损伤和软骨终板切除不彻底。我们利用小尺寸铰刀、终板处理器或磨钻分离骨性终板和软骨终板之间的间隙。一旦分离出骨性终板与软骨终板的间隙，可以使用剥离器将软骨终板从骨性终板上剥离。尽管处理对侧终板时仍存在一定的局限性，但可以借助于角度刮匙和 30° 内镜处理对侧终板。

由于置入椎间融合器时内镜操作空间狭

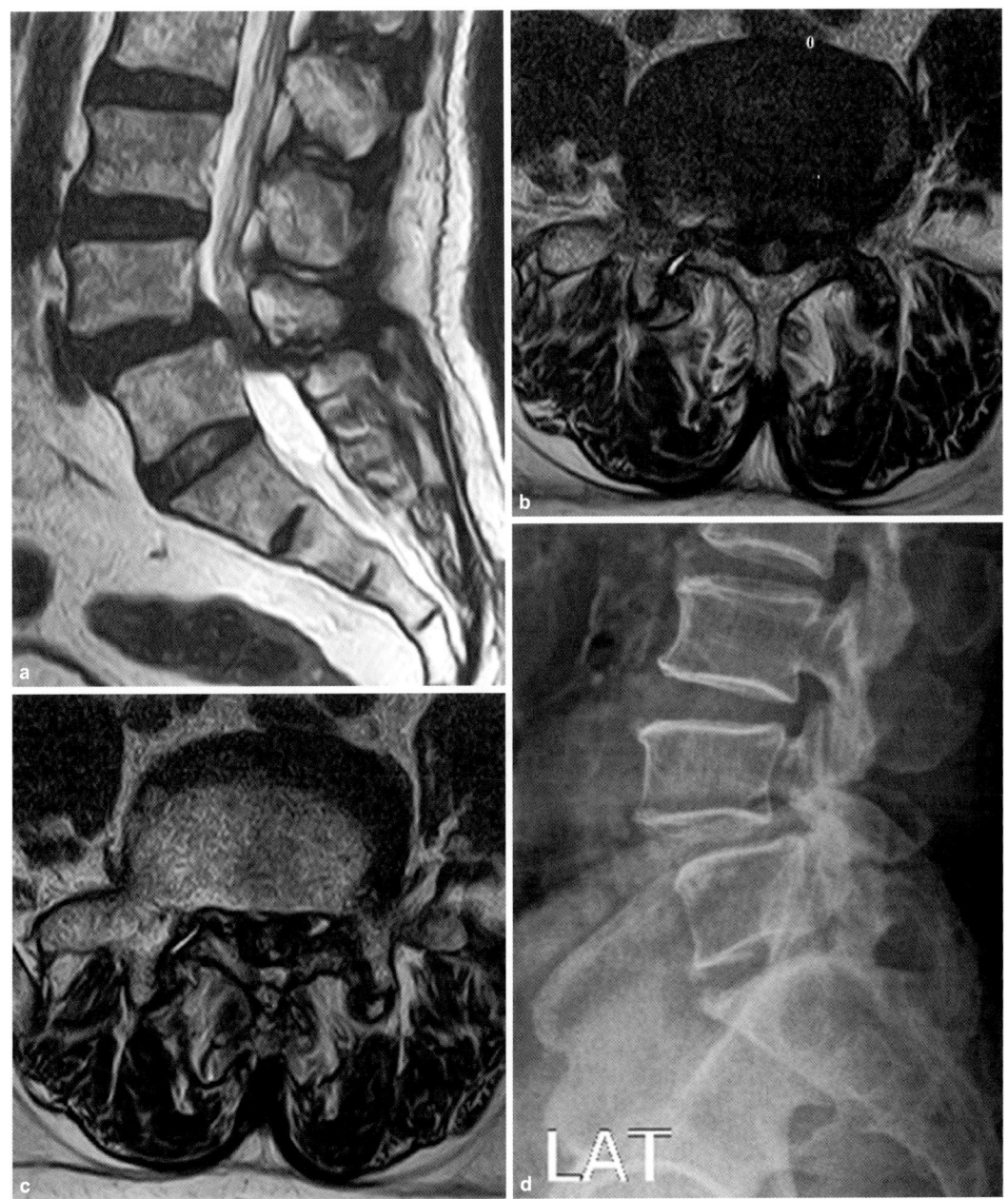

图 16-6 76 岁男性患者，主诉双下肢放射性疼痛伴神经源性间歇跛行。术前 MRI 提示 L4-5 退行性脊柱滑脱（a），伴有严重的中央型腰椎管狭窄（b 和 c）。术前 X 线片显示的 L4-5 滑脱（d），行双通道内镜 TLIF 后，滑脱完全复位（e）。术后 MRI 示腰椎滑脱完全复位（f），L4-5 节段中央型腰椎管狭窄彻底减压（g, h）

窄，为了更加安全地置入大尺寸的 TLIF 椎间融合器需使用特殊的神经拉钩。另外，我们建议在 C 臂机透视引导下置入 TLIF 椎间融合器。TLIF 椎间融合器置入的深度位置，需从正侧位透视上反复调整，以防止椎间融合器脱出，进而影响腰椎前凸曲度。

在内镜腰椎椎间融合术中，可膨胀式 TLIF 椎间融合器非常适用，能够有效地维持腰椎前凸、安全地置入椎间融合器而避免硬膜囊损伤，以及恢复椎间隙高度。

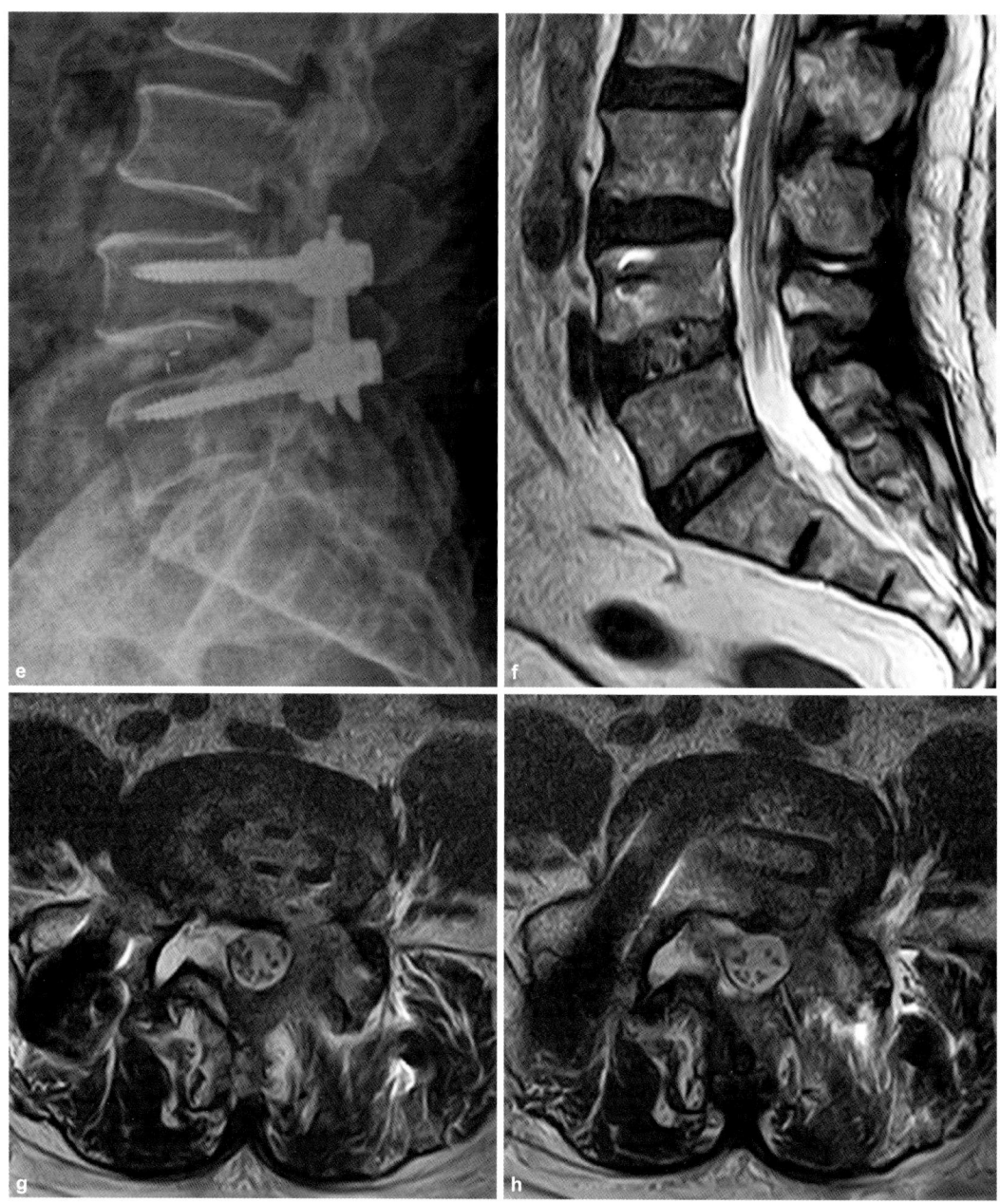

图 16-6（续）

近来，术后加速康复（enhanced recovery after surgery, ERAS）的理念开始逐渐应用于脊柱外科[8]。ERAS 策略能够加速大手术后患者早期康复，防止术后并发症的发生[8]。包括双通道内镜手术在内的内镜融合手术，在脊柱大手术中推广应用 ERAS 策略十分重要[2]。如果在双通道内镜融合手术中实行 ERAS 策略，与传统腰椎融合术相比，能够显著减少术后疼痛和并发症的发生。

（Dong Hwa Heo, Man Kyu Park, Jin Hwa Eum 著 李亚伟 译）

参考文献

1. Ahn Y, Youn MS, Heo DH. Endoscopic transforaminal lumbar interbody fusion: a comprehensive review. Expert Rev Med Devices. May 2019;16(5):373–80.
2. Heo DH, Park CK. Clinical results of percutaneous biportal endoscopic lumbar interbody fusion with application of enhanced recovery after surgery. Neurosurg Focus. 2019;46(4):E18.
3. Park M, Park S, Son S, Park W, Choi S. Clinical and radiological outcomes of unilateral biportal endoscopic lumbar interbody fusion (ULIF) compared with conventional posterior lumbar interbody fusion (PLIF): 1-year follow-up. Neurosurg Rev. 2019;42(3):753–61.
4. Lin GX, Huang P, Kotheeranurak V, et al. A systematic review of unilateral Biportal endoscopic spinal surgery: preliminary clinical results and complications. World Neurosurg. May 2019;125:425–32.
5. Heo DH, Lee DC, Park CK. Comparative analysis of three types of minimally invasive decompressive surgery for lumbar central stenosis: biportal endoscopy, uniportal endoscopy, and microsurgery. Neurosurg Focus. 2019;46(5):E9.
6. Heo DH, Son SK, Eum JH, Park CK. Fully endoscopic lumbar interbody fusion using a percutaneous unilateral biportal endoscopic technique: technical note and preliminary clinical results. Neurosurg Focus. 2017;43(2):E8.
7. Heo DH, Park CK. Clinical results of percutaneous biportal endoscopic lumbar interbody fusion with application of enhanced recovery after surgery. Neurosurg Focus. 2019;46(4):E18.
8. Brusko GD, Kolcun JPG, Heger JA, et al. Reductions in length of stay, narcotics use, and pain following implementation of an enhanced recovery after surgery program for 1- to 3-level lumbar fusion surgery. Neurosurg Focus. 2019;46(4):E4.